DE

L'HYSTÉROMÉTRIE

ET

DU CATHÉTÉRISME UTÉRIN

<h1 style="text-align:center">TRAVAUX DU MÊME AUTEUR</h1>

Mémoire sur le diagnostic, où l'on examine les signes communs et différentiels de diverses maladies des organes contenus dans les cavités pectorale, abdominale et céphalo-rachidienne. (*Archives générales de médecine*, 1833, t. IV, p. 185.)

Dissertation sur quelques points d'anatomie, de physiologie et de pathologie. Thèse pour le doctorat. Paris, 1834, in-4°, 54 pages.

Dissertation sur le diagnostic différentiel des maladies chirurgicales du coude.

Quels sont les rapports qui existent entre la composition des matières alimentaires et celle du chyle, des fèces et du sang. Thèse pour l'agrégation. Paris, 1835, in-4°, 59 p.

Discuter la valeur des diverses méthodes de traitement proposées contre les varices. Thèse pour l'agrégation. Paris, 1835, in-4°, 62 pages.

Mémoire sur la maladie syphilitique des femmes enceintes et des enfants nouveau-nés. (*Bulletin de l'Académie de médecine*, 14 juillet 1840.)

Dissertation sur les opérations de la pupille artificielle. Thèse de concours pour la chaire de médecine opératoire à la Faculté de médecine, février 1841.

Mémoire sur les fractures de l'extrémité inférieure du radius. (*Bulletin de l'Académie de médecine*, mars 1842.)

Amputation de l'os maxillaire supérieur. (*Bulletin de l'Académie de médecine*. Paris, 1842-1843, tome VIII, p. 574.)

Des vices de conformation des organes de la femme. (*Bulletin de l'Académie de médecine*, Paris, 1845-1846, tome XI, p. 9.)

De la glande vulvo-vaginale, des organes sécréteurs de l'appareil génital externe de la femme. (*Bulletin de l'Académie de médecine* du 31 mars 1846, tome XII, p. 597.)

Mémoire sur les maladies des appareils sécréteurs des organes génitaux externes de la femme. (*Mémoires de l'Académie de médecine*. Paris, 1850, tome XV, p. 527, avec cinq planches.)

Maladies des follicules sébacés et pilifères de la vulve. (*Archives générales de médecine*, 4° série, tome XII, p. 231.)

Mémoire sur les kystes de la matrice et sur les kystes folliculaires du vagin. (*Mémoires de la Société de chirurgie*. Paris, 1847, t. 1er, p. 236.)

Mémoire sur les luxations du pied considérées en général, et sur une nouvelle espèce de luxation externe par rotation du pied en dehors. (*Bulletin de l'Académie de médecine* du 29 février 1848, tome XIII, p. 766, et *Union médicale*, 1848.)

Des plaies d'armes à feu. Discours à l'Académie de médecine. (*Bulletin de l'Académie de médecine*. Paris, 1848-1849, tome XIV, p. 7.)

Mémoire sur l'esthiomène ou dartre rongeante de la région vulvo-anale. (*Mémoires de l'Académie de médecine*. Paris, 1849, tome XIV, p. 501, avec planches I à IV.)

Des maladies de l'utérus. Discours à l'Académie de médecine. (*Bulletin de l'Académie de médecine*. Paris, 1849-1850, tome XV, p. 100, 351 et 453.)

Cancer à la base de la langue ; procédé nouveau. (*Bulletin de l'Académie de médecine* Paris, 1850-1851, t. XVI, p. 82, et *Bulletin de thérapeutique* du 30 août 1850, p. 180.)

Ablation de la langue affectée du cancer par un procédé particulier. (*Archives générales de médecine*, 4° série, tome XXIV, p. 357.)

Des déviations utérines. Discours à l'Académie de médecine. (*Bulletin de l'Académie de médecine*. Paris, 1853-1854, tome XIX, p. 789 et 805.)

Des kystes ovariques. (*Bulletin de l'Académie de médecine*. Paris, 1856-1857, tome XXII, p. 27 et 103.)

Rapport relatif à un mémoire sur l'ablation totale du maxillaire inférieur par M. Heyfelder. (*Bulletin de l'Académie de médecine*. Paris, 1856, tome XXII, p. 1161.)

Mémoire sur les allongements hypertrophiques du col de l'utérus dans les affections désignées sous les noms de descente, de précipitation de cet organe, et sur leur traitement par la résection ou l'amputation de la totalité du col, suivant la variété de la maladie. (*Mémoires de l'Académie impériale de médecine*. Paris, 1859, tome XXIII, p. 279, et planches I à XIII.) — Tirage à part, Paris, 1860. 1 vol. in-4 de 231 pages, avec 13 planches. — 15 fr.

Kyste multiloculaire de l'ovaire droit, ovariotomie et ablation de l'épiploon kystique. (*Bulletin de l'Académie de médecine*. Paris, 1862-1863, tome XXIII, p. 801.)

Polype naso-pharyngien, ablation par la méthode ostéoplastique. (*Bulletin de l'Académie de médecine*. Paris, 1860-1861, tome XXVI, p. 785, et 1864, tome XXIX, p. 992.)

PARIS. — IMP. SIMON RAÇON ET COMP., RUE D'ERFURTH, 1.

DE
L'HYSTÉROMÉTRIE

ET

DU CATHÉTÉRISME UTÉRIN

DE LEURS APPLICATIONS

AU DIAGNOSTIC ET AU TRAITEMENT DES MALADIES DE L'UTÉRUS

ET DE SES ANNEXES

ET DE LEUR EMPLOI EN OBSTÉTRIQUE

LEÇONS PROFESSÉES A L'HOPITAL BEAUJON

PAR

P. C. HUGUIER

CHIRURGIEN HONORAIRE DES HOPITAUX ET HOSPICES CIVILS DE PARIS
PROFESSEUR D'ANATOMIE A L'ÉCOLE IMPÉRIALE DES BEAUX-ARTS, PROFESSEUR AGRÉGÉ A LA FACULTÉ
DE MÉDECINE
MEMBRE DE L'ACADÉMIE IMPÉRIALE DE MÉDECINE
MEMBRE FONDATEUR ET ANCIEN PRÉSIDENT DE LA SOCIÉTÉ DE CHIRURGIE DE PARIS
CHEVALIER DE LA LÉGION D'HONNEUR

AVEC QUATRE PLANCHES LITHOGRAPHIÉES

PARIS

J. B. BAILLIÈRE ET FILS

LIBRAIRES DE L'ACADÉMIE IMPÉRIALE DE MÉDECINE
rue Hautefeuille, 19

Londres	Madrid	New-York
HIPP. BAILLIÈRE	C. BAILLY-BAILLIÈRE	BAILLIÈRE BROTHERS

LEIPZIG, E. JUNG-TREUTTEL, 10, QUERSTRASSE

1865

AVERTISSEMENT

Depuis longtemps déjà, le célèbre secrétaire de l'Académie royale de chirurgie, Antoine Louis, avait émis cette opinion que, de toutes les notions dont la réunion compose la science médicale, la plus difficile et la plus importante à acquérir est celle du diagnostic.

Elle est la plus difficile, parce qu'elle demande une grande expérience, une connaissance profonde non-seulement des sciences accessoires, mais encore de toute la pathologie. L'étiologie, le mode de développement, la marche, la durée, les terminaisons, les produits, les symptômes locaux et généraux et même la thérapeutique des maladies, sont autant de sources auxquelles doit puiser le diagnostic pour s'établir d'une manière certaine.

Elle est la plus importante, parce que c'est elle qui dicte les principales indications thérapeutiques, et c'est elle encore qui guide la main du chirurgien ou l'arrête pour lui éviter des mécomptes et des regrets.

Satellite habituel de l'anatomie et de la physiologie pathologiques, elle ne fit de rapides progrès qu'au commencement de ce siècle, sous la vigoureuse impulsion des Pinel, des Corvisart, des Dupuytren, des Lallemand, des Laennec, des Rostan, des Bouillaud, des Andral, etc. ; aussi vit-on successivement la connaissance séméiologique des affections de l'axe cérébro-spinal, du poumon, du cœur, du tube digestif, s'élucider de jour en jour et arriver promptement à un rare degré de perfection.

Seule, la pathologie des organes sexuels de la femme était restée en arrière.

Récamier, pour éclairer le diagnostic des affections utérines, tira le speculum de l'oubli et l'ajouta aux deux anciennes méthodes exploratrices, le toucher et la palpation abdominale ; mais ce ne fut que par hasard et sans idée scientifique préconçue qu'il porta quelquefois un corps étranger (sa curette) dans la cavité de l'utérus ; d'ailleurs il n'était pas assez anatomo-pathologiste pour saisir tous les services que l'introduction d'une sonde dans la matrice pouvait rendre à la séméiologie utérine.

Dupuytren et Lisfranc, ses successeurs immédiats, se bornèrent également à l'examen extérieur de l'utérus, à l'aide du spéculum.

Un instant l'idée de porter un corps étranger dans la matrice, ou au moins dans la cavité du col, comme moyen de diagnostic, traversa l'esprit de Lisfranc, mais il l'abandonna sitôt conçue.

Et cependant Boyer, dans ses sages leçons, ne cessait de répéter : « *Rien n'est plus difficile que le diagnostic des tumeurs.* » C'est qu'en effet elles ne peuvent généralement être reconnues que par des caractères extérieurs qui sont communs à la plupart d'entre elles, et qui ne peuvent servir, le plus souvent, à les distinguer les unes des autres : l'utérus malade, étant habituellement plus développé qu'à l'état normal et présentant une tumeur plus ou moins volumineuse, offrait pourtant, par sa communication avec l'extérieur, une heureuse exception à laquelle on ne pensa pas ou l'on n'osa pas penser, bien que, tous les jours, les uro-pathologistes dé_montrassent aux cliniciens les immenses services que rend au diagnostic des maladies de la vessie et de l'urèthre l'examen interne de ces parties par le cathétérisme uréthro-vésical explorateur. Il y avait en ceci, comme en beaucoup de choses, la routine et les préjugés à vaincre : ce qui fut fait très-timidement et sur une faible échelle, en 1828, par Samuel Lair, qui, faute d'un théâtre et d'une autorité suffisante, ne put propager ni compléter sa découverte.

Il ne fallut rien moins que nos efforts persévérants en France, ceux de Simpson et de Kiwisch à l'étranger, pour ajouter aux anciennes méthodes d'examen un nouveau moyen de diagnostic, le *cathétérisme utérin.*

C'est le résultat de nos investigations et de celles des gynécologistes modernes que nous avons exposé dans nos leçons cliniques de l'hôpital Beaujon ; et c'est l'ensemble de ces leçons que nous venons offrir aux élèves et aux praticiens.

Nous divisons ce travail en quatre parties.

Dans la *première partie,* nous faisons l'historique de *l'hystérométrie;* nous nous occupons de son appareil instrumental et de son manuel opératoire en général.

Dans la *deuxième partie,* nous traitons des *applications particulières du cathétérisme utérin et de l'hystérométrie au diagnostic des maladies de l'appareil sexuel,* et nous étudions successivement les lésions de l'innervation, les troubles de la menstruation, les lésions de la circulation et de la nutrition, les lésions physiques ou mécaniques, les tumeurs, les altérations organiques, les tubercules, le cancer, etc. Quelques leçons sont consacrées à l'examen des maladies péri-utérines dont le diagnostic peut être éclairé par le cathétérisme.

Dans la *troisième partie*, nous faisons connaître et nous discutons *les inconvénients et les accidents* qui peuvent résulter de l'emploi de l'hystéromètre, et nous indiquons les précautions à prendre pour les éviter.

Enfin, dans la *quatrième partie*, nous envisageons le *cathétérisme curatif* ou emploi de la sonde *comme moyen thérapeutique* hors l'état de grossesse, pendant la grossesse, et l'accouchement.

Fidèle à la loi que nous nous sommes imposée depuis longtemps, nous n'avons rien voulu publier sur ce sujet avant de l'avoir étudié pendant de longues années, et d'avoir réuni un grand nombre de faits sur lesquels nous puissions baser solidement notre opinion. Nous pensons avoir évité ainsi un entraînement dangereux, et nous être mis à même de donner aux jeunes praticiens, pour lesquels ce livre a été composé, des conseils utiles.

Nous serons heureux si le but a été atteint, si nous avons pu diminuer les difficultés de l'étude, toujours si ardue, des maladies des femmes, et nous serons largement récompensé si nous avons pu en même temps concourir à reculer les limites de la science.

P. C. HUGUIER.

Paris, 1ᵉʳ août 1865.

DE L'HYSTÉROMÉTRIE

ET

DU CATHÉTÉRISME UTÉRIN

PREMIÈRE LEÇON

Considérations générales sur la séméiologie de l'hystéropathie.

Messieurs, à la veille de cesser mon service nosocomial, je ne veux pas me séparer de vous sans vous faire connaître ce que de nombreuses recherches et de longues années d'expérience m'ont appris sur le cathétérisme utérin.

Tout à la fois novateur et propagateur, je suis, peut-être, sur cette partie de la science, plus à même que le praticien habile qui me succédera de vous donner quelques conseils utiles tirés des faits que renferme aujourd'hui notre service, dans lequel nous avons réuni un grand nombre d'affections de l'appareil sexuel de la femme; conseils que je réunirai dans des leçons que je tâcherai de multiplier le moins possible, sans cependant rien omettre d'important.

Bien des objections, la plupart mal fondées, je crois, ont été faites à cette nouvelle méthode qui, comme tou-

communications des plexus utéro-ovariques avec les autres parties du grand sympathique et le nerf pneumogastrique, qui vont se distribuer au tissu pulmonaire et aux bronches. Cette toux utérine n'est pas plus étonnante que la douleur réflexe de l'épaule droite dans les maladies du foie. De même que cette toux, s'expliquent les troubles des fonctions du larynx, les dyspnées, les étouffements, les malaises de poitrine, les palpitations de certaines malades atteintes de maladie de la matrice, et chez lesquelles on ne trouve aucune affection du larynx, du poumon ou du cœur, dont les fonctions peuvent être également troublées.

Ce n'est pas tout : les connexions intimes que cet appareil a avec la vessie et le rectum, connexions qui sont tout à la fois vasculaires (des 3 ordres), nerveuses (des 2 ordres), cellulaires, musculaires et péritonéales, font que fréquemment, quand l'appareil sexuel est souffrant, son état morbide est partagé par la vessie et le rectum, dont les fonctions sont plus ou moins troublées.

Il nous resterait, pour être exact et pour compléter ce tableau, à vous parler de troubles fonctionnels et souvent physiques que l'utérus et ses dépendances déterminent, lorsqu'ils ont acquis un volume plus ou moins considérable, sur les organes qui les entourent : ce sont là des symptômes de proximité ou de voisinage qui varient à l'infini, et qui quelquefois jouent le rôle le plus important, aussi bien sous le rapport du pronostic que du traitement.

Dans la plupart des maladies de l'appareil utéro-ovarique, quelles que soient la nature de l'affection et la partie de l'appareil qui soit atteinte, le plus souvent la menstruation est troublée ; il existe une aménorrhée plus ou moins complète, une dysménorrhée, de la ménorrhagie ou de l'irrégularité menstruelle.

Il en est de même des sécrétions utéro-vaginales, qui

le plus souvent sont altérées et devenues plus abondantes ; ce qui constitue le symptôme si commun désigné sous le nom d'*écoulement* ou de *flueurs blanches.*

De toutes ces considérations il résulte que les troubles fonctionnels locaux et généraux (signes rationnels) qui dépendent des affections de l'appareil sexuel de la femme peuvent parfaitement nous indiquer que cet appareil est malade, sans nous faire connaître la maladie et la partie qui en est le siége. C'est là un diagnostic général, très-important il est vrai, surtout au point de vue médical, mais qui ne saurait suffire à la pratique et au traitement chirurgical auquel on est si fréquemment obligé de recourir.

L'étude consciencieuse des commémoratifs, de l'étiologie et de la marche de la maladie ne vous sera pas, dans un grand nombre de cas, beaucoup plus utile pour établir un diagnostic précis, duquel doit découler la conduite du praticien.

Ce n'est pas que nous conseillons, tant s'en faut, de négliger ces diverses sources de diagnostic, qui, dans plusieurs circonstances, rendront de véritables services ; mais qui très-souvent, quoique unies à la connaissance des troubles fonctionnels, nous laisseront dans une indécision dont il ne nous sera possible de sortir qu'en ayant recours à un examen local des plus attentifs, ou, si l'on veut, à l'étude des signes, sensibles et physiques, à l'aide desquels la nature et le siége de la maladie peuvent être connus, ainsi que les indications thérapeutiques.

Ce diagnostic local et différentiel est lui-même, dans un grand nombre de cas, si difficile à établir d'une manière exacte, que l'on est obligé pour y arriver d'employer tous les modes d'investigation et d'exploration, tels que : l'auscultation, la percussion, la palpation, la pression, la succussion, le ballottement, le toucher vaginal, rectal, hypogastrique, l'application du speculum et de l'hystéromètre.

Ce dernier mode, qui est un puissant moyen séméiologique, a contre lui d'être une conquête toute moderne, et a eu comme telle à surmonter bien des répugnances, à vaincre bien des obstacles, venus de la part même de ceux qui, par la nature de leurs études, devaient le plus s'empresser de l'adopter.

Oui, nous le reconnaissons avec tous les praticiens, le speculum et le toucher sont deux grandes méthodes d'exploration dont on ne saurait se passer, et qui, dans un très-grand nombre de circonstances, suffisent pour fixer notre jugement et régler notre conduite. Mais dans combien de cas aussi ne sont-ils pas insuffisants ! Le speculum ne nous fait connaître que l'état du museau de tanche ; encore faut-il quelquefois, pour avoir une notion précise de cet état, recourir en même temps au toucher et à la sonde utérine. Les trois variétés de toucher, appliquées avec le plus grand soin, sont loin de nous tirer toujours de l'incertitude dans laquelle nous pouvons nous trouver ; et nous ne saurions partager l'opinion de ceux qui pensent que, presque constamment, le toucher, uni à la palpation hypogastrique, suffit pour reconnaître les maladies du système utéro-ovarique, et que là où il serait insuffisant d'autres moyens le seraient également. Voyons ce que dit à cet égard un de nos praticiens des plus célèbres et des plus justement appréciés : « On peut, en s'y prenânt bien, saisir la matrice entre les deux mains, en apprécier l'épaisseur, la direction, la forme, tous les caractères physiques ; en un mot, c'est la même certitude que si on l'avait sur la table, simplement enveloppée de linges ou de tissus souples. Il suffit pour cela, la femme étant couchée, de lui faire fléchir les cuisses, de lui mettre les muscles dans le relâchement : le doigt porté

dans le vagin et soulevant la matrice, la pousse en avant,
à droite, à gauche, en arrière même, l'amène bientôt
vers les doigts de l'autre main, qui, appuyée et promenée sur l'hypogastre, plonge en déprimant les parois
du ventre au-dessus du pubis, dans le petit bassin, dans
les régions iliaques, jusqu'au sacrum, et de manière à
ne laisser aucun doute sur tout ce qui concerne l'état
matériel de l'utérus.... Il est donc permis d'affirmer que
ce genre d'exploration donnera des résultats complets
chez les trois quarts au moins des femmes. »

Si un jeune praticien eût écrit ces lignes, on les eût
attribuées à l'erreur et à l'inexpérience. Chez quelques
femmes en effet chétives ou amaigries par la souffrance ; chez d'autres, qui ont eu un très-grand nombre
d'enfants, les parois abdominales sont considérablement
relâchées, ou séparées sur la ligne médiane par une sorte
d'éventration, et on peut ainsi plonger la main dans la
cavité pelvi-abdominale pour palper à son aise l'utérus ;
mais c'est là une exception, relativement à la masse
considérable de femmes atteintes d'affections utéro-
ovariques. Est-ce qu'on peut agir ainsi chez les femmes
qui n'ont pas eu d'enfants? chez celles dont les parois
abdominales, bien qu'elles aient eu deux ou trois enfants,
sont restées fermes et rigides? chez celles qui sont irritables et sensibles à ce point que, sitôt qu'on porte le
doigt à l'entrée du vagin et la main à l'hypogastre, elles
se roidissent et se contractent, quoi qu'on fasse et bien
qu'on leur donne le temps de se remettre de la première sensation produite par le toucher? chez celles dont
l'hypogastre est tuméfié, tendu et comme tympanisé,
tuméfaction hypogastrique qui est si fréquente chez les
femmes atteintes de maladies de l'appareil sexuel,
qu'Aran (1) en a fait, avec raison, un des symptômes

(1) Aran, *Leçons cliniques sur les maladies de l'utérus.* Paris, 1858-59.

généraux de la métropathie? chez celles si nombreuses
qui ont conservé un embonpoint remarquable et même
considérable, bien qu'elles soient atteintes de maladies
fort graves de l'utérus, telles que : tumeurs fibreuses,
polypes, cancers et cancroïdes, et qui sont dans des conditions physiques ordinaires ? — Qui n'a vu par centaines
de ces femmes qui présentent tous les caractères extérieurs de la plus florissante santé, et dont l'utérus est
dévoré par un affreux cancer semblable à celui qui détruit le sein des femmes de la plus belle apparence, et
dont les personnes étrangères aux connaissances médi-
cales envient la santé ? — chez celles qui, frappées de ces
affections et tombées dans la chloro-anémie, succombent
tout en conservant des chairs tendues par une sorte
d'infiltration graisseuse et séreuse ? chez celles où une
ascite ou bien une tumeur péri-utérine volumineuse
existe? chez celles où l'utérus est englobé dans une
masse pathologique utéro-ovarique et péritonéale? chez
les malades si nombreuses où le grand épiploon et l'intestin sont adhérents au fond et à la face antérieure de
l'utérus? chez celles, enfin, où l'utérus est entraîné au-
dessus de la portée du doigt par une tumeur utérine ou
des annexes, passée de la cavité pelvienne dans la cavité
abdominale?

En admettant, pour faire une large concession aux
praticiens qui s'exagèrent l'importance du toucher, qu'il
soit toujours facile d'atteindre l'utérus et ses annexes,
de les faire mouvoir à son gré, de les saisir entre les
deux mains qui explorent, croit-on que, dans un grand
nombre de cas, on aura beaucoup avancé le diagnostic ?
Nullement : depuis la douleur, jusqu'aux affections les
plus physiques et les plus matérielles, il vous restera
une foule de questions séméiologiques à résoudre, bien
que vous ayez l'appareil utéro-ovarique sous la main.

Quelques exemples, pris parmi les nombreuses affections utérines qui se trouvent dans le même cas, suffiront pour démontrer l'exactitude de cette proposition.

Et puisque j'ai cité la douleur, commençons par elle, par cet élément de diagnostic si fréquent, si fugace, si différent de lui-même, et à siége si varié. Pour simplifier le problème, nous écarterons de suite les douleurs consécutives et sympathiques, celles qui dépendent des annexes et des parties en connexion intime avec la matrice, pour nous en tenir à la douleur utérine proprement dite, qui présente elle-même beaucoup de variétés bien tranchées, suivant qu'elle dépend d'une tumeur intra-utérine, d'une hystéralgie, d'une métrite externe, d'une métrite parenchymateuse ou d'une métrite interne qui va, pour le moment, nous occuper spécialement. Souvent, en effet, dans cette métrite du corps ou du col passée à l'état chronique, la douleur utérine n'existe ni pour la malade, ni pour le médecin sous la pression de la main qui palpe l'hypogastre, pas plus que sous celle du doigt qui touche par le vagin et le rectum. Voilà donc déjà, par la méthode ordinaire, un signe de moins.

Si une douleur existe habituellement et spontanément, elle n'a aucune importance au point de vue du diagnostic de cette espèce de métrite, parce que la malade ne peut préciser son point de départ; pour elle, c'est une douleur au bas-ventre ou à la matrice; elle ne peut indiquer si elle a son siége dans la membrane muqueuse, dans le parenchyme ou à la surface externe de l'organe, ou dans une des parties qui l'entourent : c'est là un inconvénient et une source d'erreur.

La douleur devient-elle plus intense, ou se développe-t-elle sous la palpation hypogastrique ; quelle conclusion pouvez-vous en tirer relativement à l'existence d'une

métrite chronique interne? Aucune : mille causes étrangères à cette affection peuvent la déterminer.

Si, en pratiquant le toucher vaginal, elle naît sous le
doigt qui presse le col, on pourra à la vérité en conclure,
si en même temps l'orifice du museau de tanche est enflammé, ulcéré et laisse écouler un liquide épais et
purulent, qu'il y a métrite de la cavité du col, mais rien
de plus : rien n'annoncera par le toucher qu'il existe
une inflammation de la muqueuse du corps de l'organe.
La douleur provoquée par cette exploration peut aussi
dépendre d'une inflammation externe ou parenchymateuse du col, d'une hypéresthésie, d'une autre affection
de cette partie, d'où résultent des causes d'incertitude
pour le diagnostic.

Il peut même arriver que la pression exercée sur le col
sain ou malade ne détermine aucune douleur ; se croira-
t-on autorisé à en conclure pour cela qu'il n'y a pas de
métrite interne du corps, lorsque cette pression, qui doit
toujours être modérée, agit si loin du foyer inflammatoire ? Non sans doute ; nous avons souvent rencontré des
métrites internes du corps utérin bien caractérisées,
unies même à une inflammation parenchymateuse, dans
lesquelles la pression exercée sur le col ne causait aucune douleur ; et cela s'explique très-bien par l'insensi-
bilité ordinaire de cette partie et la dualité utérine. Si le
doigt, abandonnant le col, cherche par les culs-de-sac
vagino-utérins, ou par le rectum, à faire naître la douleur intra-utérine par une pression médiate exercée à
travers les parois vaginale, vésicale ou rectale et le tissu
propre de l'utérus, pense-t-on qu'on aura beaucoup avancé
la question en déterminant de la douleur ? Non, car cette
sensation de douleur factice n'apprend qu'une chose :
c'est que les parties pressées sont le siége d'un excès de
sensibilité ou d'une autre affection. La membrane mu-

queuse et le tissu sous-muqueux qui sont à l'abri de cette pression n'éprouveront aucune modification dans leur sensibilité, et en admettant que cette modification soit produite, il resterait à déterminer si elle siége dans les parties adjacentes, dans le tissu propre de l'organe, ou dans la membrane muqueuse : sans compter que chez certaines femmes l'utérus ne peut être déplacé, refoulé, sans qu'elles éprouvent des douleurs plus ou moins vives, ce qui peut encore être une source de méprise.

L'exploration par la palpation et le toucher peut donc faire naître la douleur sans métrite chronique interne, et ne pas la déterminer, lorsque cette maladie existe. Avec la sonde utérine, les difficultés relatives au siége, à l'étendue et à l'intensité de cette douleur disparaissent, comme nous le prouverons ultérieurement. Est-ce par le toucher, bien qu'il vous soit facile d'atteindre l'utérus, que vous reconnaîtrez d'une manière précise et exacte, de façon à éviter une grave erreur, que vous avez affaire à une rétroversion ou à une rétroflexion de l'utérus? Non, car une multitude de tumeurs simulant le volume, la forme, la consistance du corps de l'organe peuvent se développer au fond du cul-de-sac postérieur du péritoine, ou sur la face postérieure de la matrice, de manière à vous donner le change. Le corps de l'utérus lui-même, atteint ou non de rétroflexion, peut avoir perdu ses caractères anatomiques normaux, être le siége d'une dilatation partielle, être ramolli et comme fluctuant, un peu plus volumineux, bosselé, inégal, douloureux, et simuler une des tumeurs rétro-utérines que nous venons de signaler : ce que nous disons pour les déviations en arrière, nous pouvons le dire avec la même certitude pour les déviations en avant. Que de fois nous avons eu à relever de ces erreurs commises par les hommes les plus distingués! D'autres fois nous les avons mis aux prises avec ces difficultés sur les malades mêmes, et nous avons pu juger de l'embarras, de l'incertitude des uns, de l'erreur des autres, erreur qu'ils se sont, au reste, empressés de reconnaître, sitôt que l'hystéromètre la leur avait démontrée. Est-ce avec le toucher qu'on reconnaîtra la cause de plusieurs aménorrhées et dysménorrhées? Est-ce avec lui que vous connaîtrez les rétrécissements, les oblitérations de la cavité utérine?

Et quand vous aurez, par le toucher et la palpation, reconnu que le corps de l'utérus est développé par un *retentum* quelconque : sang, mucus, pus, etc.; sont-ce ces deux modes d'exploration qui vous apprendront ici la cause et la source de ce *retentum*? Si la cavité utérine renferme un corps étranger : calculs, concrétions calcaires, portions de squelette, concrétions fibrineuses, est-ce par eux que vous en aurez la connaissance? Si le corps de l'utérus, comme cela s'observe très-fréquemment, est dilaté par une tumeur fibreuse, un polype d'un volume considérable, le col étant fermé, sont-ce les méthodes d'investigation ordinaires qui vous apprendront si la tumeur est pédiculée ou sessile; et si elle est pédiculée, quels sont le volume et le lieu de l'implantation du pédicule? Dans un grand nombre de ces cas, le col est même assez dilaté pour permettre l'introduction du doigt ; mais celui-ci ne peut remonter assez haut pour savoir si la tumeur est ou non pédiculée, quel est le lieu et l'étendue de son insertion : cependant, de la solution de ces questions qui peut être donnée par la sonde utérine seule, dépendent la conduite du praticien, et souvent la vie de la malade. Est-ce à l'aide du doigt que vous parviendrez à distinguer certaines introversions de l'utérus des tumeurs que je viens de citer? Non. Est-ce par le toucher que vous saurez que la cavité du corps utérin est le siége de fongosités ou d'une affection cancéreuse, le col étant sain? Pas davantage. Mais je m'arrête : citer un plus grand nombre d'exemples, pour le moment, ne prouverait pas mieux l'utilité du cathétérisme utérin, que le cours de ces leçons démontrera surabondamment.

La sonde n'est pas seulement un grand moyen de diagnostic, c'est encore un puissant agent de thérapeutique, soit comme premier temps des opérations complexes qu'on pratique sur l'appareil sexuel, soit comme ressource unique et définitive.

Sous ce double rapport, le cathétérisme utérin, qui rend des services éminents à la pathologie utérine, devra à l'avenir être enseigné dans les cours cliniques et dans les amphithéâtres comme les autres méthodes séméiologiques et opératoires, afin de ne pas laisser sa pratique tomber dans des mains inexpérimentées et par cela même dangereuses.

Ces leçons seront divisées en quatre parties :

Dans la *première*, nous nous occuperons de l'histoire du cathétérisme, des instruments qui servent à le pratiquer, et nous décrirons le manuel opératoire en général;

Dans la *seconde*, nous examinerons l'hystérométrie sous le rapport du diagnostic, et nous passerons en revue les diverses maladies de la matrice et de ses annexes, dans lesquelles cette méthode exploratrice peut être utile;

Dans la *troisième*, nous ferons connaître et nous discuterons les inconvénients et les accidents qui peuvent en résulter, et les précautions à prendre pour les éviter;

Dans la *quatrième* et dernière partie, nous envisagerons la sonde comme moyen de traitement.

PREMIÈRE PARTIE

DE L'HYSTÉROMÈTRE

DEUXIÈME LEÇON

Historique.

Messieurs, l'hystérométrie et le cathétérisme utérin, appliqués au diagnostic et au traitement des maladies du système utéro-ovarique, sont loin de constituer un fait entièrement nouveau dans la science.

Si, en effet, on consulte les travaux des médecins cnidiens et hippocratiques réunis dans la collection de l'école de Cos sous le nom d'œuvres d'Hippocrate, on acquiert bientôt la certitude que les thérapeutistes de la seconde antiquité faisaient un fréquent usage de la sonde utérine dans les affections de la matrice. Je dis les thérapeutistes et non les séméiologistes, parce qu'ils ne se servirent jamais de cet instrument comme moyen de diagnostic ; ce que l'on conçoit facilement, lorsqu'on se rappelle que dans les livres d'Hippocrate le diagnostic, c'est-à-dire la connaissance des signes, du siége et de la nature des maladies, est presque toujours sacrifié au traitement, à la marche et au pronostic.

Si donc, dans aucune circonstance, on ne voit les médecins grecs de l'époque que j'ai signalée se servir de la sonde pour reconnaître la nature, l'étendue et le siége des maladies de la matrice, il n'en est pas de même, disons-nous, de l'application de cet instrument au traitement des affections de cet organe ; et sous ce rapport leur arsenal est au moins aussi complet, pour ne pas dire plus complet, que le nôtre, soit que l'on considère la forme de l'instrument, ou bien la matière dont il est composé. Sous ce dernier point de vue Hippocrate (1) décrit cinq espèces de sondes, les unes pleines, formées de bois de pin bien gras (comme il le dit, probablement de jeunes pousses bien résineuses, afin qu'elles fussent plus balsamiques et moins fragiles), les autres en roseau, en plomb, en étain et en argent, et qui toutes varient de forme, de volume et de longueur, suivant l'usage auquel on les destine. Un simple coup d'œil jeté sur les figures 1 à 10 de la planche I suffira pour connaître ces sondes sans que j'aie besoin de les décrire. Ce sont des figures faites d'après la description qu'il en a donnée, et non d'après des dessins.

Hippocrate et ses contemporains conseillent d'avoir recours à la sonde dans les déviations de l'utérus, telles que les obliquités latérales, les antéversions, les rétroversions, les courbures, les rétrécissements primitifs de l'orifice du col de l'utérus, les rétrécissements consécutifs, l'induration, le squirrhe du col, l'hydropisie de la matrice, l'hydropisie avec la présence d'un fœtus mort ; dans les obliquités qui déterminent une inflammation autour de l'utérus et un abcès au flanc ; dans les obliquités accompagnées de la suppression des règles, qui ne viennent pas parce qu'elles sont trop épaisses ; dans la suppuration avec séjour du pus dans la cavité de la

(1) Hippocrate, *OEuvres complètes*, trad. Littré. Paris, 1853, tome VIII, *Des maladies des femmes*, passim.

matrice ; dans l'amincissement des parois de cet organe, lorsque son orifice est fermé et raboteux.

Il conseille même d'avoir recours à ce moyen dans la métrite aiguë et la métro-péritonite accompagnée d'épanchement autour de l'utérus et dans l'abdomen ; je ne dis pas dans le péritoine ou les ovaires, car il ne connaissait pas ces organes et à plus forte raison leurs maladies. Il est amené à conseiller l'usage de la sonde dans ces dernières affections, parce qu'il suppose que le col est fermé et s'oppose ainsi à l'écoulement des matières. Il y a plus, il voulait qu'on se servît de la sonde pour introduire dans la cavité de l'utérus de l'air, des fumigations, des injections, des pommades, des huiles calmantes ou aromatiques, ou même des pessaires médicamenteux.

Enfin, il conseille encore d'avoir recours à la sonde utérine chez les femmes qui ont l'habitude de faire une fausse couche du deuxième au troisième mois et même plus tard, si la fausse couche se fait à la même époque ; voici comment il explique cet accident, et le conseil qu'il donne pour en prévenir le retour : « La matrice ne se « développe pas à mesure que se développe le fœtus, « croissant à partir de deux mois, de trois mois, ou de « tout autre âge ; mais tandis que le fœtus grandit, la « matrice ne peut le suivre, et c'est pourquoi l'avorte- « ment survient à une même époque. On fera des injec- « tions dans la matrice et on l'insufflera, on y produira « surtout de l'air par les médicaments suivants, mis en « pessaires........ On arrange une part de ce médica- « ment autour d'une sonde, ayant soin que la grosseur « soit telle que l'orifice utérin l'admette ; on la porte « à l'orifice utérin et l'on pousse de manière qu'elle « pénètre dans l'intérieur de la matrice. Quand le mé- « dicament est fondu, on retire la sonde. » Il ne faudrait pas croire, messieurs, que cés conseils d'Hippecrate, sur l'emploi de la sonde utérine, aient été donnés à la légère dans son livre *De la nature de la femme* (1), ils se retrouvent commentés, amplifiés dans ses deux premiers livres sur les *maladies des femmes* (2), dans son troisième livre sur les *femmes stériles* (3), et jusque dans son opuscule sur la *superfétation* (4).

Pour ne pas abuser de votre temps et de votre patience, je me garderai de rapporter tous ces passages des travaux du maître de l'école de Cos, et ne vous en citerai qu'un seul, qui en résume plusieurs : « Quand la stéri- « lité tient à ce que l'orifice utérin est dur en totalité « ou à son extrémité, qu'il est fermé, qu'il n'est pas « droit, mais dévié vers l'une ou l'autre hanche, qu'il « se recourbe vers l'anus, qu'il se rétracte, ou qu'une « des lèvres empiète sur l'autre ; de quelque façon qu'il « soit raboteux ou plein de callosités » (il durcit en effet par la contraction qui le ferme et les callosités qui s'y forment) ; « dans ces cas les règles ne viennent pas, ou « viennent en bien moindre quantité, de plus mauvaise « nature et à de plus longs intervalles..... Mais le sperme « n'est pas reçu à cause de la lésion qui, altérant le bon « état du col, le met hors d'état de recevoir. » Après avoir dit ce que l'on doit faire pour traiter l'état général de la femme, il ajoute : « Quand la malade vient de pren- « dre un bain et une fumigation, ouvrir l'orifice utérin « et le redresser en même temps, s'il en est besoin, « avec une sonde d'étain ou de plomb, d'abord petite, « puis plus grosse, si elle est reçue, jusqu'à ce que « les choses paraissent en bon état ; tremper la sonde

(1) Hippocrate, trad. Littré, Paris, 1851, tome VII, p. 379.
(2) Hippocrate, trad. Littré, Paris, 1853, tome VIII, p. 49, 91, 123, 291, 305, 307.
(3) Hippocrate, trad. Littré, tome VIII, p. 429-451.
(4) Hippocrate, trad. Littré, tome VIII, p. 491.

« dans quelque préparation émolliente, qui sera jugée
« convenable et qu'on rendra liquide en la délayant. Les
« sondes seront creuses en arrière, on les emmanchera
« dans des bâtonnets longs, et on s'en servira ainsi (1). »

Les ouvrages de Celse, de Galien, de Cælius Aurelianus
ne renferment absolument rien qui ait trait au cathétérisme utérin.

Il faut remonter jusqu'à Aetius, c'est-à-dire vers le
milieu du cinquième siècle, pour retrouver quelques
traces de cette opération, toujours comme moyen de traitement ; ainsi, à propos des déviations utérines (2), il dit
que pour les corriger il faut se servir de la sonde et du
doigt ; « *correctione specillo et digito.* » Il ne donne pas
de détails. Plus loin (3), en parlant des inclinaisons obli-
ques de l'utérus, après que la malade a fait usage des
fomentations émollientes, il veut que la sage-femme redresse l'utérus avec une sonde introduite dans le col :
« *deinde obstetrix specillo cum digito subimmisso,* » le doigt
étant placé sous la sonde, « *uteri collum dirigat.* »

Paul d'Égine, surnommé *Obstetricius,* parce qu'il s'occupait beaucoup de l'art de l'accouchement et des maladies des femmes en couche, n'a rien laissé sur le sujet
qui nous occupe.

Après un usage très-fréquent, pour ne pas dire abusif,
de la sonde utérine par les médecins grecs, il nous faut
traverser de longs siècles pour retrouver des traces de
l'application de cet instrument, non plus comme moyen
de traitement, mais comme moyen de diagnostic. Ce fut
seulement vers la fin du dix-septième siècle, lorsque les
immortels travaux de Th. Bonet et de Morgagni eurent
fait connaître l'importance de l'anatomie pathologique,

(1) Hippocrate, trad. de Littré. Paris, 1853, t. VIII, *Des femmes stériles,*
§. 217, p. 419.
(2) Aetius, *Maladies des femmes,* 31ᵉ chapitre.
(3) Aetius, 77ᵉ chapitre.

ainsi que l'utilité d'un diagnostic local et précis dans le
affections qui sont tout à la fois du ressort de la médecine et de la chirurgie, que l'on vit quelques médecins
faire des tentatives dans cette voie nouvelle ; et si les praticiens des deux derniers siècles n'ont su reconnaître
tous les avantages que l'on pouvait retirer du cathétérisme utérin, c'est parce que la plupart d'entre eux man-
quaient de notions en anatomie pathologique, science
alors toute nouvelle ; plusieurs d'entre eux, même des
plus habiles, se laissèrent tellement entraîner par la
routine et les théories de leur époque, qu'ils oublièrent
quelquefois au lit du malade ce que leurs propres recherches anatomo-pathologiques leur avaient démontré.
Ils n'appliquèrent d'abord le moyen de diagnostic qui
nous occupe qu'à la recherche des caractères qui différencient la chute du vagin (1) de celle de la matrice.
Ainsi Guil. Widman avait déjà pensé que l'introduction
d'un stylet par l'orifice que présente l'extrémité inférieure de la tumeur dans l'une comme dans l'autre affection que nous venons de citer, pouvait tirer d'embarras
le praticien, le stylet devant pénétrer plus profondément
lorsqu'il s'agissait d'une chute de vagin que lorsqu'il
était question de celle de l'utérus, qui a beaucoup moins
de longueur que le conduit vulvo-utérin.

Morgagni, embrassant l'idée de Widman, la reproduisit
à peu près en ces termes : « En introduisant un stylet
« oblong dans l'ouverture que l'on croit appartenir à la
« matrice, si cet instrument pénètre sans obstacle bien
« au delà de la longueur naturelle de la cavité de
« l'utérus, sans que le corps pendant dépasse pourtant
« cette longueur, ce sera un indice que cet orifice ap-
« partient non pas à l'utérus, mais au vagin (2). »

---

(1) Affection très-rare, mais que l'on croyait alors fréquente.
(2) Morgagni, *De sedibus et causis morborum.* Epist. xlv, 4.

Cette manière de voir, qui n'a aucune valeur, qui est au contraire propre à jeter le praticien dans l'erreur, comme je l'ai démontré (1), m'a d'autant plus étonné de la part de Morgagni que, déjà en 1704, en faisant l'autopsie d'une vieille paralytique atteinte d'une chute de l'utérus, il avait reconnu, après avoir incisé le vagin et introduit un stylet dans la cavité utérine par l'ouverture du museau de tanche située au bas de la tumeur, que le col était considérablement allongé, et sortait avec le vagin renversé de trois ou quatre travers de doigt au-dessous de la vulve, bien que le corps de l'organe ne fût qu'un peu plus bas que dans l'état naturel.

Verduc, qui, comme on le sait, niait la possibilité de la chute de la matrice, ne fut guère plus heureux dans les déductions qu'il tira du cathétérisme utérin qu'il avait pratiqué avec une sonde chez Marguerite Maloure. Voyant son instrument pénétrer à cinq ou six pouces, ce qui était, dit-il, l'équivalent de la longueur de la tumeur qui pendait au-dessous de la vulve, il en conclut que la masse sous-vulvaire était formée, non pas par l'utérus, mais seulement par le vagin relâché et renversé, et cela contre le sentiment des accoucheurs, des chirurgiens et des anatomistes les plus éminents de son temps, tels que Mauriceau, Clément, Barth. Saviard et Duverney, contre même les caractères que présentait l'ouverture placée au-dessous de la tumeur, qui était bien celle du museau de tanche et non l'ouverture du vagin renversé.

Si Verduc commit cette erreur, c'est parce qu'il ne connaissait pas l'allongement considérable dont la portion sus-vaginale de l'utérus est habituellement le siége dans le prolapsus de cet organe. Peu s'en fallut cependant

______

(1) Huguier, *Sur les allongements hypertrophiques du col de l'utérus, dans les affections désignées sous les noms de descente*, etc. (*Mémoires de l'Académie de médecine*. Paris, 1859, tome XXIII, p. 279.)

qu'il ne fît cette découverte, sans les susceptibilités de parents qui ne voulurent pas lui laisser disséquer complétement et emporter les organes sexuels d'une femme qui passait, aux yeux de tous les accoucheurs et des sages-femmes de son temps, pour avoir été atteinte d'une descente de l'utérus, et chez laquelle il trouva à l'autopsie « *la matrice à sa place naturelle ; son cou,* » dit-il (c'est-à- « dire le vagin), « *était dur et schirreux et faisait cette grosse* « *tumeur qui paraissait au dehors* (1). »

Quarante-quatre ans plus tard, Levret, après avoir fait remarquer que dans le prolapsus de l'utérus la muqueuse du vagin depuis longtemps renversée peut revêtir tous les caractères de la peau, ce qui n'arrive jamais pour les polypes, ajoute que dans un cas d'hystéroptose, qui lui paraissait complète, d'après l'étendue de la tumeur, qui avait près d'un demi-pied de long, il introduisit par l'orifice de la matrice, qui était à la partie la plus déclive, *une sonde droite ou algalie pour femme ; il sentit d'abord une légère résistance ; l'extrémité de la sonde était dans un canal très-étroit dont les parois étaient solides, elle ne pouvait par conséquent vaciller en aucun sens... La sonde entra jusqu'à moitié. Lorsqu'il la retira, il sortit des yeux de cet instrument un peu de matière glaireuse qui s'y était attachée* (2).

Ce cathétérisme, tout incomplet qu'il était, et pratiqué avec un instrument tout à fait impropre au but que pouvait se proposer Levret, n'en était pas moins un essai sur le sujet qui nous occupe.

Deux ans après, Levret (3) nous apprend que Hoin père,

---

(1) Verduc, *Pathologie de chirurgie.* Amsterdam, 1717, t. II, p. 558.

(2) Levret, *Obs. sur la cure radicale des polypes.* 3ᵉ édition, Paris, 1771, p. 121.

(3) Levret, *Sur un allongement considérable qui survient quelquefois au col de la matrice* (Journal de médecine, chirurgie, etc. Paris, 1773, t. LX, p. 352.)

chirurgien en chef de l'hôpital de Dijon, étant appelé, le
20 avril 1744, auprès d'une fille atteinte d'une chute de
l'utérus, « introduisit un stylet long de 5 pouces 1/2 par
« l'orifice de la matrice, et il n'en trouva pas le fond, ce
« qui l'étonna beaucoup et l'engagea à interroger la ma-
« lade pour savoir l'origine et les progrès de cette tumeur. »

On ne sait pourquoi Sabatier (1), qui a reproduit *in ex-
tenso* l'observation de Hoin, a omis le passage que nous
venons de citer, bien qu'il démontre deux faits très-im-
portants que Hoin avait observés : 1° l'allongement habituel de la portion sus-vaginale du col de l'utérus dans la
chute de cet organe; 2° qu'il avait aussi jugé convenable dans certains cas de sonder la matrice.

Levret alla plus loin que son contemporain et son ami;
il fit fabriquer une sonde avec une tige de baleine. Cet
instrument lui servit d'abord à reconnaître le pédicule
des polypes utérins, ainsi que le point de leur insertion
sur les parois utérines, et plus tard à sonder la cavité de
la matrice dans la précipitation de cet organe. C'est à ce
cathétérisme qu'il dut d'avoir trouvé, sur deux cas de
précipitation, que le col pouvait être considérablement
allongé et le corps rester dans la cavité du bassin. Ces deux
faits, qui sont des plus intéressants, et auxquels il
n'a manqué que la démonstration anatomique, confir-
ment entièrement les idées que j'ai soumises à l'Académie
de médecine sur la chute et les allongements de l'u-
térus (2). Il dit « qu'une sonde introduite par l'ouverture
« du museau de tanche a pénétré jusqu'à 5 pouces de
« profondeur et même plus, pour parvenir à toucher le
« fond... » Voici la description qu'il donne de cet instru-

<hr>

(1) Sabatier, *Mémoire sur les déplacements de la matrice* (*Mémoires de
l'Académie royale de chirurgie*, tome III).

(2) Huguier, *Sur les allongements hypertrophiques* (*Mémoires de l'Académie de médecine.* Paris, 1859, t. XXIII, p. 279).

ment : « Elle a 8 pouces de long sur une ligne de large
« dans un sens et moitié moins environ dans l'autre,
« excepté sa partie supérieure qui est terminée en bouton
« olivaire, et sa partie inférieure qui sert de prise, ou
« comme de manche. Celle-ci a 15 lignes de long sur
« 6 de large et 2 d'épaisseur. » (Pl. I, fig. 11.)

En 1798, Chambon parle dans plusieurs passages de
son ouvrage de l'utilité de la sonde ; après avoir fait remarquer les difficultés de diagnostic que peut présenter la
chute ou la hernie de la matrice, il dit : « Cependant, en
« cherchant avec soin quelle est l'ouverture qui com-
« munique avec la cavité de l'utérus, on parvient à s'en
« assurer. Pour acquérir cette certitude, on se sert d'un
« stylet qui pénètre jusqu'au fond de l'utérus, et qui,
« trouvant à cette profondeur un obstacle à son passage,
« apprend que la tumeur doit sa naissance au déplace-
« ment de ce viscère. » Plus bas, il conseille de se servir
indifféremment d'un stylet ou d'une sonde (1).

Dans son chapitre sur la hernie du vagin, il s'exprime
ainsi : « Si la hernie du vagin subsiste, on distingue par
« une sonde boutonnée le lieu qu'occupe le col de la
« matrice, placé supérieurement à la tumeur. »

En parlant des signes qui distinguent un polype utérin
descendu dans le vagin d'une descente incomplète de la
matrice sans renversement, après avoir indiqué les caractères fournis par le toucher, il ajoute : « En dirigeant un
« stylet boutonné le long du doigt, on le fait pénétrer
« avec le polype dans la cavité de l'utérus (2). »

Plus loin, en indiquant les signes qui servent à reconnaître la présence d'un calcul dans l'utérus, il s'exprime

(1) Chambon, *Maladies des filles, des femmes*, etc., 2ᵉ édition. Paris, an vii,
(1799), Vᵉ partie, p. 163 et 179.
(2) Chambon, *Maladies des femmes*, IVᵉ partie, chap. xxvii. *De la descente
ou de la chute de la matrice.* Paris, 1799, p. 255.

ainsi : « . . . La douleur, la pesanteur et la dureté de
« l'utérus me paraissent bien équivoques. La sonde,
« comme dans le cas où la vessie contient une pierre,
« donnerait un résultat plus certain. » Il veut même que
l'on dilate la cavité du col, si elle est trop étroite pour
laisser passer la sonde.

Vigarous, après avoir indiqué l'incertitude des signes à
l'aide desquels on reconnaît la présence d'un calcul dans
la cavité de l'utérus, dit : « Le meilleur et le plus sûr est
« le toucher, soit avec le doigt, soit avec la sonde (1). »

Lorsqu'il décrit le traitement de la tympanite utérine,
il pressent de quelle utilité pourrait être l'introduction
d'une sonde dans la matrice ; mais il n'ose pas en donner
le conseil : « On a proposé, pour évacuer les flatuosités de
« de la matrice, d'introduire une sonde dans son orifice
« en forçant l'obstacle qu'il oppose ; ce moyen me paraît
« trop brusque et n'est pas exempt de danger. » Cette
hésitation de Vigarous nous étonne en présence du conseil qu'il donne d'introduire une sonde dans l'utérus pour
aller à la recherche d'un calcul, qui peut ne pas exister.

Près d'un quart de siècle s'était passé sans qu'aucune
tentative eût été faite dans cette voie, lorsque Désormeaux
le premier, en 1822, chercha à établir à l'aide du cathétérisme de la matrice la différence qui existe entre la
chute de cet organe et l'allongement de la portion sous-
vaginale (museau de tanche) ; car Désormeaux ne connaissait pas d'autre allongement hypertrophique. Il dit :
« La chute de l'utérus se distingue de l'allongement du
« col par la moindre profondeur à laquelle pénètre la
« sonde introduite dans la cavité utérine (2). » C'est là

____

(1) Vigarous, *Cours élémentaire de maladies des femmes.* Paris, an x,
(1801), t. I, p. 433.

(2) Désormeaux, *Dict. de méd.* en 21 vol. Paris, août 1822, t. V, article
Chute de la matrice.

une erreur qu'il se fût gardé de commettre, si, comme je
viens de le dire, il eût su que, dans la très-grande majorité des cas que l'on désigne sous le nom de chute complète de la matrice, il existe seulement une chute du col
avec un allongement plus ou moins considérable de cette
portion de l'organe.

Dance rapporte que, chez une femme âgée de 78 ans,
entrée à l'hôtel-Dieu, le 27 juillet 1825, pour une chute de
de la matrice et une cystocèle vaginale qui dépassaient
la vulve de 4 pouces environ, il introduisit par une petite
ouverture que présentait le museau de tanche, presque
entièrement oblitéré, un stylet étroit, qui pénétra à un
pouce et demi de profondeur dans l'épaisseur même du
corps cylindrique qui occupait le centre de la tumeur et
qui n'était autre chose que le col de l'utérus (1). Dance
n'indique pas dans quel but il pratiqua ce cathétérisme.

Chélius (2) s'exprime de la manière suivante, en par·
lant des signes de la chute de l'utérus : « La tumeur
« offre à sa partie inférieure une fente par laquelle on
« peut introduire une sonde à la profondeur de deux
« pouces environ ; » ce qui prouve que Chélius a très-
peu sondé d'utérus prolapsés, et qu'il ne connaissait pas
l'allongement sus-vaginal de cet organe ; puis il commet
la même faute que Morgagni, Verduc et Désormeaux.
Ainsi, jusqu'à cette époque, tous les auteurs que je viens
de passer en revue, à l'exception de Levret et de Chambon, ne s'étaient servis du cathétérisme que pour distinguer la chute de l'utérus de celle du vagin et de l'allongement du col. Levret fit plus : il s'en servit, comme nous
l'avons vu, pour le diagnostic et le traitement des polypes

---

(1) Dance, *Obs sur plusieurs affections de l'utérus et de ses annexes*
(*Archives gén. de méd.*, t. XX).

(2) Chelius, *Traité de chirurgie*, traduit par M. Pigné. Paris, 1835-36.

de l'utérus, et Chambon pour celui des calculs utérins.

Enfin Récamier avait pratiqué le cathétérisme utérin explorateur ; mais ce qu'il fit à cet égard resta dans sa pratique particulière, et il ne publia jamais rien sur ce sujet. Ce que nous en sûmes se borna aux quelques détails qu'il exposa devant l'Académie de médecine, le 13 novembre 1849 (1). Ce fut sans règle, sans méthode, et avec un instrument tout à fait inapproprié, qu'il le pratiqua. Il se servait d'une petite curette allongée qui était pour lui tout à la fois un instrument explorateur et *extracteur*. (Pl. I, fig. 13.)

MM. Amussat et Velpeau se sont aussi occupés du cathétérisme utérin, mais uniquement sous le rapport du traitement de quelques-unes des maladies de la matrice, comme nous le démontrerons dans la quatrième partie de ce travail.

C'est véritablement à Samuel Lair qu'il faut attribuer l'honneur d'avoir inventé, en 1828, le cathétérisme utérin considéré comme moyen de diagnostic. Ici l'action du praticien fut raisonnée, et ne vint qu'après de nombreuses recherches anatomo-pathologiques, qui lui avaient démontré l'insuffisance des diverses variétés du toucher et du speculum. Il sentit combien il était important dans quelques cas de porter l'investigation au delà du museau de tanche et de chercher à connaître par une exploration prolongée l'état de la cavité du col comme celle du corps de l'organe. Il veut que l'on pratique cette opération avec la sonde cannelée de Larrey, terminée par un stylet boutonné, sonde d'argent qui est flexible, qui peut être courbée à volonté, et avec laquelle on ne peut faire fausse route, ni blesser la malade. (Pl. I, fig. 12.) Le chirurgien, après avoir assis la patiente sur le bord du lit et

____

(1) Recamier, *Bulletin de l'Académie de médecine*. Paris, 1849, t. XIII, p. 180.

placé le speculum, « introduit la sonde dans le col, dont il
« explore avec précaution la surface tout entière. Si la ma-
« lade ne ressent aucune douleur ; si, n'étant pas à l'épo-
« que de ses règles, aucune trace de sang ne se mani-
« feste ; enfin si le mucus aperçu à l'orifice du museau de
« tanche est diaphane et légèrement visqueux, on peut
« conclure avec certitude qu'il n'existe ni inflammation,
« ni ulcération dans le col de l'utérus. On s'assurera qu'il
« n'y a pas de fausse membrane entre le col et le corps
« de l'utérus en introduisant la sonde jusque dans la ca-
« vité de ce viscère... » Il termine par quelques considérations sur la manière de pratiquer cette opération.

Si à partir de ce moment le cathétérisme utérin, appliqué seulement à la connaissance de quelques affections,
n'agrandit pas davantage le cercle de nos connaissances
diagnostiques et thérapeutiques, la faute en fut aux maîtres de l'art et aux auteurs, qui, au lieu de le perfectionner et de le propager, le laissèrent tomber dans l'oubli.

Voici à quelle époque et dans quelles circonstances je
fus conduit à inventer de nouveau le cathétérisme de la
matrice. Le 22 septembre 1843, entra dans mon service à
l'hôpital de Lourcine une nommée Bour.... M...., âgée de
trente-quatre ans, pour se faire soigner d'une tumeur
fibreuse énorme qui développait l'utérus et l'abdomen
au point que ces parties offraient les dimensions qu'elles
ont habituellement dans une grossesse de six ou sept
mois. Cette femme, qui n'avait jamais eu d'enfants, avait
une leucorrhée muco-purulente habituelle, des pertes
sanguines abondantes et très-fréquentes, qui minaient
sa constitution, et contre lesquelles toute espèce de
traitement avait échoué.

Examinée à l'aide du toucher, je trouvai le col utérin
arrondi, effacé, raccourci, à peine appréciable et se con-
tinuant presque insensiblement avec le globe de l'uté-

rus ; le doigt ne rencontrait pas l'orifice du col. Examinée au speculum, je vis au centre d'une légère saillie arrondie, formée par les vestiges du museau de tanche, une petite ouverture circulaire, qui avait tout au plus 2 millim. de diamètre, par laquelle sortait un peu de mucus filant et jaunâtre.

Voulant connaître ce qui restait de la hauteur du col, le siége de l'insertion de la tumeur sur l'utérus et l'étendue de cette insertion, je me servis à cette fin d'un instrument que j'avais habituellement sous la main, d'une longue pince à mors très-minces, recourbés, et qui rapprochés donnaient assez bien à cet instrument la forme d'une sonde n° 8. (Pl. I, fig. 15.) L'extrémité de cette espèce de sonde, introduite d'abord à la profondeur de 2 cent. environ, et portée dans diverses directions, me permit de constater que la partie inférieure de la tumeur n'était pas adhérente au col, que celui-ci avait tout au plus une hauteur de 3 à 4 millim. Dirigée en avant, elle pénétra à 3 1/2 cent. ; arrivée à cette distance, elle rencontra une résistance élastique ; je la portai alors en arrière et en haut, sa concavité étant dirigée en avant, et je la sentis pénétrer sans aucun obstacle, et comme d'elle-même, à une profondeur de 12 à 13 cent. Deux doigts introduits dans le rectum sentirent parfaitement l'instrument jusqu'à la hauteur où ils purent remonter. Il me fut également facile de reconnaître qu'il n'y avait entre eux et la pince que la paroi rectale et la paroi postérieure de l'utérus. Ces doigts suivaient très-aisément les mouvements imprimés à cette espèce de sonde. En avant au contraire, soit par le toucher vaginal, soit par le toucher hypogastrique, il était impossible de la sentir. La direction, au reste, qu'avait prise l'instrument indiquait assez qu'il était très-éloigné de la paroi abdominale antérieure. Il était facile de lui imprimer dans l'utérus des mouvements de latéralité très-étendus, dont l'arc pouvait avoir de 13 à 14 cent. En portant la pince sur les côtés et en avant, comme pour l'introduire entre la tumeur et la paroi antérieure de l'utérus, elle était de suite arrêtée par une résistance très-prononcée. Toutes ces manœuvres et ces mouvements se firent presque à l'insu de la malade, tant ils furent peu sensibles.

De cet examen il résulta pour moi, comme pour tout autre praticien qui s'y serait livré :

1° Que la tumeur, quelle que fût sa nature, ne dépendait pas des annexes, ni de la surface péritonéale de la matrice;

2° Qu'elle adhérait par une large base à l'utérus;

3° Que cette adhérence siégeait sur la face interne de la paroi antérieure de l'organe ;

4° Qu'elle avoit pris naissance dans les couches internes du tissu propre, puisque à mesure qu'elle s'était développée elle avait agrandi l'ensemble de la matrice et de sa cavité, ce qui ne serait pas arrivé si dans le principe elle eût siégé sous le péritoine;

5° Qu'en raison de sa large base et de l'étroitesse extrême de l'orifice du col, il était impossible, au moins pour le moment, de penser à une extraction de la tumeur.

Dès lors je compris tout ce que l'on pouvait retirer sous le rapport diagnostique et thérapeutique de l'examen intra-utérin à l'aide du cathétérisme.

Un mois après, je fus de nouveau confirmé dans cette opinion par une malade qui se présenta à ma consultation pour une syphilis constitutionnelle, et chez laquelle pendait au-dessous de la vulve une tumeur cylindrique, plissée, et au sommet de laquelle était une large ouverture irrégulière, froncée en étoile à peu près comme celle que présente la chute du vagin ou mieux celle du rectum. La longueur de la tumeur, le renversement complet du conduit vulvo-utérin, la consistance, l'épaisseur des bords de l'ouverture, leur continuation avec une tige centrale résistante, le mucus épais et filant qui s'écoulait de cette partie, nous montraient que c'était bien l'orifice externe du col qui était sous nos yeux et non celui d'une simple chute vaginale. Un gros stylet porté dans cette ouverture pénétra jusqu'au fond de l'utérus, à une profondeur de 10 1/2 cent. (1). Ce cathétérisme venait de m'apprendre deux grands faits d'anatomie pathologique : l'allongement hypertrophique que la portion sus-vaginale de l'utérus éprouve, et la chute incomplète de cet organe dans l'affection habituellement désignée sous le nom de *précipitation utérine*.

Ce fut alors que je fis construire une sonde particulière, à laquelle je donnai le nom d'*hystéromètre*, d'après l'usage auquel elle était, principalement destinée.

A partir de ce jour l'hystérométrie fut instituée, et après l'avoir étudiée et perfectionnée pendant près d'un an dans une foule d'affections utérines différentes, je pus l'enseigner et en donner une description méthodique dans le cours clinique que je faisais à l'hôpital de Lourcine sur les maladies des femmes.

Ce fut à la même époque que de son côté un des accoucheurs les plus éminents de l'Angleterre, un de ses praticiens qu'elle montrera un jour avec le plus d'orgueil, Simpson, inventait et propageait à Édimboug avec ardeur et conviction le cathétérisme utérin. Il fit successivement connaître par plusieurs articles (2) les pré-

(1) Voyez Huguier, *Sur les allongements hypertrophiques du col de l'utérus (Mémoires de l'Académie impériale de méd.*, 1859, t. XXIII, obs. 15).

(2) Simpson, *Memoir on the uterine Sound (Monthly Journal*, Juin 1843); *Obstetric memoirs and contributions.* Edinburgh, 1855, t. I, p. 55.

cieuses données diagnostiques et thérapeutiques que l'on peut retirer de cette méthode.

De mon côté je ne négligeai aucune occasion de faire connaître les nombreux avantages, les inconvénients et même les dangers de cette nouvelle méthode exploratrice ; mais comme les premiers l'emportaient de beaucoup sur les derniers, l'hystérométrie, malgré la vive opposition de quelques personnes, n'en fit pas moins un chemin très-rapide ; et sans parler des thèses pour le doctorat où son utilité fut exposée, on la vit bientôt décrite avec soin et recommandée par les hommes les mieux placés, par les esprits les plus sages, par les auteurs les plus recommandables et les plus compétents, ceux qui s'occupent d'une manière spéciale des maladies des femmes. C'est ainsi que M. le professeur Jarjavay, en 1850, dans un travail remarquable (1), a fait ressortir les avantages du cathétérisme de l'utérus appliqué au diagnostic des tumeurs fibreuses et des polypes de cet organe ; et, après avoir indiqué la manière de se servir de la sonde, il ajoute : « Le cathétérisme a non-seule-« ment l'avantage de permettre au chirurgien d'appré-« cier les diverses altérations de la forme de la cavité « utérine, mais il donne aussi la facilité d'explorer jus-« qu'à un certain point la partie extérieure du fond de « l'organe...; »

Que M. A. Kiwisch, professeur d'accouchements et de clinique des maladies des femmes, ayant reconnu après une longue pratique l'insuffisance de l'exploration de la matrice par le vagin, par le rectum et par les parois abdominales, s'empressa d'adopter l'usage de l'hystéro-

---

(1) Jarjavay, *Des opérations applicables aux corps fibreux de l'utérus.* Thèse de concours pour une chaire de médecine opératoire à la Faculté de médecine de Paris. Paris, 1850.

mètre (1). Il s'exprime ainsi : « Il nous a donc paru qu'il
« était désirable qu'on possédât, pour arriver à un dia-
« gnostic plus précis, des moyens capables de reculer
« les limites entre lesquelles nous pouvons explorer l'u-
« térus. L'exploration de la cavité de cet organe à l'aide
« de sondes se présente ici comme un moyen capital; »
puis, ayant décrit les instruments et les manœuvres de
l'opération, il indique les nombreuses affections de
l'utérus dans lesquelles il y a recours, et les différentes
notions que l'on peut acquérir par son application;

Que M. Cusco, le chirurgien de l'hôpital Lariboisière,
a fait connaître dans une excellente thèse (2) les
services que peut rendre le cathétérisme dans l'antéflexion et la rétroflexion de l'utérus. Après avoir parlé
du toucher et du speculum, il dit : « Mais le moyen
« explorateur par excellence, c'est le cathétérisme uté-
« rin. Je n'ai pas à faire l'histoire de ce procédé ; ce-
« pendant je ne veux pas laisser passer l'occasion de
« dire que M. Huguier l'employait déjà, il y a douze
« ans, au diagnostic des maladies utérines, bien avant
« que Kiwisch et Simpson en eussent fait l'application
« de leur côté. Dans les inflexions, le cathétérisme
« fournit un signe pathognomonique absolu... »

Thomas Safford Lee (3) formule ainsi son opinion sur
l'hystérométrie : « Un grand progrès dans l'examen des
« affections de l'utérus a été réalisé par la sonde uté-
« rine...; » plus loin : « La sonde est une addition im-
« portante aux moyens de diagnostic que nous avons
« déjà pour les maladies de l'utérus, et, lorsque la pra-

---

(1) Kiwisch, *Klinische Vortræge*, Prag., 1851, Iʳᵉ partie, page 33.

(2) Cusco, *De l'antéflexion et de la rétroflexion de l'utérus*. Thèse pour
le concours de l'agrégation, Paris, 1853.

(3) Safford Lee, *On the tumors of the uterus and its appendages*, travail
qui a obtenu le prix Jackson, au Collége des chirurgiens de Londres. London,
1847, page 16.

« tique se sera familiarisée avec cet instrument, le dia-
« gnostic des tumeurs abdominales deviendra plus pré-
« cis. » Enfin, après avoir passé en revue l'action de
l'hystéromètre sur l'utérus, l'importance des mouvements et des changements de position que l'instrument peut imprimer à cet organe, et fait connaître son
utilité dans la connaissance des tumeurs de l'abdomen,
des ovaires, de l'utérus et des organes qui l'entourent
aussi bien que dans les déviations et les incurvations,
il dit : « Je puis attester les avantages de ce moyen de
« diagnostic, ayant l'habitude d'en constater souvent
« toute l'efficacité dans des cas où aucun autre moyen
« de diagnostic ne saurait être aussi satisfaisant. »

Valleix, dans des leçons cliniques qu'il fit en 1852 à
l'hôpital de la Pitié sur les déviations de l'utérus, a
aussi contribué à démontrer l'utilité de l'hystéromètre
pour le diagnostic de ces affections. Il a même modifié
heureusement l'instrument, en rendant la tige mobile sur
le manche, ce qui le rend plus facilement portatif (1).

M. Bennet (2) formule ainsi son opinion sur la méthode
qui nous occupe : « La sonde utérine est un instrument
« fort utile pour le diagnostic des maladies de l'utérus ;
« c'est même dans les cas difficiles le seul moyen d'éta-
« blir la distinction entre la véritable rétroversion et
« les tumeurs développées dans la paroi postérieure de
« l'utérus, ou dans son voisinage immédiat... »

M. Aran, l'un de nos médecins les plus distingués
des hôpitaux, dont tout le monde connaissait la prudence et l'indépendance, après avoir indiqué (3) les avan-

---

(1) Valleix, *Leçons cliniques*, recueillies et rédigées par M. Gallard.
(*Union médicale*, mai et juin 1852,) — *Guide du médecin praticien*, 5ᵉ édition. Paris, 1865, tome V.

(2) Bennet, *Traité pratique de l'inflammation de l'utérus et de ses annexes*. Paris, 1851.

(3) Aran, *Leçons cliniques sur les maladies de l'utérus*. Paris, 1858-59.

tages et les inconvénients du cathétérisme de la ma
trice, s'exprime ainsi : « La sonde utérine est un in-
« strument qui peut rendre de grands services, et je ne
« puis souscrire par conséquent à cette espèce de ré-
« probation dont l'a frappée M. Scanzoni, lorsqu'il a dit
« que là où les autres moyens ont échoué à éclairer le
« diagnostic, la sonde apportera bien rarement des lu-
« mières suffisantes. Je suis convaincu au contraire que
« le diagnostic des maladies utérines et principalement
« des déviations et des tumeurs est à peu près impos-
« sible sans le cathétérisme utérin. Mais je reconnais,
« avec le jeune professeur de Würzbourg, que cet in-
« strument a besoin d'être manié avec prudence, et
« qu'il faut apporter une grande réserve dans son em-
« ploi... » Et plus loin, p. 69 : « La sonde utérine est un
« instrument très-bon, très-utile, et il faut la garder ;
« seulement il est nécessaire de la manier avec atten-
« tion, intelligence et douceur. »

Puisque nous venons de citer Scanzoni, disons qu'il ne
faudrait pas cependant juger la manière de voir de cet
auteur sur la sonde utérine d'après le peu de mots qu'il
en a dits dans les généralités de son ouvrage (1) relatives à
l'exploration de l'utérus ; en effet, lorsqu'on se donne la
peine de lire avec soin et dans son ensemble l'important
travail du professeur de gynécologie, on voit, *bien* que
dans les premières pages de son livre il dise, en parlant
de cette méthode : « nous le répétons encore, son appli-
« cation doit être très-restreinte et réservée uniquement
« pour les cas où les autres méthodes d'exploration
« ont échoué, et où le cathétérisme pourra permettre
« d'établir un diagnostic précis, » on voit, dis-je, que
malgré cet exposé de principes, qui pourrait faire penser

(1) Scanzoni, *Traité pratique des maladies des organes sexuels de la
femme.* Trad. de l'allemand. Paris, 1858.

que ce praticien distingué ne conseille et ne permet de
recourir à l'hystéromètre que pour le diagnostic de
quelques affections utérines, il reconnaît qu'un grand
nombre de maladies de l'appareil sexuel peut en nécessiter l'emploi, car il rappelle de suite comme pouvant
être élucidés par lui : les déplacements, les flexions, les
tumeurs fibreuses, les polypes, les rétrécissements des
orifices du col, des cavités du corps et du col, les
différents degrés de mobilité de l'organe, les adhérences
qu'il peut avoir contractées avec les parties environnantes, *la nécessité* d'apprécier la longueur, la largeur de
la cavité utérine, l'épaisseur, la sensibilité des parois,
enfin certains vices de conformation tant acquis que con-
génitaux, se réservant de faire connaître plus tard avec
plus de détails les données que fournit au diagnostic l'emploi de la sonde, en traitant de la pathologie spéciale des
maladies de l'utérus et des ovaires.

Scanzoni est donc de tous les auteurs modernes celui
qui a le plus étendu l'usage de la sonde utérine. Je pourrais citer plus de vingt passages de son *Traité des maladies
des organes sexuels de la femme*, où il conseille de recourir
au cathétérisme de la matrice; il a même dépassé
un grand nombre de praticiens, car il dit que, dans un
cas de grossesse qui simulerait à s'y méprendre une
tumeur de l'ovaire ou de l'utérus, et dans laquelle des
symptômes menacent la vie et nécessitent un prompt secours, il est alors permis d'avoir recours à la sonde pour
se procurer une connaissance exacte des dimensions de
la cavité utérine.

Voici en quels termes un des médecins les plus honorables et les plus habiles de l'hôpital de la Pitié, M. A. Becquerel, s'exprimait à l'égard du cathétérisme utérin (1) :

(1) Becquerel, *Traité clinique des maladies de l'utérus*, Paris. 1859, t. I, p. 53.

« M. Huguier à Paris, M. Simpson à Édimbourg et
« M. Kiwisch à Prague, sans avoir eu aucune commu-
« nication soit directe, soit indirecte entre eux, inven-
« tèrent l'hystéromètre ou sonde utérine. Nous nous ex-
« pliquerons plus loin sur ce que nous pensons de cet
« instrument; mais nous devons dire dès à présent que,
« si l'on a exagéré, selon nous, son utilité au point de
« vue thérapeutique, elle est incontestable au point de
« vue du diagnostic... et par la suite il doit aider, il a
« même déjà considérablement aidé à assurer les progrès
« de la science. » Et plus loin (1) : « Comme moyen de
« diagnostic la sonde utérine est destinée à faire con-
« naître l'état de contraction ou de dilatation de l'orifice
« externe et de l'orifice interne du col de l'utérus, la
« sensibilité de la membrane interne des cavités. Elle
« permet encore de constater la mobilité de l'utérus, sa
« position réelle, la possibilité de lui donner des posi-
« tions différentes. Enfin elle est extrêmement utile,
« dans des cas de changement de direction du col utérin,
« pour redresser cet organe dévié et venir le placer dans
« la direction de l'axe du speculum. »

M. Nonat (2) formule ainsi et d'une manière générale
son opinion sur l'hystéromètre : « Indépendamment
« du toucher et de l'examen au speculum, on peut être
« obligé quelquefois d'avoir recours au cathétérisme
« utérin... Au moyen de la sonde utérine on peut
« mesurer la profondeur de l'utérus, la longueur du col,
« les dimensions du conduit utéro-vaginal, la mobilité,
« la direction de l'organe, le degré de sensibilité de sa
« surface interne... » Et remarquez, je vous prie, que
sur 55 maladies, qui ont été décrites par M. Nonat, il

---

(1) Becquerel, *Traité clinique des maladies de l'utérus*, p. 217.
(2) Nonat, *Traité des maladies de l'utérus et de ses annexes*. Paris, 1860.

conseille d'avoir recours au cathétérisme utérin dans 18 de ces affections, comme moyen de diagnostic ou de thérapeutique. Que serait-ce donc si cet auteur n'eût pas négligé, ce qu'il a fait au reste à dessein, la description d'un grand nombre de maladies chirurgicales de la matrice !

Enfin disons qu'il n'est peut-être pas aujourd'hui en France, en Angleterre, en Allemagne et en Italie un seul gynécologiste, suivant les mouvements de la science, qui n'ait recours au cathétérisme utérin. Son utilité est si généralement reconnue par la jeune école, que M. Charrière a cru devoir construire une sonde utérine qui se visse sur le porte-pierre et fait partie de la trousse.

TROISIÈME LEÇON

Appareil instrumental. — Manuel opératoire en général.

L'exploration intra-utérine peut se faire avec toute tige non fragile, légèrement recourbée à son extrémité, flexible, élastique, bien polie, ayant 2 ou 3 millimètres d'épaisseur sur une longueur de 15 à 16 centimètres, et terminée par un léger renflement olivaire. Un grand stylet en argent, de simples bougies en gomme élastique d'un volume variable, peuvent suffire ; quelquefois même elles sont indispensables.

Mais dans la généralité des cas, et lorsqu'on veut pratiquer cette opération avec méthode et en retirer toutes les données qu'elle est susceptible de fournir, il faut l'exécuter avec une tige spéciale à laquelle nous avons donné le nom de *sonde utérine* ou d'*hystéromètre*.

Cet instrument est en argent allié à une certaine

quantité de cuivre, afin qu'il ne soit pas trop flexible, mais assez cependant pour qu'on puisse augmenter ou diminuer à volonté la courbure qu'il présente. Il a une longueur de 15 à 16 centimètres, une largeur de 3 millimètres, et une épaisseur de 2 millimètres ; à partir du 4ᵉ centimètre il s'arrondit et se rétrécit légèrement jusqu'à son extrémité. Le côté qui répond à la concavité de la courbure est plat et porte une échelle de graduation en centimètres, qui commence à 4 centimètres de l'extrémité utérine et se continne jusqu'à l'origine du manche. Le côté qui répond à la convexité est régulièrement arrondi et présente seulement une encoche placée à 6 centimètres de l'extrémité, ce qui est la longueur moyenne de la totalité de la cavité utérine normale. L'extérmité libre (utérine) se termine par un léger renflement olivaire qui ne dépasse pas 5 millimètres. Plus volumineuse, elle eût été souvent arrêtée aux orifices inférieur ou supérieur du col, mais surtout à l'orifice supérieur ; moins volumineuse, elle eût pu s'engager dans les lacunes, enfoncements et plicatures de l'arbre de vie, dans la cavité des follicules muqueux du col, déchirer la muqueuse et le tissu utérin (1). (Pl. I, fig. 17.)

La courbure, qui est peu considérable, a été également configurée d'après l'antécourbure normale de l'utérus (qu'il ne faut pas confondre, comme on l'a fait dans ces derniers temps, avec l'antéflexion). Elle a une longueur de 6 centimètres et un rayon de 12 à 14 millimètres ; plus grande, elle eût présenté de nombreux inconvénients.

Le premier hystéromètre que nous fîmes construire

____

(1) Lorsque nous avons fait fabriquer cet instrument, nous avons proportionné le volume de cette extrémité à la moyenne de l'étendue des orifices utérins, prise sur six utérus de femmes nullipares et de deux filles vierges.

était muni d'un curseur mis en mouvement à l'aide d'un mandrin qui glissait dans une coulisse que portait le manche. Ce curseur servait à indiquer la longueur de la tige qui pénétrait dans la cavité de la matrice. Ayant depuis reconnu l'inutilité de cette pièce, nous l'avons supprimée. (Voy. Pl. I, fig. 19.)

Tel est l'instrument dont nous nous servons habituellement depuis 22 ans, et auquel plusieurs médecins ont fait subir quelques légères modifications, suivant leur goût ou l'habitude plus ou moins grande qu'ils ont de s'en servir.

Il ne faut pas oublier cependant qu'il est certaines circonstances, que nous ferons connaître plus loin, dans lesquelles le volume, la courbure et la flexibilité de la sonde doivent être changés ; nous nous servons alors d'un long stylet d'argent, dont les extrémités sont terminées chacune par un bouton olivaire, l'un plus gros que l'autre, mais plus petits tous deux que celui qui termine l'hystéromètre ; nous nous servons aussi, dans des cas particuliers, d'une bougie en gomme élastique, d'une sonde d'argent ou d'une sonde à développement. (Pl. I, fig. 23 et 24.)

Nous n'avons pas adopté la sonde de Simpson (pl. I, fig. 14), parce que, suivant nous, elle offre plusieurs inconvénients :

1° La courbure est beaucoup trop grande et nullement en rapport avec l'antécourbure et la direction normales de la matrice ; elle ne peut être, à cause de cela, facilement et sûrement manœuvrée que chez les femmes atteintes d'antéflexion, de rétroflexion ou de latéroflexion.

2° Elle offre sur la convexité de sa courbure deux crêtes saillantes qui n'ont aucun avantage et qui pourraient être cause d'accidents, tels que douleurs plus ou moins vives, éraillements, déchirure de la muqueuse utérine, d'où peuvent naître une métrite, une phlébite, une angéioleucite utérine, ou même une métro-péritó-nite; de cette déchirure de la muqueuse utérine résulte un léger écoulement de sang qui, bien que sans aucune importance au point de vue de la gravité, peut être une cause d'embarras sous le rapport du diagnostic.

3° La hauteur du sinus de l'arc de cercle qu'elle re-présente étant beaucoup plus étendue que le diamètre antéro-postérieur de la cavité de la matrice, il en résulte qu'elle se meut moins aisément dans cet organe, et que ses mouvements causent des douleurs et des froissements que notre hystéromètre ne détermine pas. La sonde de Simpson ressemble beaucoup trop, pour l'usage auquel elle est destinée, au cathéter urétro-vésical inventé pour l'opération de la taille sous-pubienne chez l'homme.

4° Par suite de l'exagération de sa courbure, on ne peut la faire mouvoir qu'avec difficulté dans l'aire d'un speculum, lorsque celui-ci est nécessaire pour découvrir l'orifice du col.

Le cathétérisme de l'utérus présente d'assez nombreu-ses contre-indications; on ne saurait toujours impuné-ment introduire un corps étranger dans la cavité de la matrice sans exposer la femme à des inconvénients plus ou moins sérieux, ou même à des accidents d'une grande gravité. Certains états pathologiques et même physiolo-giques de l'appareil gestateur s'opposent à cette opéra-tion. C'est ainsi qu'on devra éviter d'y avoir recours dans la métrite aiguë, dans la métrorrhagie active abon-dante et essentielle, dans la métrite péri-utérine aiguë, dans les inflammations phlegmoneuses des ligaments larges, dans les abcès aigus de ces ligaments, dans le ramollissement considérable du tissu propre du corps de la matrice (heureusement cette affection est extrème-ment rare; mais eût-on la mauvaise chance de la rencontrer, si l'opération était faite selon les règles de l'art, c'est-à-dire avec les ménagements qu'elle requiert, elle pourrait être pratiquée sans danger. Généralement aussi il faudra se dispenser de recourir à la sonde la veille et pendant les premiers jours de la menstruation, si surtout elle est très-abondante et accompagnée de douleurs pelvi-abdominales, qui frisent celles de la péritonite. Mais la plus formelle, la plus impérieuse de toutes les contre-indications, celle qui ne souffre presque pas d'exception, est l'état de grossesse normale ; nous aurons même à examiner plus loin s'il doit y avoir des exceptions à cette règle.

Ainsi, avant de porter une sonde dans la matrice, on devra toujours examiner avec la plus grande attention si la malade est dans un des cas que nous venons de signaler. On devra également s'abstenir si la malade doit immédiatement après faire une longue course à pied, ou dans une voiture mal suspendue et par de mauvais chemins.

En raison de la fréquence des troubles fonctionnels que l'on observe du côté de la vessie dans les maladies de la matrice, ou que l'on suppose appartenir à cet organe, il sera bon, dans certaines circonstances, d'introduire d'abord la sonde dans la vessie avant de la porter dans l'utérus.

Bien que la manière d'introduire la sonde dans la matrice soit généralement la même, il ne faut pas oublier cependant qu'elle offre de grandes différences dans son application, dans les données qu'elle nous fournit et dans les déductions que nous pouvons en tirer suivant les affections pour lesquelles on y a recours, soit comme moyen d'exploration, soit comme moyen de traitement. Nous allons donc décrire d'abord la manœuvre opératoire d'une manière générale, nous réservant de faire

connaître les modifications qu'on doit lui faire subir
suivant la lésion pour laquelle on l'emploie.

La malade étant placée commodément et solidement
sur le bord de son lit, comme pour l'application du speculum, l'hystéromètre étant légèrement chauffé et graissé,
on pratique d'abord le toucher hypogastrique pour reconnaître si les régions intra-pelvienne, péri-utérine et ilio-
lombaire sont le siége de douleurs plus ou moins vives
ou de tumeurs. Cet examen ayant déjà fourni quelques
indications sur l'état de l'utérus et des parties qui l'entourent, par conséquent sur la manœuvre à suivre, on
pratique avec le doigt indicateur de la main gauche le
toucher vaginal, pour reconnaître la sensibilité de l'utérus et des parties voisines ; on s'assure aussi exactement
que possible de la situation, de la direction, du volume
et de la plus ou moins grande mobilité de l'organe ; ensuite le doigt se porte spécialement sur le museau de
tanche, le ramène dans l'axe du vagin, s'il n'y est pas,
puis cherche l'orifice utéro-vaginal, s'y introduit légèrement si les dimensions de cette ouverture le permettent ; sinon le chirurgien cherche à introduire dans la
fente du col l'extrémité du doigt et la place dans la
commissure droite, l'ongle dirigé obliquement en haut et
à droite, contre le bord antérieur de l'orifice. Quelquefois l'ouverture, surtout chez les nullipares, est trop
étroite pour que l'extrémité de l'index puisse s'y engager ; on la place alors en haut et à droite de cet orifice.
Dans d'autres circonstances, la lèvre postérieure est peu
développée, et la surface du museau de tanche, taillée
en bec de flûte, est obliquement dirigée de bas en haut
et d'avant en arrière ; le doigt sera alors placé sur la
lèvre postérieure, immédiatement au-dessous de l'ouverture de l'utérus.

L'extrémité de l'index étant ainsi placée suivant l'étendue et la conformation de l'ouverture vaginale du col, la main droite armée de la sonde, dont la concavité est dirigée en avant vers le pubis, introduit l'instrument dans le vagin le long de la face palmaire du doigt, qui lui sert directement de conducteur jusque dans l'intérieur de l'ouverture ; quelquefois on n'y arrive qu'après quelques tâtonnements. Lorsque l'on sait ou que l'on pense que l'extrémité de la sonde est engagée, ce que l'on reconnaît en général facilement avec un peu d'habitude, on lui fait éprouver un léger mouvement de bascule en portant le manche en bas et en arrière vers le périnée, en même temps qu'on le pousse doucement suivant l'axe de la matrice, c'est-à-dire en haut et en avant. Ordinairement chez les femmes qui ont eu de fréquents rapports sexuels, chez celles qui ont eu des enfants, on sent l'instrument pénétrer sans obstacle jusqu'au fond de l'utérus. On est averti de ce fait par la longueur de la tige qui a pénétré et qui doit être de 6 à 7 centimètres au milieu comme sur les angles de l'organe ; par une résistance élastique et par la sensation particulière, désagréable, pénible ou même douloureuse, qu'éprouve la malade. Lorsque le cathétérisme est pratiqué avec ménagement et par une main exercée, généralement la douleur n'existe pas, ou est très-légère si l'utérus est sain.

Chez un certain nombre de femmes, surtout chez celles qui ont eu peu de rapports sexuels, qui n'ont pas eu d'enfants ni de fausses couches, après que la tige a pénétré facilement à 3 1/2 ou 4 centimètres, elle éprouve un moment d'arrêt, une certaine résistance, on sent qu'elle s'engage dans un passage plus étroit qu'elle franchit avec frottement. Au même moment la malade, qui s'était à peine aperçue de la présence de l'instrument, accuse une sensation pénible ou doulou-

reuse. La cessation brusque de cette sensation, le sentiment d'une résistance vaincue et la marche de nouveau
facile de l'instrument, annoncent qu'il est engagé dans
la cavité du corps de l'utérus.

Cet arrêt momentané de l'hystéromètre vers le milieu
de sa course tient à l'étroitesse normale et permanente
de l'orifice supérieur du col relativement à la cavité de
cette partie, ou au resserrement passager et spasmodique
du sphincter placé entre la cavité du corps et celle du
col, de manière à leur donner dans leur ensemble la
forme d'un sablier à cavités inégales ou d'une gourde.
C'est pour éviter autant que possible ce resserrement
spasmodique ou sphinctorial de l'orifice cervico-utérin
que je conseille de chauffer et de graisser la sonde. Arrivée vers le rétrécissement, elle sera poussée lentement
et doucement, afin de laisser aux tissus le temps de céder
et de se dilater; il est bon de la laisser même pendant
quelques secondes contre cet obstacle sans chercher à la
faire pénétrer, pour laisser à la contraction le temps de
se dissiper.

Comme l'obstacle qui est cause du rétrécissement
n'est pas toujours placé au centre de la voie de communication entre les deux cavités, il faut pour le franchir
porter doucement l'extrémité de la sonde en divers
sens, tout en la poussant vers le corps de l'organe. Quelquefois l'obstacle tient à un faible degré de flexion de
l'utérus, et il suffit de déplacer légèrement avec les
doigts le col ou le corps pour sentir la sonde pénétrer.
En tout cas, il ne faut jamais forcer, et si la sonde se
trouve arrêtée, il faut en prendre une plus petite, ou remettre l'opération à un autre moment, au lendemain,
ou immédiatement après les règles, époque à laquelle
les orifices du col sont plus perméables et le tissu de
l'organe l us souple.

L'étroitesse ou la contraction de l'orifice cervico-utérin sont loin d'être les seules causes qui s'opposent à la facile pénétration de la sonde ; il arrive assez souvent qu'elle est arrêtée avant d'arriver jusqu'à cette ouverture par une simple et légère inflexion du col, un repli muqueux, une lacune, un repli de l'arbre de vie ou l'hypertrophie de l'une de ses colonnes verticales, par une bride pseudo-membraneuse, une adhérence partielle, un petit kyste folliculaire à parois très-minces, qui peut se rompre sous la pression de l'extrémité de l'instrument, et dans la cavité duquel cette extrémité peut s'engager. Pour éviter ou surmonter ces obstacles, il suffit en général, lorsque la sonde est introduite dans l'orifice inférieur du col, au lieu de la pousser directement sur l'orifice supérieur, de la diriger vers cette ouverture en lui faisant éprouver de légers mouvements d'ondulation de haut en bas et quelquefois de droite à gauche. Si l'instrument éprouve encore de la résistance, on le ramène un peu vers soi, puis on le porte successivement sur différents points de la cavité du col, en augmentant légèrement le mouvement de bascule, de manière à le faire passer par-dessus l'obstacle ou à côté de lui, et à rencontrer la voie utérine. Tous ces mouvements, que l'on imprime à l'hystéromètre, doivent être, nous le répétons encore une fois, exécutés avec beaucoup de ménagements et de légèreté, de façon à ne froisser ni déchirer aucune partie de la muqueuse ; l'emploi de la force ne servirait qu'à causer une déchirure.

Si, après les tentatives que nous venons d'indiquer, on ne réussissait pas, il faudrait prendre une sonde plus mince, ou une petite bougie de gomme élastique ; mais on se gardera bien de s'opiniâtrer et de fatiguer l'organe. J'ai souvent constaté, ainsi que ceux qui s'occupent d'hystérométrie, que les manœuvres qui avaient

échoué la veille réussissaient parfaitement le lendemain; ce qui tient à ce que le hasard a fait diriger l'extrémité de la sonde vers la partie libre, à ce que les parois utérines ou la muqueuse peuvent être plus ou moins
tuméfiées et irritées. Quoi qu'il en soit, il faut bien se
garder de pratiquer le cathétérisme forcé et aveugle,
surtout quand il s'agit d'une simple question de diagnostic. Il ne faut pas oublier que la cavité du col et l'o-
rifice cervico-utérin peuvent être complétement fermés
ou oblitérés par une tumeur, et que forcer serait s'exposer à pratiquer presque inévitablement une fausse
route, et à subir tous ses accidents. Au reste, ne pénétrer
que de 2 ou 5 centimètres, après des tentatives ration-
nelles, c'est déjà un grand point acquis au diagnostic.

Dans d'autres circonstances, après avoir pénétré aisément dans la cavité utérine au point de ne pouvoir soup-
çonner la possibilité d'un obstacle, le lendemain ou
même quelques instants après on cherche en vain à introduire la sonde : plusieurs fois je me suis trouvé en
face de cette difficulté, en voulant faire constater aux
personnes qui suivaient ma visite la maladie que le cathétérisme m'avait fait reconnaître.

Il est une erreur contre laquelle je dois prémunir les
jeunes praticiens, et les personnes auxquelles la manœuvre de l'instrument n'est pas familière : il est facile,
lorsque l'on ne se donne pas la peine de constater l'é-
tendue de la portion de sonde qui a pénétré, de croire
que l'on a porté l'instrument jusqu'au fond de l'organe,
tandis qu'il s'est arrêté à moitié chemin contre l'orifice
cervico-utérin, à une profondeur de 5 ou 4 centimètres.
La résistance que l'on éprouve, le sentiment désagréable ou douloureux ressenti par la malade, concourent,
avec la possibilité de redresser et de faire mouvoir l'utérus, à faire commettre cette erreur.

Si l'ouverture du museau de tanche est très-étroite et arrondie, si le col est mince et conoïde comme chez les jeunes filles vierges, il n'est pas rare de voir la sonde, bien qu'elle soit guidée par l'indicateur gauche, manquer l'entrée de l'utérus et glisser à côté dans le cul-de-sac utéro-vaginal. Lorsqu'on rencontre une semblable conformation, il faut ne retirer le doigt du conduit vulvo-utérin qu'après avoir contourné la base du col et avoir senti la sonde s'avancer dans sa cavité. Dans un cas semblable, si la malade n'a pas de répugnance pour l'application du speculum, mieux vaut pratiquer le cathétérisme avec l'aide de cet instrument ; aussitôt que la sonde est engagée dans le col, on le retire.

Quand le museau de tanche est entraîné au-dessus de la portée des doigts par quelque tumeur volumineuse dépendant de l'utérus ou des parties voisines ; quand cette partie de l'organe est fortement déviée de sa direction naturelle et se dirige vers le pubis, le sacrum ou l'un des os iliaques ; quand elle est recourbée en haut, comme nous l'avons vu quelquefois ; ou bien quand l'orifice utéro-vaginal n'offre que 2 ou 3 millimètres d'étendue, il est fort difficile, pour ne pas dire impossible, d'introduire la sonde dans cet orifice, que le doigt distingue à peine, sans avoir préalablement appliqué un speculum, qui met ou permet de mettre cette partie à découvert et d'y introduire une sonde dont le volume soit en rapport avec son diamètre. Une fois que l'extrémité de l'instrument est engagée dans la cavité cervicale, on fait éprouver au speculum un mouvement de rotation qui amène l'intervalle des deux valves au niveau de la tige, qui se dégage, puis on l'enlève (1). Sa présence ne peut que gêner ou rendre impossible la manœuvre de la sonde ; il arrive même assez souvent que

(1) Il faut, pour dégager ainsi l'hystéromètre du champ du speculum, que les valves de cet instrument n'aient qu'une seule articulation.

l'hystéroscope, refoulant le col sur le corps de l'utérus, produit une inflexion contre laquelle la sonde vient butter; il suffit alors de le retirer légèrement pour que le cathétérisme s'achève facilement.

Une fois que l'hystéromètre est arrivé au fond de la cavité de l'utérus, ce que l'on reconnaît aux caractères que nous avons indiqués, on lui fait exécuter différents mouvements pour s'assurer, suivant ce que l'on veut constater, des dimensions de cette cavité, de sa forme, de sa régularité, de ses inégalités et anfractuosités, de l'étendue des orifices du col, de la sensibilité de la muqueuse utérine, du volume, de la direction, de la forme, de la mobilité de la matrice, de la régularité, de l'épaisseur de ses parois, etc. L'indicateur gauche doit aider la sonde dans ces différentes recherches. Mais il faut bien se rappeler que l'on doit s'abstenir de toute manœuvre inutile, qui n'aurait pour but que de satisfaire la curiosité. Autant que possible il faut que l'extrémité de l'instrument ne fasse que glisser sur les parois de l'organe, que les frôler en laissant, autant que faire se peut, l'utérus en place.

On se gardera bien, comme le font certaines personnes, de chercher à déplacer ou à soulever la matrice avec l'extrémité seule de l'instrument pour l'amener à l'hypogastre ou vers tout autre point de l'excavation pelvienne afin de la toucher, de la palper facilement. Quand ces déplacements de la matrice sont nécessaires, il faut les exécuter non-seulement avec l'extrémité de la sonde et toute la portion de cet instrument introduite dans l'utérus, mais encore avec un ou deux doigts de la main gauche portés dans le vagin ou dans le rectum. Vouloir déplacer et soulever l'organe avec l'extrémité seule de l'hystéromètre, c'est s'exposer inutilement à en déchirer le tissu ou même à le perforer entièrement. C'est ainsi que cet accident est arrivé entre des mains inhabiles ou inexpérimentées, et qu'on a causé des accidents qui eussent du être évités.

Enfin, lorsque après avoir appliqué le speculum pour examiner, panser, inciser ou cautériser le col utérin, on trouve cette partie fortement déviée et inaccessible, la sonde sert à la saisir et la placer dans l'axe de cet instrument.

Avant de retirer la sonde, on portera le doigt indicateur gauche sur le point de l'instrument qui correspond à l'orifice vaginal du col, pour connaître exactement la longueur de la cavité de la matrice.

Nous dirons plus loin quelles sont les modifications que l'on doit faire subir au volume et à la courbure de la sonde, suivant les affections pour lesquelles on y a recours.

Lorsqu'elle est employée comme moyen de diagnostic, elle ne doit jamais séjourner dans l'utérus que quelques secondes, une ou deux minutes au plus.

Après l'application de l'hystéromètre, si l'instrument, comme cela a lieu le plus souvent, a été introduit jusque dans la cavité utérine, la femme devra en général garder le repos, et, si faire se peut, se coucher pendant quelques heures ; elle devra pendant toute la journée éviter de se fatiguer et de rester debout ; elle se gardera de faire des efforts, de longues courses, ainsi que des mouvements rudes et saccadés, qui ébranlent les viscères pelvi-abdominaux. Si elle a été émotionnée par l'opération, si son système nerveux a été ébranlé par la sensation particulière, par la surprise et l'étrangeté de la douleur que cause quelquefois la sonde, elle prendra un bain et une infusion antispasmodique.

Toutes ces précautions sont inutiles lorsque l'instrument n'a été introduit que dans la cavité cervicale et qu'aucune violence n'a été exercée.

DEUXIÈME PARTIE

DES APPLICATIONS PARTICULIÈRES

DU CATHÉTÉRISME UTÉRIN

ET

DE L'HYSTÉROMÉTRIE

AU DIAGNOSTIC DES MALADIES DE L'APPAREIL SEXUEL

QUATRIÈME LEÇON

Lésions vitales. — Lésions de l'innervation. — Troubles de la menstruation. — Lésions de la circulation et de la nutrition

Messieurs, les considérations générales dans lesquelles nous venons d'entrer vous ont déjà fait pressentir de quelle utilité, je dirai même de quelle importance, pour ne pas dire de quelle indispensabilité, peut être, dans certains cas, l'introduction d'un cathéter dans l'utérus. Et pour mieux vous faire connaître les services que peut rendre à la gynécologie le cathétérisme utérin, nous examinerons successivement cette opération sous le rapport du diagnostic et de la thérapeutique.

Les notions séméiologiques que l'application de l'hys-téromètre peut nous fournir sont relatives les unes aux lésions vitales (innervation, menstruation, circulation et nutrition), les autres aux lésions physiques et aux altérations organiques proprement dites dont la matrice, ses annexes et les organes péri-utérins peuvent être atteints. Nous commencerons par les premières, parce qu'elles sont les moins nombreuses et les moins importantes.

I. — LÉSIONS DE L'INNERVATION

I. *Anesthésie utérine*. — Chez quelques femmes nerveuses, mais principalement chez celles qui sont hystériques, on rencontre quelquefois une *anesthésie* entièrement limitée à l'organe gestateur, de même qu'on observe des anesthésies vulvaires ou vaginales. Il y a plus, c'est que la perte de sensibilité peut n'exister que sur un seul côté de l'utérus, l'autre côté conservant l'intégrité la plus complète du sentiment. Je me rappelle une jeune malade pâle et chlorotique, qui était atteinte d'anesthésie sur tout le côté droit de la vulve, du vagin et de l'utérus, les autres parties des organes sexuels étant restées sensibles. Or, je le demande, quel moyen, autre que l'hystéromètre, pourrait donner au clinicien le plus habile la connaissance de ce fait? Serait-ce le toucher, la palpation du col de l'utérus, la pression sur cette partie? Non, car un des premiers notre collègue, M. Jobert (de Lamballe), nous a démontré que cette partie de l'organe est fréquemment insensible, au point que les incisions, les cautérisations, même au fer rouge, n'éveillent pas la douleur. Ce ne sera pas, je pense, le toucher à travers le rectum, la vessie ou la paroi abdominale. Reste donc la sonde, qui, lorsqu'elle aura été introduite sans produire aucune sensation sur l'orifice cervico-utérin, ni sur le fond de l'organe, qui, lorsqu'elle aura été promenée sur les principaux points de la cavité utérine sans causer une impression, révélera au praticien un état qu'il est important de connaître, car il peut jouer un grand rôle dans la vie sexuelle de la femme.

II. *Hypéresthésie ou névralgie utéro-ovarique.* — Dans d'autres circonstances, c'est un trouble tout à fait opposé à celui que nous venons de citer; la matrice est le siége d'une *hypéresthésie*, d'une *névralgie*, qui peuvent être confondues avec une affection semblable des ovaires ou de la vessie. En pareille occasion, l'hystéro·mètre, introduit avec prudence dans l'utérus, modifie la douleur, soit en la calmant, soit en l'augmentant, et indique d'une manière précise le siége de l'affection, qui n'éprouve aucun changement si elle est indépendante de la matrice. Le plus souvent la douleur est calmée ou même guérie pour un temps plus ou moins long. Ce seul fait de la guérison rapide de la douleur après un ou plusieurs cathétérismes établit un caractère diagnostique entre la névralgie et la métrite. Mais n'anticipons pas, nous reviendrons plus loin sur ce sujet.

III. *Paralysies musculaires sympathiques d'une affection utérine.* — Il n'est aucun gynécologiste, je dirai même aucun clinicien, qui ne connaisse les nombreuses sympathies et les retentissements éloignés que l'utérus sain, mais surtout malade, exerce sur certains organes et en particulier sur les fonctions du système nerveux. Par suite de cette réaction, l'utérus souffrant détermine quelquefois des paralysies musculaires plus ou moins complètes des extrémités inférieures, paralysies qui font le désespoir des praticiens, tant qu'ils les considèrent comme le résultat d'une lésion de l'appareil central de l'innervation, mais qui disparaissent graduellement à mesure que l'on guérit l'affection utérine dont elles dépendent. Dans ces cas, dont nous possédons plusieurs exemples, la difficulté de savoir si la paralysie dépend d'une maladie du système céphalo-rachidien ou d'un état pathologique de l'utérus peut se juger par l'introduction de la sonde : si la lésion est le résultat d'une altération nerveuse, elle ne présente aucune modification ; si elle dépend d'une affection utérine, elle est presque immédiatement et momentanément aggravée. Et ne pensez pas, messieurs, que je sois le seul à partager cette manière de voir ; les observations de l'un de nos collègues les plus distingués des hôpitaux, M. Nonat, celles de MM. les docteurs Esnault et Vallin viennent aussi militer en sa faveur.

IV. *Hystérie.* — Il en est de même de l'hystérie, dont le siége ou le point de départ est souvent fort difficile à déterminer. Or, si chez une femme hystérique le toucher hypogastrique utéro-vaginal et l'application du speculum n'apprennent rien, ne déterminent pas chez elle un accès hystériforme, et que l'introduction de la sonde soit au contraire immédiatement accompagnée ou suivie d'une forte douleur utérine et d'une attaque, il est très-probable que cette névrose a sa source dans l'utérus, et qu'elle est due à une irritation ou à une inflammation chronique de la surface interne de cet organe. Dans ce cas le cathétérisme utérin peut donc nous apprendre deux faits importants : 1° que l'hystérie a sa source dans la matrice ; 2° que cette partie des organes sexuels est malade, bien que le toucher et le speculum ne nous aient rien révélé.

L'introduction de la sonde dans un utérus sain et non frappé de névralgie est en général si peu pénible et accompagnée d'incommodité, que si elle est très-douloureuse, bien qu'elle ait été opérée facilement, sans frottement ni pression, c'est qu'il existe une inflammation subaiguë ou chronique de l'utérus.

Cette opération peut aussi fournir des renseignements sur l'intensité et l'étendue de l'affection, car non-seu-

lement la douleur est en raison de l'acuïté de l'inflammation, mais encore elle retentit au loin dans les parties
qui participent à la souffrance de la matrice : si la lésion
atteint l'ensemble des annexes, la souffrace se fait sentir
des deux côtés de l'hypogastre; si elle ne s'étend qu'à
une seule des annexes, c'est vers elle seulement qu'elle
se propage. Maintes fois ce phénomène a été observé par
moi et par les personnes qui s'occupent habituellement
d'hystérométrie.

II. — TROUBLES DE LA MENSTRUATION

Bien que nous soyons convaincu que dans la très-
grande majorité des cas de trouble et d'irrégularité de la
menstruation, soit à l'époque de son établissement, soit
aux diverses périodes de sa manifestation, le cathétérisme
utérin ne puisse que rarement être utile pour constater
les causes auxquelles ces lésions fonctionnelles se rattachent, nous sommes forcé cependant de reconnaître, et
vous reconnaîtrez avec nous, au moins nous l'espérons,
que dans certains cas le diagnostic et même le traitement de ces troubles menstruels (aménorrhée, dysménorrhée et ménorrhagie) ne peuvent être établis d'une
manière précise et utile que par la sonde utérine.

I. *Aménorrhée.* — Lorsque, chez une jeune fille arrivée
à l'époque de la puberté, la menstruation ne s'est pas
encore établie, bien qu'elle éprouve de temps en temps,
ou tous les mois, les phénomènes du molimen cataménial,
vous aurez en vain, par un examen de la vulve, du vagin
et de la matrice, cherché la cause de cette aménorrhée;
lorsque, après un traitement rationnel, vous n'aurez pas
amené chez elle l'apparition des règles, que ferez-vous si
vous n'avez pas recours au cathétérisme pour reconnaître

la cause qui jusqu'alors vous a échappé, pour savoir si la voie utérine est libre, si la cavité cervicale ou ses orifices ne sont pas obstrués ou plus ou moins oblitérés?

Dans les conditions que nous venons de signaler, vous serez de plus engagés à recourir à ce mode d'exploration, si les parents de cette jeune fille désirent l'engager dans les liens du mariage, et si elle-même en éprouve le besoin.

Est-ce à dire pour cela que nous donnions le conseil de recourir au cathétérisme utérin chez toutes les femmes aménorrhéiques sur lesquelles on n'aura pu, par les autres méthodes exploratrices, reconnaître la cause de la non-apparition des règles? Non sans doute, si leur santé n'est pas altérée et si elles doivent vivre dans le célibat.

Dans d'autres circonstances, l'aménorrhée primitive tenant à un rétrécissement, à une oblitération de la cavité cervicale ou de ses ouvertures, amène périodiquement, tous les deux ou trois mois, et même quelquefois tous les mois, des accidents généraux plus ou moins graves, qui finissent par miner la constitution, ou bien elle cause des accidents locaux, tels que coliques, tranchées utérines violentes, gonflement, dilatation du corps de l'utérus, métrite, métro-péritonite pelvienne, inflammation péri-utérine, rétention, accumulation de mucus, de sang, et même la manifestation de tumeurs sanguines péri-utérines.

Dans ces cas, lorsque le praticien aura constaté les accidents et les troubles survenus dans la disposition physique du système utérin, ce sera pour lui une obligation et un devoir impérieux de recourir au cathétérisme, qui sera le plus souvent alors un précieux moyen de diagnostic et de traitement. Plus bas, lorsque nous parlerons des diverses oblitérations de la voie utérine, nous dirons quels sont les sondes que l'on doit alors employer, et comment on doit les manœuvrer.

Enfin l'aménorrhée peut tenir à une atrophie, à une absence congénitale du corps de l'utérus. Dans cette circonstance, l'hystéromètre, après avoir été introduit dans la cavité du col, peut encore mieux que tout autre mode d'exploration faire connaître ce vice de conformation; car non-seulement il indique de suite le peu d'étendue de la cavité perméable, mais encore il peut transporter ce qui existe de l'organe vers la paroi abdominale ou vers le rectum, pour y être examiné et palpé avec soin. On peut dans ce cas se permettre d'autant plus volontiers ces mouvements de translation de l'utérus, que la cavité du col est beaucoup moins sensible et irritable sous l'action des agents extérieurs que la cavité du corps.

II. *Dysménorrhée.* — Si maintenant nous portons notre attention vers la dysménorrhée, et en particulier vers la dysménorrhée mécanique, c'est-à-dire celle qui est produite par l'accumulation et la coagulation d'une certaine quantité de sang dans la cavité du corps de l'utérus, et par le séjour et l'organisation de ces caillots qui quelquefois simulent, à s'y méprendre, certains polypes, nous ne tardons pas à reconnaître que la présence de ces matières, dont l'évacuation extra-utérine constitue autant de petits accouchements à travers mille accidents divers, est due à la dilatation et à l'atonie des parois de l'utérus, une des conséquences funestes de la métrite chronique, à une flexion considérable du corps sur le col de l'organe, et le plus souvent à un rétrécissement de la cavité du col ou de ses ouvertures, toutes choses qui ne pourront être bien reconnues et appréciées que par l'hystéromètre.

Si l'accumulation et la coagulation d'une certaine quantité de sang sont dues à l'atonie des parois et à un agrandissement de la cavité utérine, l'instrument, après être entré facilement, et sans rencontrer aucun obstacle, jusque dans la cavité du corps, pénètre dans celle-ci à une plus grande profondeur qu'à l'état normal, s'y meut en tous sens avec facilité et sans rencontrer aucun embarras; la sonde peut être tournée sur son axe et, en raison de sa courbe, décrire avec son extrémité un cercle sans résistance de la part des parois de l'organe, ce qu'elle ne saurait faire lorsque l'étendue de la cavité, la consistance, l'élasticité et la contractilité du tissu utérin sont normales. Les doigts, portés sur l'hypogastre ou dans le rectum, peuvent facilement, à l'aide de la sonde qui dirige la matrice, reconnaître sa souplesse et l'ampliation de ses diamètres. Si, à ces renseignements fournis par l'hystéromètre, vous joignez ceux donnés par l'état général de la constitution, il restera difficilement du doute sur les causes et la nature de cette dysménorrhée. Que de fois il m'est arrivé, après cette exploration hystérométrique, de faire disparaître en peu de temps, par les préparations de seigle ergoté et les toniques, des dysménorrhées qui empoisonnaient l'existence de celles qui en étaient atteintes! Dans cette circonstance, la sonde a encore pour avantage de réveiller, de stimuler la contractilité du tissu propre de la matrice et de faire évacuer le sang à mesure qu'il est versé dans sa cavité.

Si la dysménorrhée tient à une flexion considérable de l'organe ou à un rétrécissement de la cavité du col, à l'instant même une sonde appropriée et bien maniée met sur la voie de la cause et sur les moyens propres à la faire disparaître.

III. *Ménorrhagie.* — La ménorrhagie, qui n'est si souvent que l'expression symptomatique d'une lésion de l'utérus, peut aussi, quand elle est ancienne, réfractaire à la thérapeutique et de cause inconnue, nécessiter l'emploi de l'hystéromètre. En parlant de la Métrorrhagie, nous dirons quand et comment on doit y avoir recours.

III. — LÉSIONS DE LA CIRCULATION ET DE LA NUTRITION

I. *Congestion utérine*. — Malgré son importance pathologique, la *congestion utérine*, qui jusque dans ces derniers temps avait plutôt été entrevue que décrite avant MM. Duparcque, Fleury et Aran (1), peut-elle quelquefois assez embarrasser le praticien pour que l'emploi de l'hystéromètre soit légitimé? Non, pour la congestion aiguë, qu'elle soit active ou passive, qui a habituellement une solution prompte et heureuse; mais il n'en est pas de même lorsque, passée à l'état chronique, active ou passive, elle devient la cause d'hypertrophies ou de métrorrhagies sur la nature et la cause desquelles on veut être éclairé avant de tenter un traitement actif et tout à fait rationnel. Dans la simple congestion, si la sonde est introduite avec ménagement et sans obstacle, elle ne détermine pas ou presque pas de douleur; elle nous apprend que la sensibilité de l'organe est normale, que le tissu utérin est comme à l'état sain ou un peu plus souple, mais non induré; l'instrument ne détermine aucun suintement sanguin, et sort de l'utérus sans avoir été maculé par le sang. La cavité utérine est un peu agrandie, et la forme de la matrice tend à devenir ovoïde, ce que le doigt introduit dans le rectum sent parfaitement, l'utérus étant fixé par l'hystéromètre.

Il ne faut pas oublier que la congestion peut être la conséquence de polypes, de corps fibreux, de kystes, de

---

(1) Mais surtout par ce dernier, qui en a donné une description complète dans son excellent ouvrage : *Leçons cliniques sur les maladies de l'utérus et de ses annexes.* Paris, 1858.

môles, de calculs utérins, de corps étrangers peu volumineux, qui peuvent échapper à la palpation et au toucher, tandis qu'ils sont facilement reconnus par la sonde,
en tant que tumeurs intra-utérines; et la congestion,
qui jusqu'alors avait été considérée comme essentielle
et phénomène principal, n'est plus aux yeux du praticien qu'un fait accessoire et secondaire.

Il faut de plus se rappeler que les congestions hypertrophiques et hémorrhagiques, lorsqu'elles durent depuis longtemps, amènent un développement, une dilatation et souvent un affaiblissement des vaisseaux
utérins, et en particulier du réseau vasculaire de la
membrane muqueuse, ainsi qu'un agrandissement de la
cavité utérine et même une atonie, une sorte de ramollissement du tissu de l'organe, si la congestion est
passive et le résultat de la gêne des circulations veineuse
et lymphatique. Or, le meilleur moyen de déterminer le
degré d'étendue de la cavité de la matrice, de la vas-
cularité de la muqueuse utérine, la consistance de l'organe, c'est la sonde. La connaissance de tous ces états
est d'autant plus importante pour le traitement, que l'action de certains médicaments, des toniques astringents,
du seigle ergoté, et de ses dérivés par exemple, est en
raison directe du degré de faiblesse des vaisseaux, de
l'atonie et du développement de l'organe. Qu'il me soit
permis à ce sujet de vous rapporter le passage suivant
d'un des ouvrages les plus estimés sur la gynécologie:
« Le seigle ergoté et l'ergotine possèdent encore ici » (il
s'agit de la congestion hémorrhagique) « une application
« élective en rapport avec le développement hypertro-
« phique que l'organe acquiert si souvent dans le cours
« des congestions; plus ce développement est marqué,
« et plus on peut attendre de leur action sur la con-
« tractilité de l'organe utérin. Non-seulement l'hémor-

« rhagie est arrêtée; mais l'organe utérin semble avoir
« exprimé les fluides dont il était gorgé, et avoir di-
« minué de volume (1). »

Si la sonde ne vous fait rien reconnaître dans l'utérus,
ce sera encore un document précieux qui vous apprendra que vous devez aller chercher la cause de la congestion ailleurs que dans la matrice.

II. *Métrite aiguë.* — Examinons maintenant une question beaucoup plus délicate que la précédente et sur laquelle on comprend qu'il y ait beaucoup de controverses : nous voulons parler de la métrite.

Nous ne saurions partager l'opinion de Kiwisch, qui veut que l'on ait recours à la sonde même dans la métrite parenchymateuse aiguë, sous prétexte que cet instrument nous fait constater d'une manière précise l'augmentation du volume, la turgescence et l'excitation de l'organe. Mais il ajoute comme correctif : « Cependant
« cette exploration exige dans cette maladie, en raison
« des douleurs que cause l'introduction de la sonde, une
« grande prévoyance et une grande adresse dans son ma-
« niement. Toutefois nous nous en servons souvent, et
« particulièrement avec profit, dans les cas où l'explora-
« tion ordinaire ne donne que des résultats extrêmement
« insuffisants. » Si nous ne partageons pas la manière
de voir de Kiwisch, il n'en reste pas moins prouvé que
d'après cet illustre praticien il existe des cas de métrite
aiguë où l'exploration ordinaire ne donne que des résultats insuffisants.

Nous rejetons l'usage de l'hystéromètre dans la métrite aiguë parenchymateuse et dans la métrite muqueuse aiguë : 1° parce que le diagnostic de ces affections est généralement facile ; 2° parce que, fussent-elles confon-

(1) Aran, *loc. cit.*, p. 382.

dues avec une inflammation péri-utérine ou une péritonite pelvienne, le traitement serait à peu près le même;
5° enfin et surtout parce que le peu d'avantages qu'on
retirerait du cathétérisme serait plus que compensé par
les douleurs que l'on causerait, par l'aggravation et
peut-être par l'extension de la maladie aux parties voisines.

Cependant il peut y avoir des exceptions à toute règle :
si la métrite aiguë se prolongeait malgré un traitement
convenable et régulièrement suivi, si elle paraissait être
produite et entretenue par la présence dans l'utérus d'un
corps anormal, tel que débris de placenta, de squelette
fœtal, polype, môle, concrétions sanguines fibrineuses,
calcaires ou osseuses, il y aurait indication de recourir
sans hésitation, mais avec ménagement, au cathétérisme
utérin. Rejeter en pareilles circonstances l'exploration
de la cavité de la matrice, ce serait dénier le service que
peut rendre le cathétérisme vésical dans le cas de cystite
causée par la présence d'un calcul ou de tout autre
corps étranger renfermé dans la vessie.

III. *Métrite chronique*. — Autant l'introduction d'un
hystéromètre dans un utérus vivement enflammé peut
être dangereuse et généralement inutile, autant le même
moyen peut être innocent et avantageux dans la métrite
chronique et ses lésions consécutives. Ici nous sommes
heureux de nous rencontrer avec la plupart des gynécologistes modernes français et étrangers; et les cas dans
lesquels la sonde peut rendre des services sont si nombreux, que nous n'avons que l'embarras du choix.

Nous allons passer successivement en revue les notions
que peut nous donner le cathétérisme utérin dans la
métrite parenchymateuse du corps de l'utérus, dans la
métrite interne et la métrite péri-utérine.

1° *Métrite chronique parenchymateuse du corps de l'u-*

térus. — Si cette affection se présentait toujours sous la même forme, si elle se développait constamment de la même manière et accompagnée de ses symptômes locaux et généraux, le diagnostic en serait très-généralement facile, et ce ne serait que dans des exceptions extrêmement rares que le praticien serait obligé de recourir à l'usage de la sonde ; malheureusement il est loin d'en être ainsi, et l'on est assez souvent obligé d'employer ce moyen soit pour reconnaître la maladie, soit pour savoir si elle est simple ou compliquée, et quelles sont ses complications.

a. Il est une forme de métrite parenchymateuse qui, bien qu'assez rare, a cependant été plusieurs fois observée par tous les gynécologistes : je veux parler de cette forme insidieuse que l'on pourrait désigner sous le nom de métrite larvée, dans laquelle les symptômes locaux, fonctionnels et physiques, manquent ou sont si peu intenses, qu'ils échappent à la malade et souvent au médecin, tandis que les symptômes généraux, ou les troubles éloignés survenus dans la circulation, l'innervation et la nutrition de l'économie, trahissent seuls l'état de souffrance de l'utérus. Dans ce cas, le praticien peut d'autant mieux prendre le change et se tromper complétement, que ces troubles locaux peu prononcés peuvent échapper aux moyens ordinaires d'investigation, et que toutes les plaintes de la malade éloignent son attention du système utéro-ovarique. Dans une semblable occurrence, la sonde peut rendre le plus grand service en développant davantage certains troubles locaux, en permettant d'apprécier ceux que le toucher et la palpation abdominale ne peuvent saisir, et en modifiant certains troubles généraux de l'innervation. Nous avons déjà fait remarquer que le siége ou le point de départ de certaines paralysies et d'accidents hystériformes pourront être éclairés par l'introduction d'une sonde dans un utérus atteint d'inflammation chronique sans symptômes locaux bien tranchés.

b. Mais les symptômes locaux subjectifs ou objectifs, lors même qu'ils existent à un degré assez élevé et concurremment avec les symptômes généraux, ont-ils toujours une bien grande valeur diagnostique, quand ils sont appréciés par les diverses variétés du toucher? Je ne parle pas du speculum, qui dans ce cas ne peut être d'aucune utilité directe.

Si nous réunissons les principaux caractères séméiologiques locaux, ceux même donnés par les praticiens qui se sont le plus occupés des maladies utérines, nous voyons que ce sont :

L'exaltation de la sensibilité de la matrice ou la douleur utérine ;

L'augmentation du volume de l'organe ;

L'épaississement de ses parois et principalement de son fond ;

L'induration ou l'augmentation de la densité de son tissu ;

L'agrandissement presque constant de la cavité de la matrice ;

La diminution de la mobilité de l'organe, et assez fréquemment une déviation en avant ou antéversion.

Je ne signale pas les écoulements leucorrhéiques utérins, ni la fixité de l'organe, qui accompagnent souvent, les premiers surtout, la métrite chronique parenchymateuse, mais ne lui appartiennent pas en propre. Eh bien, je ne crains pas d'avancer, comme je l'ai au reste montré plus haut et comme il le sera mieux prouvé après l'examen des différentes maladies de la matrice dont le diagnostic peut être éclairé par l'hystéromètre, qu'il n'est aucun de ces caractères principaux qui ne puisse, dans la majorité des cas, être plus facilement et plus sûrement connu et apprécié par la sonde aidée du toucher que par le toucher seul ou uni à la palpation hypogastrique.

2° *Métrite chronique interne ou muqueuse.* — Si la métrite chronique interne ou muqueuse du corps de l'utérus n'est pas susceptible d'être caractérisée par les symptômes ou les troubles généraux qu'elle détermine dans l'économie, elle ne l'est guère mieux par la réunion des signes locaux subjectifs qui appartiennent aux troubles survenus dans les fonctions de l'appareil utéro-ovarique. Quelle valeur diagnostique peuvent avoir en effet les modifications survenues dans les principales fonctions de la matrice, telles que la sensibilité, la circulation, les sécrétions, la menstruation, la faculté génératrice, puisqu'elles sont à peu près les mêmes dans un grand nombre d'affections de cet appareil?

Les signes véritablement caractéristiques de cette affection ne peuvent être que les symptômes locaux objectifs, qui sont les conséquences des altérations et modifications anatomo-pathologiques qui constituent la maladie.

Or, de nombreuses recherches sur ce sujet ont démontré que les modifications organiques qui constituent la métrite chronique muqueuse simple sont les suivantes :

Augmentation du volume de l'organe, sa forme étant presque conservée ;

Agrandissement de la cavité et en général de son orifice supérieur ;

Perte de l'aspect lisse, poli et luisant, et la teinte grisâtre de la surface interne de la muqueuse ;

Congestion et injection de cette membrane ;

Perte de l'épithélium sur la plus grande partie de cette surface ;

Développement de villosités nombreuses rouges et injectées (l'injection et la coloration rouge de la muqueuse sont en raison du nombre et de l'étendue de ces villosités);

Épaississement, ramollissement de la membrane muqueuse;

Très-petits épanchements sanguins du volume d'une tête d'épingle et plus, dans ses couches internes.

Le tissu utérin, dont l'épaisseur est à peu près la même qu'à l'état normal, est un peu plus souple et plus vasculaire.

Une plus ou moins grande quantité de mucus, de muco-pus ou de mucus sanguinolent existe dans la cavité utérine. Ce liquide est presque toujours plus abondant que dans l'état physiologique.

En général la plupart de ces modifications s'arrêtent presque brusquement au niveau de l'orifice supérieur du col.

Lorsque la métrite chronique interne dure depuis longtemps, on trouve d'autres lésions qui viennent la compliquer et qui en sont souvent une dépendance. Trois fois j'ai rencontré la membrane muqueuse véritablement ulcérée, et non exulcérée seulement; dans un cas, l'ulcération avait détruit toute son épaisseur et pénétrait jusqu'au tissu utérin.

L'épaississement de cette membrane porte principalement sur ses couches internes, qui sont floconneuses, inégales, mamelonnées, ramollies, très-injectées; souvent il s'en élève çà et là des excroissances, de véritables fongosités, qui sont tout à fait comparables aux excroissances qui naissent sur la surface des vieux cautères et des plaies anciennes en suppuration. Ces fongosités sont surtout formées par du tissu cellulaire et des vaisseaux avec quelques-uns des éléments microscopiques de la

muqueuse. Leur forme est très-variable : elles sont pyra-
midales, allongées, cylindriques, sphériques, pyriformes,
sessiles ou pédiculées et plus ou moins flottantes. Elles
sont si peu consistantes, qu'elles sont quelquefois comme
gélatineuses, très-faciles à déchirer et à écraser. D'autres
fois elles sont comme infiltrées de sang, de sérosité et de
mucus; elles ressemblent alors beaucoup aux polypes
muqueux des fosses nasales, avec cette différence qu'elles
sont généralement beaucoup plus vasculaires. On les
observe surtout au niveau des orifices de la cavité utérine,
des trompes et de l'orifice cervical.

D'autres fois ce sont des petites tumeurs plus ou
moins pédiculées formées par la membrane muqueuse
amincie, des vaisseaux, du tissu cellulaire, des follicules
tubuleux à épithélium nucléolaire, remplis et dilatés en
petites sphères granuleuses par leur mucus resté clair et
transparent, devenu opaque, louche ou sanguinolent.

Dans d'autres circonstances, ce sont de petits kystes
muqueux ampullaires, isolés, sessiles ou suspendus à un
petit pédicule. Le tissu propre de l'utérus finit par être
plus ou moins ramolli et comme infiltré. Quelquefois il
est aminci ; c'est surtout lorsque, l'orifice cervical étant
obstrué, il y a rétention dans la cavité utérine des
liquides exhalés ou sécrétés par la membrane muqueuse.

Plus loin, dans un article séparé, nous examinerons
les différentes causes de rétrécissement des orifices utérins, et nous verrons que tantôt ils sont la conséquence
des métrites chroniques interne ou parenchymateuse, et
que d'autres fois ils en sont la cause.

Je n'ai jamais rencontré dans la cavité de l'utérus des
végétations à proprement parler, c'est-à-dire de ces
excroissances conoïdes ou rameuses comparables aux
végétations vénériennes, ni de véritables granulations. Je
suis convaincu que les productions de la muqueuse uté-

rine, que Récamier a enlevées sous le nom de granulations utérines, n'étaient que des follicules enflammés à parois hypertrophiées, ou enflammés et dilatés par l'accumulation de leur mucus. On sait que Récamier n'a jamais donné de description anatomo-pathologique de la structure de ces prétendues granulations (1).

Maintenant que j'ai rappelé succinctement, mais trop longuement peut-être dans cette circonstance, les principaux caractères anatomo-pathologiques qui constituent la métrite interne chronique, simple ou compliquée de lésions intra-utérines, ses dérivés, je demande si les signes objectifs locaux ou sensibles, qui peuvent servir à la faire reconnaître, sont susceptibles d'être saisis par la palpation hypogastrique, le toucher et le speculum. Dans quelques cas, lorsque tout coïncide, signes locaux subjectifs et objectifs, signes généraux, connaissance et coïncidence de la cause, marche de la maladie, etc., on peut arriver à diagnostiquer l'existence d'une métrite chronique interne ; mais il reste presque toujours à juger l'étendue ou le siége précis de la maladie, la question de savoir si elle n'occupe que la muqueuse du col ou du corps, si elle est simple ou compliquée d'un rétrécissement de la cavité du col, de l'orifice cervical, de l'accumulation dans la cavité utérine d'un liquide, de fongosités, etc., etc.

Dans un grand nombre de cas la méthode exploratrice ordinaire ne peut dire si les accidents et les quelques modifications locales qu'elle observe tiennent à une métrite interne ou à une autre affection de l'utérus. Je n'appuie pas cette opinion uniquement sur les faits qui

---

(1) Pour moi, le mot *granulation* n'est nullement synonique des mots *excroissance, fongosités, végétations*, comme il l'est pour quelques médecins, qui paraissent s'être peu occupés des productions et des altérations pathologiques des membranes muqueuses.

me sont propres, parce que l'on pourrait peut-être me répondre que j'ai créé des difficultés, que j'ai négligé de recueillir certains symptômes qui m'eussent éclairé et mis sur la voie; mais je l'appuie aussi sur la manière de voir de cliniciens et gynécologistes distingués.

M. Bennet dit, en parlant des symptômes et du diagnostic de cette maladie : « La métrite interne est pres-« que toujours compliquée d'inflammation du col, de sa « cavité ou de la substance même de l'utérus. Il suit de « là que ses symptômes sont assez difficiles à démêler. « Cette difficulté est telle, que pour ma part je ne crois « pas qu'on ait encore donné une description exacte et « complète de cette maladie. » Puis immédiatement après, pour lever ces difficultés, c'est aux données que la sonde utérine peut nous fournir qu'il a recours ; et notez que pour lui ce diagnostic est de la plus grande importance, car « on ne peut, dit-il, guérir définitivement « la maladie sans porter les agents thérapeutiques dans « l'intérieur même de la cavité du corps de l'organe. »

M. Aran est peut-être encore plus explicite en donnant ainsi son opinion : « Nous venons de voir l'absence « d'écoulement apporter au diagnostic d'assez grandes « difficultés dans la métrite interne chronique. Les dif-« ficultés peuvent encore être très-sérieuses dans les cas « où l'écoulement catarrhal est remplacé d'abord pen-« dant un temps très-court, puis pendant un temps de « plus en plus long, par du sang, par une véritable mé-« trorrhagie. Dans ces cas, la persistance même de l'écou-« lement sanglant, sa reproduction si fréquente, peuvent « faire songer à des maladies organiques, à la présence « de corps ou polypes fibreux, à celle d'un cancer. »

Lors même qu'un écoulement leucorrhéique existe par l'orifice vaginal de l'utérus, il dit, avec raison : « Ce n'est « pas avancer bien loin le diagnostic que de reconnaître

« la présence d'un écoulement par l'orifice utérin... Il
« faut connaître son origine, sa nature, s'il est sympto-
« matique, etc... »

M. Aran a également recours au cathétérisme utérin
pour lever la plupart des difficultés du diagnostic de la
métrite interne.

Enfin M. Nonat exprime ainsi sa manière de voir sur
la séméiologie de cette maladie : « Soit qu'elle ne donne
« lieu qu'à des phénomènes locaux sans gravité et qui
« attirent à peine l'attention des femmes, soit qu'elle
« provoque des troubles fonctionnels divers et des reten-
« tissements symptomatiques sur des organes ou des
« appareils plus ou moins éloignés, la métrique chro-
« nique passe souvent inaperçue pour les malades, et
« entièrement inconnue par le médecin. De là ces opi-
« nions dissidentes qui séparent les auteurs et les prati-
« ciens; de là ces erreurs de diagnostic que rendent si
« faciles la marche souvent latente de la maladie, et sa
« manifestation quelquefois si bizarre et si insidieuse. »
Et M. Nonat fait connaître, d'après son expérience, les
signes que l'hystéromètre révèle à l'observateur.

Qu'il me soit permis, messieurs, d'entrer ici dans
quelques détails, et de dire ce qu'une longue expérience
et la réunion d'un grand nombre de faits m'ont appris
sur ce sujet.

Je vais examiner successivement les principaux caractères que j'ai énumérés il n'y a qu'un instant, et dont la
constatation et l'ensemble constituent les signes locaux
objectifs de la maladie, les seuls qui aient véritablement
une grande valeur diagnostique, puisque les troubles
locaux fonctionnels et les troubles généraux ou sympathiques qu'elle détermine ne sont pas caractéristiques.

Pour ne rien omettre, je commencerai par la *douleur*

utérine, bien qu'elle n'appartienne pas aux signes objéc-
tifs, mais aux troubles fonctionnels locaux.

Souvent la douleur utérine, dans la métrite chronique
interne du col ou du corps, n'existe ni pour la malade,
ni pour le médecin, sous la pression de la main qui palpe
l'hypogastre, pas plus que sous celle du doigt qui touche,
par le vagin ou le rectum.

Voilà donc déjà par la méthode ordinaire un signe de
moins.

Lorsque la douleur ou l'hyperesthésie existe habituellement sans excitation étrangère à la malade, elle n'a
aucune importance au point de vue qui nous occupe,
parce que la patiente ne peut préciser exactement son
point de départ; pour elle, c'est une douleur au bas-
ventre ou à la matrice; elle ne peut indiquer si elle a son
siége dans la membrane muqueuse, dans le parenchyme,
à la surface externe de l'organe ou dans une des parties
importantes qui l'entourent et qui sont en rapport immédiat avec lui. C'est là un inconvénient et une source
d'erreurs.

Si la douleur naît ou devient plus intense sous la palpation hypogastrique, quelle conclusion exacte pouvez-
vous en tirer relativement à l'existence d'une métrite
chronique interne? Aucune: mille causes étrangères à
cette affection peuvent la déterminer.

En supposant que, dans le toucher vaginal, la douleur
naît sous le doigt qui presse immédiatement le col, on
pourra bien en conclure, si surtout l'orifice du museau de tanche laisse écouler un mucus épais, purulent, s'il est enflammé, ulcéré, qu'il y a métrite de la
cavité cervicale, mais rien de plus; rien n'annoncera
qu'il existe une inflammation de la membrane muqueuse
du corps.

La douleur provoquée par le doigt explorateur peut

aussi dépendre d'une inflammation externe ou parenchymateuse du col, d'une autre altération, d'une hyperesthésie, d'une névralgie de cette partie; d'où des causes d'incertitude pour le diagnostic. Il peut même arriver que la pression exercée sur le col, sain ou malade, ne détermine aucune douleur; se croira-t-on autorisé à en conclure pour cela qu'il n'y a pas de métrite interne du corps, lorsque cette pression, qui doit toujours être modérée, agit si loin du foyer pathologique? Nullement ; nous avons souvent rencontré des métrites internes du corps utérin bien caractérisées, unies même à une inflammation parenchymateuse, dans lesquelles la pression exercée sur le col ne causait aucune souffrance.

Si, le doigt abandonnant le col cherche par les culs-de-sac vagino-utérins ou par le rectum à reconnaître, à faire naître la douleur intra-utérine par une pression médiate exercée à travers les parois vaginale, vésicale ou rectale et le tissu propre de l'utérus, pense-t-on qu'on aura beaucoup avancé la question en déterminant de la douleur? Non, car cette sensation douloureuse, factice, n'apprend rigoureusement qu'une chose : c'est que les parties pressées sont le siége d'un excès de sensibilité ou de toute autre affection. La membrane muqueuse de la cavité utérine, qui est à l'abri de cette pression, ne devra éprouver aucune modification dans sa sensibilité ; et en admettant que cette modification soit produite, il resterait encore à déterminer si elle siége dans le tissu propre de l'organe, dans les parties adjacentes ou dans la membrane muqueuse.

Sans compter que chez certaines femmes l'utérus ne peut être déplacé, refoulé, sans qu'elles éprouvent des douleurs plus ou moins vives; ce qui peut être encore une source de méprises.

En résumé, l'exploration par la palpation et le toucher

peut faire naître la douleur sans métrite interne chronique et ne pas la déterminer lorsque cette affection existe.

Avec la sonde utérine la plupart des difficultés relatives à la constatation de la douleur, au siége, à l'étendue, à l'intensité de ce symptôme et à sa valeur comme signe de la métrite chronique interne, disparaissent.

Lorsque, chez une femme atteinte de cette métrite, la souffrance utérine n'existe pas au moment de l'examen, la présence de l'hystéromètre et son action légère sur les parois utérines la déterminent immédiatement, la réveillent si elle était calmée.

Si la malade souffre habituellement, l'intensité de la douleur est accrue par les manœuvres et l'introduction, même facile, de la sonde; et comme elle n'agit que sur la surface interne de l'organe, on ne peut attribuer cette douleur à l'état morbide des parties environnantes, qui n'ont éprouvé ni froissement, ni déplacement ou tiraillement; la malade la reconnaît au reste pour celle qu'elle éprouve ordinairement.

Dans d'autres circontances la souffrance est vive et retentit au loin absolument comme celle de la métrite interne aiguë. Dans ce cas, unie à quelques-uns des caractères locaux dont nous allons parler plus bas, elle ne laisse aucun doute sur l'existence de la métrite interne chronique.

Non-seulement elle révèle cette affection, mais encore elle concourt à nous apprendre exactement quelle est la partie de l'organe qui est affectée.

Lorsque la membrane muqueuse qui tapisse l'intérieur du col n'est pas enflammée, le passage et l'action de la sonde sur l'orifice inférieur et dans la cavité cervicale ne sont pas douloureux, et la malade le plus ordinairement ne s'en aperçoit pas, si l'opération est bien faite. Si donc, après avoir causé une sensation très-pénible dans le col elle ne cause aucun sentiment douloureux dans la cavité du corps, c'est que la muqueuse cervicale est seule atteinte, et *vice versâ*.

Lorsque l'hystéromètre a parcouru toute l'étendue de la cavité utérine sans causer de douleur, on peut être convaincu qu'il n'existe aucune métrite interne. Ce caractère négatif est encore un des avantages de ce mode d'exploration, parce qu'il nous apprend à chercher ailleurs la cause de la douleur pelvi-abdominale dont se plaint la malade.

L'augmentation de volume de l'organe, la régularité de sa forme, l'épaisseur de ses parois, la consistance du tissu utérin, s'apprécient beaucoup plus exactement avec la sonde et le toucher qu'avec le toucher seul. Les détails dans lesquels je suis déjà entré à cet égard me dispensent d'y revenir; je ferai seulement observer que cette augmentation de volume de la matrice, sauf le cas de sa dilatation assez prononcée par une tumeur ou la rétention d'un liquide a d'autant plus besoin de la sonde pour être constatée qu'elle est peu considérable et que le fond de l'organe ne dépasse pas habituellement le bord supérieur du pubis.

L'agrandissement de la cavité, qui est un fait presque constant, ne peut être que soupçonné par une autre méthode d'exploration, tandis qu'il est de suite reconnu et jugé d'une manière mathématique par la sonde.

Dans la métrite chronique interne simple essentielle et ancienne, la cavité est agrandie dans tous les sens; lorsque la sonde a franchi le col, elle pénètre comme d'elle-même, se meut facilement et sans obstacles; elle peut en général être tournée sur son axe et décrire un cercle sans difficulté, sans opposition de la part des parois de l'organe, et quelques mouvements de latéralité font reconnaître l'ampliation du diamètre transversal.

Si la cavité est dilatée par un liquide, la sonde pénètre comme dans le vide et sans rencontrer d'abord les parois utérines, et si on a pris le soin de se servir de la sonde creuse évacuative (pl. I, fig. 27 et 28), elle recueille ou mieux laisse évacuer une partie du fluide. Nous reviendrons plus loin sur ce fait important.

Bien que la connaissance de l'agrandissement de la cavité constitue un signe d'une grande valeur, nous ne saurions, à l'exemple de plusieurs gynécologistes, le considérer comme suffisant pour caractériser à lui seul l'existence d'une métrite chronique interne, et nous pensons que M. Nonat en particulier a beaucoup exagéré son importance lorsqu'il dit : « Ainsi, toutes les fois que « l'instrument a pénétré à $0^m,07$, $0^m,075$, $0^m,08$ et $0^m,09$, « on peut en général affirmer qu'il y a une phlegmasie « chronique de la surface interne de l'utérus. »

Nous n'attachons pas une aussi grande valeur diagnostique à l'agrandissement seul de la cavité, parce qu'on l'observe dans la congestion chronique hémorrhagique, dans la simple hypertrophie utérine, souvent dans la métrite parenchymateuse chronique, etc.

Dans la métrite chronique interne en général l'orifice cervical supérieur est dilaté, aussi la sonde le franchit-elle avec facilité et nous donne-t-elle aisément la connaissance de ce fait. Cependant nous ne pouvons reconnaître l'importance que lui accordent MM. Bennet, Aran et Nonat, qui le considèrent presque comme caractéristique de l'affection qui nous occupe ; en effet il arrive assez fréquemment que la métrite chronique coexiste avec un rétrécissement de cet orifice, soit qu'elle l'ait déterminé, soit qu'elle en soit elle-même la conséquence.

D'autres fois cet orifice a été agrandi par plusieurs

accouchements, par des manœuvres obstétricales, ou par quelque tumeur.

Quand la maladie dure depuis longtemps, bien que l'hystéromètre ait été employé avec beaucoup de douceur et de ménagements, bien qu'il n'ait rencontré aucun obstacle, il revient assez souvent taché par du sang ; quelquefois quelques gouttes et même une cuillerée à café de ce liquide s'écoulent par l'orifice vaginal du col après la sortie de l'instrument ; c'est là un signe précieux, qui apprend au praticien exercé, qui a la certitude de n'avoir produit aucune déchirure, qu'il existe un état de ramollissement, d'exulcération de la membrane muqueuse, ou des fongosités, des excroissances molles et vasculaires, qui laissent échapper du sang sous la moindre pression, ou le plus léger froissement.

Dans ces cas, lorsque les malades ont été traitées longtemps et inutilement, par les moyens médicaux, des accidents en général graves qu'elles éprouvent, il est formellement indiqué de recourir à la sonde-curette de Récamier comme moyen de diagnostic ; tournée sur son axe et frottée avec ménagement contre les parois utérines, elle ramène souvent, en raison de leur fragilité, des parcelles ou des fragments de ces excroissances qui révèlent la nécessité d'un traitement plus énergique : injections intra-utérines, cautérisations, abrasions. L'hystéromètre et la sonde-curette peuvent seuls mettre d'une manière certaine sur la voie de semblables altérations. La sonde-curette de Récamier doit avoir alors un volume proportionné à l'étendue des orifices du col, et ne pas être trop acérée.

Cependant il ne faut pas demander au cathétérisme utérin plus qu'il ne peut donner : une main très-exercée peut bien sentir que l'extrémité de la sonde ne glisse pas aussi librement et aisément sur la surface muqueuse qu'à l'état sain, que sa marche a quelque chose d'empâté et d'embarrassé, mais elle ne saurait, quelque habituée qu'elle soit, reconnaître d'une manière précise les inégalités, les boursouflements, les petites saillies conoïdes ou pisiformes de la surface interne du corps de l'utérus. C'est pourquoi je ne partage pas la manière de voir des médecins, qui croient qu'on peut reconnaître les fongosités et les granulations intra-utérines à des inégalités et des aspérités contre lesquelles l'extrémité de la sonde vient heurter ; ce sont là des vues théoriques que l'expérience ne confirme pas. Jamais les fongosités intra-utérines, pas plus que les granulations, n'ont assez de consistance, de fermeté et d'élasticité pour opposer une résistance et offrir des inégalités qui puissent être perçues à l'aide de l'extrémité de la sonde.

C'est à tort que le catarrhe utérin, ou la leucorrhée utérine est considérée par la plupart des praticiens et même des gynécologistes modernes comme le symptôme le plus caractéristique de la métrite muqueuse, à ce point que les auteurs spéciaux ont presque tous fait rentrer l'histoire du catarrhe dans la description de la métrite interne. C'est là une des erreurs de l'école de Broussais que l'étude attentive de la maladie et des faits anatomo-pathologiques ne nous permet plus de partager aujourd'hui. Non-seulement le catarrhe utérin peut exister sans inflammation aiguë ou chronique de la membrane muqueuse du col ou du corps de l'utérus, mais encore sans inflammation des follicules muqueux, qui produisent la plus grande quantité des liquides utérins, sans parler de celui qui est versé dans la cavité de l'organe par les trompes. Souvent cette surabondance de liquide qui s'écoule par l'orifice vaginal du col n'est que le résultat d'une simple hypercrinie de la membrane muqueuse ou de ses follicules, hypercrinie qui est en quelque sorte essentielle, qui existe seule ou qui accompagne l'une des nombreuses lésions organiques de l'utérus et n'en est qu'une complication habituelle. Pour que cet écoulement de mucus ait une certaine valeur diagnostique au point de vue qui nous occupe, il faut qu'il soit mêlé à une certaine quantité de pus, qu'il soit amené à l'état de muco-pus. Dans ce dernier cas, qui est le plus favorable à l'idée d'une métrite, il resterait encore à déterminer le siége de la maladie, à savoir, si elle occupe seulement le col ou le corps de l'organe, ou ces deux parties à la fois ; or c'est ce que ni le speculum, ni le toucher ne peuvent nous apprendre, pas même l'examen attentif de la matière de l'écoulement, parce que les liquides du col et du corps, bien que très-différents l'un de l'autre, sortent mélangés, par l'orifice du museau de tanche. La sonde utérine creuse, exploratrice et évacuatrice, garnie de son mandrin obturateur, peut seule lever cette difficulté : une fois introduite dans la cavité du corps de l'organe, elle explorera d'abord son étendue, sa sensibilité, etc. ; puis, le mandrin enlevé, le liquide de la cavité de la matrice s'engagera dans la sonde, dont il sera retiré pour être examiné exempt de tout mélange. La sonde pourra en même temps reconnaître si l'orifice cervical est dilaté ou rétréci, et si la maladie est compliquée de quelque tumeur intra-utérine.

Enfin, disons qu'il n'est pas rare que la métrite interne du corps de l'utérus soit déterminée par une forte flexion de l'organe, anté, rétro ou latéro-flexion, qui oblitère plus ou moins l'orifice cervical, et que ces deux états, pour être reconnus et combattus, peuvent nécessiter, comme nous le démontrerons, l'intervention de la sonde.

3° *Métrite péri-utérine.* — Dans la métrite péri-utérine aiguë, le cathétérisme utérin, qui serait à peu près inutile, pourrait être suivi d'inconvénients ou même d'accidents; on devra donc s'en abstenir.

Il n'en sera plus de même dans la métrite péri-utérine chronique, qui est si fréquente, dont les lésions consécutives, engorgements, infiltrations, pseudo - membranes, adhérences, collections séreuses purulentes, kystiques, sanguines, etc., peuvent se confondre avec l'utérus et être la cause de nombreuses difficultés qui seront en partie ou entièrement levées par l'hystéromètre.

Pour éviter des redites, nous renvoyons à la partie de ces leçons qui traite des tumeurs extra-utérines, ce que le cathétérisme peut nous apprendre sur ce sujet.

CINQUIÈME LEÇON

Lésions de la circulation et de la nutrition. (Suite)

IV. — HYPERTROPHIES

I. *Hypertrophie générale de la matrice.*—Elle porte tout à la fois sur le col et sur le corps, et présente habituellement un excès de développement dans tous les sens, aussi bien dans les diamètres longitudinal, transversal, que dans le diamètre antéro-postérieur, et la cavité utérine a subi un agrandissement proportionnel. Très-souvent cet état est accompagné de leucorrhée utérine par simple supersécrétion, et de ménorrhagie plus ou moins abondante, qui finissent par altérer la santé générale. D'autres fois elle est compliquée de mérite, de tumeurs intra ou péri-utérines, et le diagnostic, à l'aide de la méthode ordinaire, peut offrir de grandes difficultés, que le cathétérisme utérin peut beaucoup diminuer lorsqu'il ne les aplanit pas entièrement.

Dans l'hypertrophie générale simple, l'hystéromètre pénètre facilement dans la cavité utérine sans rencontrer d'obstacle aux orifices. L'action ménagée de la sonde sur les parois de l'organe peut être désagréable, assez pénible même, mais non douloureuse. L'instrument reconnaît de suite l'agrandissement et l'étendue de la cavité; il peut constater si celle-ci est régulière ou déformée; de plus, sa direction est la même que celle de l'ensemble de l'organe, ce qui n'arrive pas lorsqu'il existe une tumeur intra-utérine; il ne s'écoule pas de sang après la sortie de l'instrument. L'utérus porté vers l'hypogastre ou vers le rectum avec la sonde, il est facile de reconnaître que la consistance, la forme de l'organe sont à l'état normal; que l'épaisseur des parois est à peu près la même partout, sans dépression ni bosselure. La main, par l'hypogastre, peut reconnaître la régularité du fond de l'organe soulevé par l'hystéromètre. Dernièrement (15 septembre 1860), nous avons pu constater la valeur de ces renseignements fournis par la sonde utérine chez une jeune femme qui a succombé à une phthisie pulmonaire : une hypertrophie générale, accompagnée de dilatation des veines utérines, fut trouvée à l'autopsie telle qu'elle avait été diagnostiquée pendant la vie.

II. *Hypertrophie longitudinale du corps et du col.* —Elle se reconnaît à l'excès de longueur des deux cavités utérines, les autres dimensions de l'organe, ainsi que ses autres propriétés physiques, étant restées à peu près les mêmes. Ici la sonde utérine est encore plus utile que dans le cas précédent pour établir un diagnostic précis, le corps de la matrice pouvant plus aisément se soustraire à la palpation et au toucher.

L'hypertrophie longitudinale du museau de tanche, que cette partie soit ou non précipitée hors de la vulve, peut, dans la grande majorité des cas, être reconnue sans le concours de l'hystéromètre.

Mais, dans certaines circonstances que nous indiquerons dans un instant, il devient nécessaire de recourir à cet instrument pour poser un diagnostic exact, sans lequel on peut commettre une erreur grave.

Dans les cas ordinaires, par l'introduction de la sonde, on acquiert la certitude que la longueur moyenne de la cavité utérine a subi un allongement proportionné à celui du museau de tanche. L'instrument pénètre à une profondeur qui varie de 8 à 13 ou 14 centimètres, suivant le degré d'allongement du col; la main gauche portée sur l'hypogastre sent que le fond de la matrice soutenu par l'hystéromètre est dans sa position naturelle. Si la sonde pénétrait plus profondément sans que l'élongation du museau de tanche en rendît raison, c'est qu'il existerait avec cette affection une hypertrophie ou une autre maladie du corps de l'utérus.

Lorsqu'il n'y a qu'une lèvre d'hypertrophiée, la cavité n'a guère subi qu'un allongement de 2 à 2 1/2 centimètres, quel que soit le degré de développement qu'ait éprouvé cette lèvre.

Quelquefois l'hypertrophie de la portion intra-vaginale du col a été confondue, et pourrait l'être encore, avec un polype de cette partie ou un polype utérin descendu dans le vagin. Il suffirait, pour cela, que la tuméur formée par le col fût plus volumineuse à son extrémité libre qu'à sa base, comme j'en ai vu un exemple et comme Lobstein en a décrit un cas très-curieux; que l'orifice utérin fût plus ou moins oblitéré, ou qu'étant dévié du centre de la tumeur il ne fût pas accessible à la vue. Ce fait n'est pas rare, surtout dans l'allongement hypertrophique de l'une des deux lèvres, l'autre étant presque toujours atrophiée et annihilée. D'un autre côté, il faut se rappeler que certains polypes, principalement ceux qui s'insèrent dans le col, ont une forme allongée et conoïde, qu'ils se confondent souvent avec l'une des lèvres, et se continuent, sans démarcation bien sensible, avec le cul-de-sac vagino-utérin correspondant; que ces polypes sont souvent creux et tapissés à l'intérieur d'une membrane muqueuse; qu'ils présentent assez fréquemment une ouverture arrondie ou fissurale, qui ressemble à celle du col, et, comme celle-ci laisse pénétrer dans la tumeur un stylet ou une sonde à une profondeur variable, laisse suinter habituellement un mucus épais, filant, et, au moment des règles, une plus ou moins grande quantité de sang (1), voilà certes plus de caractères qu'il n'en faut pour confondre ces tumeurs avec l'allongement hypertrophique du col.

Voici à quels signes on distinguera ces deux affections : si c'est un allongement du col, quel que soit le soin avec lequel l'extrémité de l'hystéromètre cherche à reconnaître, vers la base de la tumeur, un bourrelet ou un anneau qui l'embrasse plus ou moins étroitement, elle n'y réussira pas; elle ne trouvera pas davantage sur un des points de la circonférence de cette base, soit une ouverture, soit une fissure, dans laquelle elle puisse s'engager pour pénétrer dans la cavité de la matrice. Au contraire, dans le cas de polype venant de la cavité du corps ou de la partie supérieure du col, l'instrument, porté avec attention sur les différents points de la base de la tumeur, rencontrera autour d'elle l'anneau formé par le col, et son extrémité pourra pénétrer dans la cavité de l'utérus.

(1) Hoin, Laumonier, A. Dubois, Richerand, M. le professeur J. Cloquet. ont rapporté des exemples de semblables polypes, qui ont été enlevés pour la matrice renversée ou prolapsée.

Si le polype est creux et présente vers sa partie inférieure une ouverture qui conduise dans sa cavité, on peut introduire deux stylets ou deux hystéromètres : l'un dans la cavité du polype, qui est inférieure ; l'autre par l'ouverture qui est située vers le pédicule du polype, dans la cavité utérine qui est placée au-dessus de la première (pl. IV, fig. 3). Jamais, dans un allongement de la portion intra-vaginale du col, on ne trouve deux ouvertures et deux cavités.

L'allongement hypertrophique de la portion sus-vaginale du col de la matrice est très-facilement et sûrement reconnu par l'hystéromètre, comme nous le démontrerons lorsque nous nous occuperons de la descente et de la précipitation de la matrice.

V. — ATROPHIES

Nous arrêterons peu votre attention sur ces sortes de lésions, qu'elles soient essentielles, primitives ou consécutives, parce que la thérapeutique ne peut rien contre elles, et que chercher à les reconnaître, à l'aide de la sonde, jusque dans leurs détails et variétés, ne serait, le plus souvent, qu'un fait de curiosité dont il faut presque toujours s'abstenir.

Cependant il peut arriver que vous soyez consultés par une femme aménorrhéique qui, avant de contracter une union, désire connaître la cause de l'absence des règles, et si elle peut, sans reproche, s'engager dans les liens du mariage ; ou bien par une personne dysménorrhéique qui éprouve tous les mois de violentes douleurs utérines et divers troubles utéro-ovariques qui finissent par altérer la santé générale.

Or, comme une aménorrhée peut être la conséquence d'une atrophie du corps de l'utérus, bien que le col soit normalement développé et conformé, il pourra être nécessaire d'employer la sonde utérine pour reconnaître au juste l'étendue, la forme de la cavité du corps de l'utérus et l'épaisseur de ses parois.

La dysménorrhée peut être produite par l'atrophie du col utérin et le rétrécissement concomitant de sa cavité et de ses orifices. La sonde, en pareille circonstance, en nous apprenant tout à la fois l'existence de la coarctation et le peu d'épaisseur du col, nous indiquera le procédé opératoire qui doit être employé contre cette affection ; elle nous dira d'avoir recours à une dilatation lente et graduelle, et non à l'incision, qui pourrait très-facilement, et sans qu'on s'en doutât, sortir des limites du col : incision qui, sans avoir même dépassé l'épaisseur du col, pourrait encore ultérieurement, si la femme devenait enceinte, disposer à une rupture complète de cette partie au moment de l'accouchement.

La disparition ou l'atrophie sénile du col, qui est une cause assez fréquente de rétention du mucus et d'hydropisie utérine, peut encore rendre nécessaire l'usage de la sonde pour savoir la cause du développement extraordinaire du corps de l'organe.

Tout le monde sait que la chirurgie contemporaine a quelquefois attaqué avec bonheur des corps fibreux interstitiels de l'utérus et principalement ceux du col de cet organe, lorsqu'ils font saillie dans la cavité cervicale, dans l'orifice du museau de tanche, ou même dans le vagin, à travers les lèvres utérines dilatées et annihilées ; mais, ce que tout le monde ne paraît pas savoir suffisamment, faute de recherches anatomopathologiques assez nombreuses et attentives, c'est que ces corps fibreux ne se bornent pas le plus souvent à dilater, à détruire le tissu propre de l'organe dans le point où ils se sont développés ; mais bien qu'ils portent également leur action sur le tissu ambiant et sur celui qui leur est diamétralement opposé, de telle sorte que la paroi utérine dans ces différents points est souvent dilatée, amincie, ramollie et atrophiée, au point de n'avoir que 3 ou 4 millimètres d'épaisseur et quelquefois moins. Cet amincissement et cette atrophie ne peuvent être exactement reconnus sur la femme vivante, surtout s'il existe plusieurs corps fibreux, que par le cathétérisme, qui, après nous avoir fait connaître l'état du tissu utérin autour et dans l'intervalle des corps fibreux, nous apprend à nous abstenir ou à n'avoir recours à l'extirpation de ces corps qu'en prenant les plus grandes précautions non pour éviter de perforer l'utérus à leur point d'union ou de fusion avec le tissu propre de l'organe, ce qu'aucune prévision humaine ne peut faire sûrement éviter, mais pour empêcher cette perforation vers un des points de la circonférence de la base de ces tumeurs.

C'est faute d'avoir ainsi reconnu l'épaisseur du tissu utérin à l'aide de la sonde unie au toucher, que j'ai vu l'un de nos collègues les plus distingués des hôpitaux et habituellement des plus prudents perforer en deux points différents la matrice dans l'extirpation d'un corps fibreux développé dans l'épaisseur de la paroi et de la lèvre postérieures du col, et qui venait faire saillie dans le vagin. L'une des perforations existait directement en arrière dans le cul-de-sac postérieur du péritoine, l'autre en arrière et à gauche vers la base du ligament large correspondant. La malade mourut le lendemain de péritonite suraiguë et d'hémorrhagie intra-abdominale, et le corps fibreux n'avait pas été extirpé.

La sonde, dans ce cas, n'eût pas été seulement utile en faisant connaître l'amincissement atrophique de la paroi utérine autour de la tumeur, elle eût encore révélé la présence de deux autres corps fibreux dans la partie postérieure et supérieure droite du col, et, à n'en pas douter, le praticien se fût alors abstenu.

SIXIÈME LEÇON

Lésions physiques ou mécaniques.

Les lésions physiques ou mécaniques de l'utérus, qui jouent un si grand rôle dans la pathologie de cet organe, qu'on les considère comme primitives et essentielles ou comme consécutives à d'autres affections, dont elles ne sont que des complications et souvent des résultats, méritent sous tous les rapports de fixer longuement notre attention. En mettant même de côté ces deux points importants de leur pathogénie, leurs deux modes principaux de développement, elles devraient nous arrêter longtemps à cause des nombreuses erreurs de diagnostic dont elles peuvent être la cause.

Pour mettre de l'ordre et autant que possible ne rien omettre d'important dans la description des faits que nous passerons en revue, nous examinerons successivement le cathétérisme utérin dans les déviations et les déplacements de la matrice.

I. — VERSION ET FLEXION

Le diagnostic des antéversions et des antéflexions est loin d'être toujours facile, celui des dernières surtout, et je n'en veux pour preuve que ce fait historique, qui démontre que les flexions utérines étaient à peine connues avant MM. Ameline, Velpeau, Boivin et Dugès, à ce point qu'elles furent presque niées par plusieurs des membres de l'académie lors de la discussion, qui eut lieu en 1849, sur les engorgements et les déviations de la matrice. Jusqu'à cette époque la plupart des flexions utérines et beaucoup d'antéversions complexes et combinées avec d'autres lésions étaient passées inaperçues ou étaient confondues avec d'autres maladies de l'utérus ; pour en rendre le diagnostic facile, je dirai presque mathématique, et le mettre à la portée de tous les praticiens, il n'a fallu rien moins que les applications de la sonde utérine par les Simpson, les Kiwisch, les Valleix et presque tous les gynécologistes modernes, sans parler de la part active que j'ai prise depuis plus de vingt-deux ans dans ce mouvement scientifique ; et si nous avons aujourd'hui une histoire presque complète des versions et surtout des flexions, c'est certainement en grande partie au cathétérisme utérin que nous la devons.

En effet, les antéflexions peuvent très-facilement être confondues avec des tumeurs développées entre la vessie et la partie antérieure de la matrice, telles qu'un kyste, une inflammation chronique et circonscrite du tissu cellulaire utéro-vésical (1), un abcès chronique bien limité comme celui qui a été montré à la Société anatomique par M. Ed. Simon : il avait le volume d'une orange moyenne, était limité par la vessie, l'utérus, le vagin, le fond du cul-de-sac antérieur du péritoine et les bords internes des ligaments larges. Un corps fibreux superficiel ou interstitiel, un cancer squirrheux ou encéphaloïde de la paroi antérieure de l'utérus, une hypertrophie circonscrite de cette paroi, un polype intra-utérin qui a dilaté et affaibli la paroi antérieure de la

______

(1) Semblables à celles que M. Gosselin a décrites dans ses *Leçons sur le phlegmon péri-utérin.*

matrice, un calcul vésical enchatonné, un cancer de la face postérieure de la vessie, et même, dans certains cas, avec une antéversion; enfin, j'ai vu une tumeur qui, née de la partie latérale gauche du bassin, était venue se fixer et se développer dans le cul-de-sac antérieur du péritoine, entre l'utérus et la vessie. On ne saurait, dans ces circonstances, invoquer comme caractères différentiels la cause, la marche de la maladie, pas plus que les troubles fonctionnels locaux vésicaux et utérins, puisqu'ils sont ou peuvent être à peu près les mêmes dans toutes ces affections, et que les versions comme les incurvations sont souvent compliquées de maladies chroniques et quelquefois aiguës de l'utérus.

Restent donc les signes physiques ou sensibles obtenus par le toucher vaginal, toucher qui dans ce cas est toujours imparfait, puisqu'il ne peut apprécier la nature et le siége de la tumeur qu'à travers le vagin et l'épaisseur des deux parois vésicales. Notez encore que la tumeur, n'étant pas fixée, peut fuir devant le doigt explorateur.

Quoi qu'il en soit, voici les signes locaux que, dans l'antéflexion, le doigt porté dans le vagin reconnaît : le col utérin et son orifice ont conservé leur position et leur direction normales, ou à peu près normales; l'extrémité du doigt, dirigée en avant dans le cul-de-sac antérieur, sur la paroi correspondante du col, sent un sillon, un sinus rentrant, ou, si vous voulez, une dépression transversale, sillon qui est plus ou moins large et profond suivant que la flexion du corps sur le col est elle-même plus ou moins prononcée; en avant et un peu au-dessus de cette dépression, il perçoit un renflement hémisphérique, qui a entièrement ou à peu près la forme et tous les autres caractères du corps de l'utérus; je dis à peu près, parce qu'il arrive souvent qu'à part la flexion, cette partie de la matrice est le siége d'une ou de plusieurs autres lésions, qui en changent les propriétés physiques. Le doigt, promené d'un seul trait et sans désemparer sur ces trois parties : col utérin, sillon transversal et renflement hémisphérique, sent qu'elles forment dans leur ensemble une courbure générale, dont la concavité est dirigée en bas et légèrement en avant. Si de ce point l'indicateur est porté dans l'un des culs-de-sac latéraux du vagin, il peut, lorsque cette partie n'est pas douloureuse ou trop ferme, longer le bord latéral de l'utérus et par conséquent de la courbure qu'il présente. Eh bien, il n'est pas un seul de ces signes qui n'appartienne aux tumeurs que j'ai citées et qui peuvent se développer entre la vessie et la paroi antérieure de l'utérus. En vain nous objectera-t-on que l'on peut et que l'on doit combiner le toucher vaginal avec le palper hypogastrique pour saisir l'utérus entre les deux mains et en apprécier les dispositions physiques : à cela nous répondrons que chez un très-grand nombre de femmes on ne peut déprimer suffisamment la paroi abdominale et refouler assez l'utérus en haut pour le palper ainsi entre les doigts. Dans le cas qui nous occupe, et en admettant que l'on puisse y arriver, le diagnostic n'en serait guère plus éclairé ; on ne saisirait jamais entre les doigts qu'une tumeur, sans pouvoir s'assurer si elle est formée par le corps de l'utérus seulement ou par l'une des affections que j'ai citées précédemment. Pour obtenir quelques notions précises il faudrait que les doigts placés à l'hypogastre, après avoir senti la tumeur, que l'on considérerait comme pathologique, puissent reconnaître derrière elle le corps de l'utérus ; et à quel degré ne faudrait-il pas refouler la paroi abdominale pour arriver à ce résultat ! En admettant que ce refoulement puisse s'opérer comme dans le cas d'éventration et de relâchement extrême de la paroi abdominale, il faudrait encore que le corps et le fond de l'utérus fussent distincts, séparés par un sillon du reste de la masse morbide, et c'est ce qui a lieu le plus rarement; le plus ordinairement, au contraire, la limite qui sépare la tumeur du fond de l'organe n'est pas assez tranchée pour être perçue à travers les parois abdominales. Je veux même, si vous le désirez, éloigner cette dernière difficulté et admettre avec vous que les doigts puissent reconnaître l'existence de deux tumeurs bien distinctes, l'une formée par l'altération pathologique, l'autre par le corps de l'organe plus ou moins souffrant et déformé; mais comment les doigts vous apprendront-ils à distinguer ces tumeurs l'une de l'autre lorsqu'elles offrent ou peuvent offrir les mêmes caractères? Il y a plus, il peut arriver que la tumeur pathologique ressemble davantage au corps de l'utérus que celui-ci ne se ressemble à lui-même, par suite des modifications qu'il a éprouvées; nous en citerons plus loin un cas fort curieux. Et s'il arrivait, comme j'en ai observé quelques cas, que l'utérus fût placé entre deux tumeurs du volume d'un œuf (pl. IV, fig. 8), développées sous les couches péritonéales des parois de l'organe, est-ce avec la méthode d'investigation ordinaire que vous vous tireriez d'embarras? Évidemment non; une des deux tumeurs serait infailliblement prise pour le corps de l'utérus. Avec l'hystéromètre l'erreur n'est guère possible. Ces cas de double tumeur dissimulant l'utérus ne sont pas très-rares : madame Boivin (1) en a aussi observé et fait figurer un exemple.

Nous avons dit, en commençant cet article, qu'il pouvait même arriver qu'une antéflexion fût prise pour une antéversion ; il suffirait, pour commettre cette erreur,

____

(1) Boivin et Dugès, *Traité pratique des maladies de l'utérus*. Paris, 1833 et *Atlas*, pl. VIII.

qu'avec une antéflexion du corps de l'organe il existât
une rétroflexion de son col ; la méprise serait d'autant
plus facile que dans ce cas le sinus est moins prononcé.

Enfin, j'ai vu un cas où sans le cathétérisme j'eusse
confondu, comme c'était arrivé au médecin qui m'avait
adressé la malade, une rétraction et contraction habituelles de la vessie accompagnées d'une rétroflexion du
col pour une antéversion ; de même que dans cette
affection, le museau de tanche était dirigé en arrière ; la
vessie, revenue sur elle-même, ferme et résistante, simu-
lait à s'y méprendre le corps de l'utérus antéversé. Le
réservoir urinaire en se rétractant avait abaissé et attiré
le corps de la matrice, qui était placé au-dessus de lui,
et non derrière. Je n'ai pu m'expliquer ce fait qu'en
admettant que des adhérences intimes unissaient toute
la face antérieure de l'utérus à la face postérieure et au
sommet de la vessie.

Mais en admettant qu'il soit toujours possible, avec les
méthodes ordinaires, le toucher et le speculum, de reconnaître qu'il existe une antéflexion ou une antéversion, ce diagnostic général, le plus souvent, ne serait pas
suffisant ; il laisserait une foule de questions à résoudre
relativement à la cause, aux complications, à la réductibilité, au pronostic de la maladie, etc.

La sonde utérine, au contraire, rend le diagnostic généralement facile et sans erreur possible ; elle nous apprend
de suite la direction, la situation en avant directement
ou en avant et en bas de la cavité et du corps de l'utérus. Si la tumeur, que l'on a sentie au-devant et au-
dessus du col, est formée par le fond de l'organe antéversé ou antéfléchi, le doigt reconnaît l'hystéromètre
ainsi que son extrémité au centre de cette tumeur ; si
elle est formée par une des lésions pathologiques que
nous avons signalées, la cavité utérine et son fond sont

dirigés directement en haut ou en haut et en arrière.
Le doigt explorateur, placé comme précédemment dans
le cul-de-sac antérieur du vagin, cesse de pouvoir suivre
l'instrument une fois qu'il a franchi les limites du col,
et il ne peut sentir son extrémité, séparé qu'il en est par
la tumeur morbide; mais l'hystéromètre peut être suivi
par le cul-de-sac postérieur du vagin ou par le rectum,
et même son extrémité peut être perçue par le palper
abdominal suivant le degré d'élévation de l'utérus et
l'inclinaison qu'on lui a imprimée en avant; un praticien exercé n'a pas même besoin d'avoir recours à cette
dernière manœuvre pour savoir s'il a affaire ou non à
une tumeur anté-utérine ou à une déviation en avant de
l'organe; la simple direction que prend l'instrument lui
suffit.

La sonde nous apprendra également si la dysménorrhée, la stérilité, la rétention du sang et du mucus dans
la cavité du corps de l'organe, troubles fonctionnels qui
accompagnent souvent les déviations et surtout les
flexions, sont la conséquence d'un rétrécissement de
l'orifice cervical du col, rétrécissement qui existe d'une
manière absolue, virtuelle, permanente ou passagère, au
niveau de l'angle de flexion.

Avec l'hystéromètre nous savons encore exactement,
fait de la plus haute importance pour le pronostic et le
traitement, si la déviation et la flexion sont réductibles
ou irréductibles, si des adhérences plus ou moins intimes
et étendues réunissent le fond de l'utérus à la face postérieure de la vessie ou à la paroi abdominale, parce que
nous n'agissons que sur l'organe gestateur. Avec les
doigts, que ce soit par le vagin ou l'hypogastre, on a l'inconvénient de repousser tout à la fois l'utérus et les parties auxquelles il peut être accidentellement uni, et cette
union par cela seul nous échappe; avec les doigts, le re-

dressement de l'utérus par le vagin, ou même souvent par l'hypogastre, ne peut aller que jusqu'à la verticale; or, la masse intestinale, qui dans ces cas est toujours placée au-dessus et derrière la matrice, entre elle et le rectum, réagit sur l'organe gestateur et le reporte en bas et avant, sitôt qu'on l'abandonne à lui-même. La sonde, elle, peut facilement et sans inconvénients, lorsqu'il n'y a pas d'adhérences utéro-vésicales et anté-abdominales, faire dépasser au fond de l'organe la verticale, l'incliner même en bas et en arrière, de manière à faire passer au-devant de lui les anses intestinales qui étaient derrière, dans le cul-de-sac postérieur du péritoine. L'instrument retiré, la matrice reste réduite pendant quelque temps, quelquefois pour toujours. Lorsqu'elle a été ainsi redressée sans difficulté, sans violence et sans douleur, on peut être certain qu'il n'existe aucune union anormale entre elle la vessie, la paroi abdominale ou le bord inférieur du grand épiploon.

Quand des adhérences existent entre le corps de l'utérus et les parties qui sont placées au-devant de lui, à mesure que l'on retire la sonde de dedans l'organe, qui a été plus ou moins redressé en donnant la perception d'une certaine résistance, le doigt resté en observation dans le vagin sent l'utérus revenir à sa vicieuse position. La résistance qu'oppose le corps de la matrice à se laisser redresser est douloureuse, bien qu'une pression assez forte de la part de la sonde sur les parois utérines n'ait pas, de prime abord, causé de souffrance : la douleur, dans ce cas, est due à la distension des adhérences et des parties conjointes. Toutefois, lorsqu'il s'agit d'antéflexion, l'élasticité du tissu utérin, mise en jeu par le redressement presque subit, peut reproduire la déviation sans qu'il existe pour cela d'adhérences.

La manière d'introduire la sonde dans l'antéversion

et l'antéflexion, bien qu'étant en général la même, présente cependant assez de différence pour que nous en décrivions le manuel séparément.

Dans l'une comme dans l'autre affection, qui, jusqu'à l'introduction de l'hystéromètre, ne sont encore que présumées, la concavité de l'instrument doit être dirigée en haut et en avant vers le pubis, sauf des exceptions que nous ferons connaître.

I. *Antéversion.* — L'indicateur gauche, après être allé à la recherche du col, passe par-dessus, le saisit par son orifice, s'il est assez large pour pouvoir y être introduit, et l'amène dans l'axe du vagin ; si le doigt ne peut opérer ce mouvement de bascule parce que le col est trop haut placé ou parce que son ouverture est trop étroite, l'opérateur se sert du bec de la sonde pour accrocher soit la lèvre postérieure, soit l'ouverture même du col, puis pèse légèrement sur cette partie de haut en bas et d'arrière en avant. Si l'extrémité de l'instrument a pénétré dans l'orifice, il est bon, pour faciliter le mouvement qui doit amener dans la direction du vagin le museau de tanche, que le doigt abandonne cette partie pour se porter en avant sur le renflement globuleux, que l'on considère comme formé par le corps de l'utérus, afin de le repousser en haut et en arrière. Dans cette manœuvre, on évitera avec soin d'appliquer l'extrémité de l'hystéromètre sur un pli du cul-de-sac vaginal qui simulerait une des lèvres du museau de tanche, parce que l'action de l'instrument serait tout à la fois inutile et douloureuse. Il arrive quelquefois, surtout lorsque l'antéversion est extrême ou compliquée de quelque tumeur qui pèse sur le fond de l'organe et le déprime, que le col soit assez élevé et porté en arrière pour que les manœuvres précédentes ne puissent réussir ; il faut alors, après avoir appliqué le speculum à valves, que l'on ouvre d'avant en arrière, et non transversalement, aller chercher le col avec l'extrémité d'une sonde plus courbée que celle dont on se sert habituellement; le speculum est ensuite retiré.

Une fois que l'extrémité de l'hystéromètre est engagée dans l'ouverture vaginale de la matrice, avant de le pousser dans la cavité utérine, on porte fortement le manche de cet instrument en bas et en arrière vers le périnée, afin de mettre, autant que possible, son axe en rapport avec celui de cette cavité. Pour aider le parallélisme entre ces deux parties, le doigt indicateur, qui a abandonné le col, est porté sur le corps de la matrice, et le refoule légèrement en haut et en arrière; c'est alors que le chirurgien fait cheminer la sonde dans l'intérieur de l'utérus en la poussant légèrement en avant et en haut. En combinant ainsi et simultanément ces deux mouvements, on empêche l'extrémité de la sonde de venir heurter et blesser la paroi postérieure de la cavité du col et du corps de la matrice, de s'embarrasser contre les replis et dans les sinus de l'arbre de vie postérieur, de butter contre la demi-circonférence postérieure (qui est alors supérieure) de l'orifice interne; par cette action simultanée du doigt et de l'hystéromètre, on évite à cet instrument de redresser à lui seul l'organe à mesure qu'il pénètre dans sa cavité; et la pression qu'il exerce sur la paroi postérieure est alors très-légère et à peine sentie par la malade.

C'est pour avoir négligé cette précaution que nous avons vu quelquefois le cathétérisme utérin être difficile et douloureux entre les mains de certains praticiens, tandis qu'il était exécuté facilement et sans douleur par d'autres.

La présence du doigt sur la face antéro-inférieure de la tumeur a encore le grand avantage de faire reconnaître de suite si l'extrémité de l'instrument se dirige vers son centre, et s'il la pénètre ou s'en éloigne ; à l'instant même le chirurgien sait s'il a affaire à une déviation ou à une tumeur anté-utérine, et il dirige les manœuvres ultérieures de la sonde et du doigt en conséquence.

II. *Antéflexion du corps de la matrice.* — Si l'angle de la courbure est très-prononcé, presque aigu, et difficilement redressable, il peut être nécessaire de se servir d'une sonde plus courbée que celle qu'on emploie habituellement. Il en est de même lorsque l'utérus est très-courbé et fixé en avant par une tumeur rétro-utérine. Assez souvent aussi son volume doit être moindre que d'habitude, parce que, quand l'affection est ancienne, il existe fréquemment un rétrécissement que l'extrémité olivaire de l'hystéromètre ne peut franchir ; dans ce cas, le grand stylet flexible en argent, que j'ai représenté pl. I, fig. 21, peut être utile et même indispensable.

L'indicateur gauche placé sur le col, l'hystéromètre est d'abord introduit et poussé dans la cavité cervicale comme quand l'utérus a conservé sa direction normale ; bientôt après il est arrêté à 2 1/2 ou 3 centimètres contre la paroi postérieure de cette cavité, au niveau de la courbure et le plus souvent au-dessous de l'orifice supérieur ; alors, pendant que le doigt abandonne le col et se dirige sur le corps de l'utérus pour le relever, la main droite porte fortement le manche de l'instrument en arrière contre la fourchette et le périnée, et son extrémité utérine se trouve dirigée par cette manœuvre en bas et en avant, suivant la direction anormale qu'a prise le corps de l'organe. Dans ce mouvement de bascule la sonde figure un levier du premier genre, dont le point d'appui réel ou fictif est à l'orifice inférieur du col.

En même temps que l'opérateur relève le corps de l'utérus avec le doigt et exécute le mouvement de bascule, sitôt qu'il sent que l'extrémité de la sonde est dégagée et devenue libre, il la pousse doucement en avant pour l'introduire dans la cavité utérine. Dans ce dernier mouvement de propulsion l'hystéromètre doit être porté directement en avant et en bas ou en avant et en haut, suivant le degré de la flexion et la facilité avec laquelle elle se laisse redresser. Ce mouvement doit être opéré avec douceur et lenteur, je dirai presque avec tâtonnement, car il ne faut faire avancer la tige que dans la direction où on ne sent aucune résistance. Si la résistance se fait sentir également en tous sens, il est probable qu'il existe un rétrécissement; il faut alors prendre une sonde moins volumineuse ou une bougie fine à ventre. Il y a donc dans ce passage de la sonde à travers l'orifice supérieur une combinaison de trois mouvements, qui tous tendent au même but : faire que l'instrument parcourt la longueur de la cavité utérine sans obstacle et sans froissement de ses parois jusqu'au fond de l'organe, où le doigt indicateur la sent facilement; c'est alors le moment le plus favorable pour examiner l'état des parois utérines, s'il existe des adhérences et jusqu'à quel point la flexion est réductible. Cette réduction doit encore moins que dans l'antéversion être abandonnée à la seule action de la sonde, parce qu'elle exige l'emploi d'une force plus grande. Dans cette dernière affection, on n'oubliera pas de marquer la longueur de la cavité utérine, et l'on retirera la sonde lentement; pendant ce temps le doigt indicateur observera si le corps de l'utérus conserve la position et la direction qui lui ont été données par l'instrument, ou s'il revient dans sa mauvaise direction.

Si la sonde portée dans la direction normale de l'utérus n'était pas arrêté après avoir pénétré à trois centimètres environ, mais qu'elle continuât à cheminer librement jusqu'au fond de la matrice, c'est qu'il n'existerait pas d'antéflexion. Mais il ne faut pas oublier que tout arrêt de la sonde n'implique pas rigoureusement, dans le cas qui nous occupe, l'idée d'une antéflexion, parce qu'elle pourrait tout aussi bien être arrêtée par une tumeur développée dans l'épaisseur de la paroi antérieure de l'utérus, qui viendrait faire saillie dans la cavité de l'organe : dans ce cas, en portant la concavité de la sonde en arrière ou sur les côtés, elle continuerait à avancer, en supposant qu'il n'y ait pas d'autre obstacle à sa marche.

Lorsque le col de l'utérus est légèrement porté en avant en même temps que le corps est anté-fléchi, de manière que ces deux parties tendent à former un demi-cercle, dont la concavité est tournée vers le pubis, il faut, après avoir introduit l'algalie dans l'orifice vaginal du col, redresser celui-ci et le porter en arrière directement avec la partie convexe de l'instrument avant de le pousser dans la cavité cervicale et de lui faire éprouver son mouvement de bascule, autrement son extrémité viendrait butter et s'arrêter contre l'angle saillant formé par la paroi antérieure de la cavité.

Plus bas, en parlant des véritables flexions du col de la matrice, j'indiquerai les modifications que le manuel opératoire doit subir.

III. *Déviations en arrière.* — Les réflexions séméiologiques générales, dont nous avons fait précéder la manière d'introduire la sonde dans les déviations en avant, versions et flexions, sont à peu près les mêmes que celles que nous pourrions exposer relativement aux rétroversions et rétroflexions. Cependant disons que le diagnostic de ces dernières est un peu plus facile, non parce qu'il est aidé par la différence des troubles fonctionnels, mais parce que l'organe malade est plus à la portée des doigts, qu'il peut être plus immédiatement palpé et examiné, n'étant séparé de l'explorateur que par la simple épaisseur de la paroi vaginale ou rectale.

Malgré ces avantages physiques les affections utérines et péri-utérines sont si nombreuses, si variées, si insidieuses et si différentes d'elles-mêmes dans leurs causes, leur marche, leur disposition, leurs conséquences et complications, que les praticiens les plus habitués se trouvent encore fréquemment embarrassés pour porter un diagnostic précis, et ne peuvent même y arriver lorsqu'ils n'ont à leur disposition que les méthodes exploratrices ordinaires, principalement quand il s'agit de rétroflexions et affections analogues.

A. *Les rétroversions* sont en général facilement reconnues ; toutefois, plusieurs circonstances pourraient se réunir pour faire croire à une rétroversion qui n'existerait pas ; il suffirait, pour qu'il en fût ainsi, que le col de l'utérus étant dirigé et fixé en avant par une adhérence vicieuse (Lisfranc, Amussat), une brièveté extrême de la paroi vaginale antérieure (Boivin et Dugès), etc., une tumeur ayant à peu près la forme et le volume du corps utérin se développât derrière celui-ci. Une tumeur ayant pris naissance dans la partie supérieure de la paroi postérieure du vagin et se confondant insensiblement avec la face postérieure de l'utérus pourrait encore donner le change ; et qu'on ne pense pas que de semblables erreurs n'aient été commises que par des praticiens ordinaires ; elles l'ont été par les hommes les plus capables et les plus autorisés en semblable matière. Ainsi Nauche (1) nous apprend que A. Dubois, Dupuytren, Capuron, Lisfranc, Maygrier et Londe prirent une grossesse extra-utérine pour une rétroversion ; cette erreur eût été évitée s'ils eussent eu recours au cathé-

____

(1) Nauche, *Des maladies propres aux femmes*. Paris, 1829, p. 108.

térisme utérin, comme le fait judicieusement observer White. Une tumeur développée dans l'épaisseur de la paroi postérieure et même une rétroflexion ont été plus d'une fois confondues avec l'affection qui nous occupe. Un phlegmon péri-utérin chronique pourrait être pris pour **un** utérus rétroversé et enflammé; grave alors serait la méprise, parce qu'elle pourrait engager le praticien à faire des tentatives de réduction, qui non-seulement seraient inutiles, mais encore pourraient être suivies d'inflammation aiguë et de suppuration.

Au reste, en admettant que l'existence d'une rétroversion fût toujours facile à reconnaître par le toucher et le speculum, il resterait encore à élucider un grand nombre de questions relatives à la longueur de l'utérus, aux causes, aux complications, à la réductibilité de cette maladie, questions dont l'hystéromètre peut seul donner en grande partie la solution, sans parler de l'existence simultanée d'une rétroversion avec une tumeur rétro-utérine.

La sonde est introduite, sa concavité étant tournée en bas et en arrière. Si le col est dirigé en avant et placé en haut vers le bord supérieur du pubis, on commence par l'abaisser avec le doigt ou le bec de l'instrument, puis on porte le manche de celui-ci vers le pubis et on le pousse dans la cavité utérine en suivant la direction de la rétroversion par des manœuvres semblables à celles que nous avons décrites pour l'antéversion, mais exécutées en sens inverse. Une fois que la tige est arrivée au fond de l'utérus, ce dont on s'assure en portant le doigt dans le cul-de-sac postérieur du vagin ou dans le rectum et par les caractères que nous avons indiqués, on attire un peu à soi l'instrument et on cherche à relever l'organe en abaissant le manche vers le périnée, tout en maintenant la concavité en arrière; de cette manière

c'est par toute l'étendue de sa convexité que la sonde
pèse sur la paroi antérieure de l'organe, et non-seulement par son extrémité, si, comme quelques personnes
le pratiquent, on opérait ce mouvement, la concavité de la
sonde tournée en avant. C'est également pour éviter que
l'extrémité de l'instrument ne froisse le fond de l'utérus
que nous attirons légèrement la sonde à nous, avant le
redressement. Pour tant soit peu que l'on éprouve de résistance, les doigts devront aider l'action de la sonde, si
surtout l'utérus a beaucoup augmenté de volume, et s'il
est atteint d'hypertrophie longitudinale. Dans ces cas on
éprouve quelquefois une certaine difficulté pour retirer
le fond de l'utérus de dedans la concavité du sacrum, et
le faire passer au-devant de l'angle sacro-vertébral. Lorsqu'il est redressé, si l'on veut s'assurer de l'état de la
paroi antérieure et du fond de l'organe, savoir s'il y a des
adhérences utéro-postérieures ou faire passer les intestins derrière lui, afin de le maintenir, il est nécessaire
d'exagérer le mouvement de bascule en portant fortement l'extrémité vulvaire de la sonde (le manche) contre
le périnée; c'est alors qu'il peut être utile, en la tournant sur son axe, de diriger la concavité en avant.

Si l'hystéromètre ne peut pénétrer par les manœuvres
que nous venons de décrire, sans qu'il existe de rétrécissement ou d'oblitération de la cavité cervicale, c'est qu'il
n'y a pas de rétroversion, mais une autre affection; on
cherche alors, en portant l'extrémité de l'instrument en
divers sens, l'entrée et la direction de la cavité.

Le cathétérisme nous apprend que la cavité utérine
est en général agrandie d'un ou deux centimètres et
quelquefois plus.

B. Si le praticien est quelquefois embarrassé lorsqu'il
se trouve en face d'une rétroversion ou d'une affection
qui a avec elle de la ressemblance, l'embarras est

beaucoup plus grand et plus fréquent lorsqu'il s'agit d'une rétroflexion du corps de l'utérus. En effet, dans la rétroversion le jugement est éclairé par la direction opposée du corps et du col, par la position de l'ensemble de l'organe, par la facilité que l'on a, en général, de reconnaître la continuité de ses deux parties placées à peu près sur le même axe, par la facilité de la réduction, qui peut être obtenue dans la majorité des cas avec le doigt, et le peu de maladies qui peuvent la simuler. Dans la rétroflexion, au contraire, tout porte à augmenter les difficultés : le col, qui a conservé, ou peu s'en faut, la direction et la situation normales, tend à donner le change sur celles du corps que l'on doit naturellement supposer être les mêmes ; les axes de ces deux parties forment un angle droit ou plus ou moins aigu, que, de prime abord, l'esprit conçoit peu en raison de l'épaisseur, de la consistance et de l'élasticité du tissu utérin ; la réduction est plus difficile à obtenir par la simple action du doigt ; et un grand nombre de maladies se développant ou venant faire saillie dans le cul-de-sac péritonéal postérieur derrière l'utérus, viennent, à cause de leur fréquence et de leur similitude, fixer l'attention du médecin et augmenter sa perplexité quand il n'a par devers lui que le toucher et la palpation pour asseoir son diagnostic.

Parmi ces maladies, qui toutes ont la plus grande analogie par leurs causes, leur marche et leurs symptômes, les unes appartiennent à l'utérus même et se sont développées sur sa paroi postérieure, tels que polypes intra-utérins, tumeurs fibreuses intra-utérines interstitielles, hypertrophie, inflammation chronique, kystes interstitiels ou superficiels, sous-fibro-péritonéaux, kystes pédiculés (Boivin et Dugès) ; les autres sont des tumeurs indépendantes de l'utérus, développées dans le cul-de-sac péritonéal, comme phlegmon chronique, abcès, hématocèle, collections séreuses limitées par des adhérences (ces sortes de collections séreuses sont loin d'être rares sur la face postérieure de l'utérus); une troisième catégorie de tumeurs rétro-utérines venant des parties voisines peuvent simuler une rétroflexion, lorsqu'elles n'ont pas encore acquis un grand volume; les tumeurs ovariques, une inflammation chronique de l'ovaire et du pavillon de la trompe, par exemple, qui beaucoup plus souvent qu'on ne le croit généralement se développent derrière l'utérus et non sur ses côtés; une tumeur née dans l'épaisseur de la partie supérieure de la paroi postérieure du vagin; une tumeur dépendant du rectum, lorsque celui-ci adhère à la face postérieure de l'utérus.

Enfin le corps de l'utérus, atteint ou non de rétroflexion, peut avoir perdu ses caractères anatomiques, être le siége d'une dilatation partielle par rétention du sang menstruel, du mucus utérin, ou autre liquide, être très-ramolli et comme fluctuant, un peu plus volumineux, bossué, inégal, douloureux, et simuler alors une des nombreuses affections que nous venons de signaler.

Qu'il me soit permis, messieurs, de rapporter très-brièvement un exemple de chacun des trois derniers cas que je viens de citer, à cause de l'enseignement qu'ils portent avec eux.

Le 15 septembre 1846 est entrée dans mon service à l'hôpital de Lourcine la nommée Ney..., Adé..., qui me fut adressée par un praticien de la ville pour la soigner d'un abcès rétro-utérin, suite d'un phlegmon péri-utérin. Des accidents inflammatoires s'étaient, disait-il, manifestés peu de temps après un accouchement laborieux, à la suite duquel elle avait repris ses travaux trop tôt.

Un mois environ après cet accouchement, lorsque les règles commençaient à paraître, elle fit un effort qui fut suivi de métrorrhagie et de vives douleurs. Les souffrances habituelles qu'elle éprouvait furent accrues et devinrent presque continuelles; les règles se supprimèrent ensuite. De temps en temps il y avait des exacerbations qui s'ajoutaient à un sentiment de poids, de distension et à des battements très-fréquents.

En examinant attentivement la malade, je trouvai le col utérin à sa place; je sentis une tumeur molle, fluctuante, qui adhérait à sa partie postérieure et refoulait légèrement en arrière la paroi antérieure du rectum. Par le palper hypogastrique, bien que la malade fût amaigrie, je ne trouvai pas le corps de l'utérus, mais je pus sentir la partie antérieure et supérieure de la tumeur rétro-utérine. Cette partie était un peu plus ferme que le reste de la masse, ce qui me fit supposer que c'était le corps de la matrice englobé et confondu avec la tumeur; je portai donc le même diagnostic que le médecin qui avait d'abord soigné la malade; mais avant d'avoir recours à une ponction exploratrice ou évacuatrice, je voulus cathétériser l'utérus pour me rendre compte de sa position et de la part qu'il prenait dans la composition de la tumeur. L'hystéromètre ne pénétra qu'à 2 centimètres; son extrémité dirigée en tous sens ne put pénétrer plus profondément; une bougie fine à ventre (n° 3) lui fut substituée : dirigée en haut et en arrière, après quelques tâtonnements, elle pénétra sans difficulté ni frottement à 5 centimètres. Arrivée à cette profondeur, elle fut arrêtée par la partie la plus volumineuse de son renflement par un rétrécissement, ce que je reconnus à un sentiment de frottement et à son enclavement. Une légère pression soutenue pendant quelques secondes la fit pénétrer tout d'un coup et comme dans le vide à 3 centimètres et demi plus loin, ce qui faisait en tout 8 centimètres et demi. En retirant cette bougie j'éprouvai de nouveau de la résistance au moment où son renflement repassait par le rétrécissement. Nous ne portâmes pas plus loin nos investigations le premier jour; le lendemain, après avoir fait pénétrer facilement et sans aucune hésitation la bougie de la veille, nous introduisîmes une sonde d'argent n° 3. En portant sa concavité en bas et en arrière on pouvait la faire tourner facilement et comme dans le vide, sur son axe. Le doigt, porté derrière et au-dessous de la tumeur par le vagin ou le rectum, sentait facilement la sonde et son extrémité à travers la paroi utérine amincie. La sonde retirée ramène, dans ses yeux et sa cavité, un mucus épais, filant et brunâtre. Dès ce moment la sonde venait de nous apprendre d'une manière presque mathématique : 1° que nous nous étions trompés sur la nature de la maladie, 2° que nous avions affaire à trois affections : à une rétroflexion, à un rétrécissement de l'orifice cervical du col et à une dilatation de la cavité du corps de l'organe par rétention et accumulation du mucus utérin.

Le 9 novembre 1850, est entrée à l'hôpital Beaujon la nommée Bab..., Cél..., âgée de trente-quatre ans, couturière; a eu cinq enfants et une fausse couche qui fut suivie d'une perte abondante pendant quinze jours. Un an et demi avant son entrée à l'hôpital, elle éprouva tous les accidents d'une métro-péritonite pelvienne, accompagnée de pesanteur au périnée, d'envies fréquentes d'aller à la garde-robe sans pouvoir les satisfaire. Dans un violent effort de défécation, elle fut prise d'une perte qui dura seize jours environ. Depuis cette époque, elle ne pouvait plus marcher sans éprouver de violentes douleurs dans les reins et dans le bas-ventre; des ménorrhagies abondantes existaient presque tous les mois et

l'avaient jetée dans une anémie profonde, accompagnée
de douleurs névralgiques dans les membres et dans la
tête. Tous ces accidents, qui furent longtemps et inutilement combattus, étaient attribués, par le médecin qui
soignait la malade, à une tumeur fluctuante placée dans
le cul-de-sac postérieur du péritoine, entre l'utérus et
le rectum, et qui troublait les fonctions de ces deux organes. Par le toucher vaginal je constatai que le col, plus
bas qu'à l'état normal, était porté et dirigé en avant.
Derrière lui existait une tumeur du volume d'une orange
moyenne ; elle était molle et fluctuante dans toute son
étendue ; elle était assez mobile et cédait sous la pression. Par le rectum, à 5 centimètres environ au-dessus
de l'anus, je reconnus qu'elle faisait une saillie assez
considérable dans l'intestin ; par cette voie on constatait également la mollesse régulière et uniforme de la
tumeur, et sa mobilité. L'hypogastre était trop sensible
et tendu pour être déprimé au point de sentir la maladie
ou le corps de l'utérus. Après cet examen, qui venait
confirmer le diagnostic du médecin de la malade, j'a-
voue que je crus avoir affaire à une collection de liquide,
pus ou sérosité, circonscrite par des adhérences, à un
kyste rétro-utérin ou à l'une de ces nombreuses tumeurs
fluctuantes formées par l'un des ovaires tombé dans le
cul-de-sac postérieur du péritoine et devenu adhérent à
la face postérieure de l'utérus. La mollesse était si régulière et la sensation de la fluctuation si prononcée et si
uniforme, qu'il ne me vint pas même à l'esprit que cette
tumeur pouvait être formée par le corps de la matrice
ramolli et rétrofléchi. Au cas où une ponction devien-
drait nécessaire, je pratiquai le cathétérisme, plutôt
pour me rendre compte de la position, de la direction
du corps de l'utérus et de ses rapports avec la masse
morbide, que pour connaître la nature et le siége de

celle-ci. Grande donc fut ma surprise, lorsque, après avoir porté l'hystéromètre sur différents points, je le sentis pénétrer et se diriger en arrière au milieu de la tumeur. Le doigt, par le vagin et le rectum, put suivre les mouvements de l'instrument et constater l'état de souplesse tout à fait anormal des parois de l'organe. En repoussant la tumeur avec deux doigts introduits dans le vagin et en faisant basculer le manche de l'hystéromètre vers le périnée, je fis disparaître la tumeur et je pus même la transporter suffisamment en haut et en avant pour pouvoir la sentir, ainsi que l'extrémité de la sonde, à travers la paroi abdominale. Je substituai à l'hystéromètre la sonde exploratrice et évacuative, pour savoir si la sensation de fluctuation n'était pas due à l'amincissement et à la dilatation des parois de la matrice par l'accumulation de mucus ou de tout autre liquide; mais il n'en était rien. Ce cathétérisme fut plusieurs fois renouvelé, et toujours il donna le même résultat.

Le troisième exemple est encore beaucoup plus intéressant, parce qu'il démontre, de la manière la plus péremptoire, que l'expérience la plus consommée, unie à un savoir profond, ne peut, dans certains cas, sans le cathétérisme utérin, résoudre les difficultés que le diagnostic peut présenter.

Le 14 juillet 1854 est entrée dans mon service la nommée Ger..., Jos..., âgée de trente-huit ans, se plaignant de troubles fonctionnels qui accusent une affection chronique de la matrice. Le lendemain matin, je l'examinai avec soin sur le lit du speculum. Le toucher vaginal me fait reconnaître : 1° que le col de l'utérus sain est abaissé, porté et un peu dirigé en avant; 2° que derrière lui il existe une tumeur arrondie, légèrement inégale, bossuée, douloureuse, un peu plus volumineuse que le corps de l'utérus, séparée du col par un sinus ou sillon transversal : le doigt qui cherche à le déplacer le trouve à peine mobile ; 5° par le cul-de-sac vaginal antérieur je trouve, derrière la vessie, une tumeur un peu moins volumineuse, lisse, polie, non douloureuse, se rapprochant, par sa forme comme par sa consistance, du corps de l'utérus ; de même que la précédente, elle est séparée du col par un sinus assez profond ; elle est plus mobile. — Le toucher hypogastrique ne permet pas d'atteindre la tumeur postérieure, mais il permet de sentir le sommet de la tumeur antérieure, lorsque l'on refoule celle-ci, ainsi que le col utérin, en haut et en avant à l'aide de l'indicateur et du médius portés dans le vagin. Les pressions sur la vessie ne sont pas douloureuses ; il y a des besoins fréquents d'uriner, quelquefois des élancements vésicaux, de la pesanteur à l'hypogastre, jamais d'hématurie. Le cathétérisme vésical, non douloureux, permet de sentir une saillie dans la partie postérieure de la vessie ; l'urine, qui s'écoule par la sonde, est normale.

De l'ensemble de ces faits, et considérant que la tumeur antérieure se rapprochait, tant par sa forme, son volume, sa consistance, sa régularité, que par son mode de sensibilité, du corps de l'utérus, nous crûmes à l'existence d'une antéflexion du corps compliquée d'une tumeur rétro-utérine. Les troubles vésicaux, tout mécaniques et sans aucun caractère de cystite, venaient encore confirmer cette opinion. Toutefois, je fis observer aux personnes qui m'entouraient que ce n'était là qu'un diagnostic de probabilité, et qu'il était nécessaire qu'il fût justifié par le cathétérisme utérin. Je portai donc immédiatement l'hystéromètre dans l'utérus ; toutes les tentatives faites pour l'introduire d'abord suivant la direction normale de la matrice, puis suivant la direction de cet organe en antéversion ou en antéflexion, furent vaines. Je dirigeai alors la concavité de l'instrument en bas et en arrière ; je portai le manche en haut et en avant vers le pubis, et la tige pénétra, sans rencontrer aucun obstacle, jusqu'au centre de la tumeur rétro-utérine, où son extrémité put être sentie par le vagin et par le rectum. Il y avait donc une rétroflexion compliquée d'une tumeur anté-utérine, et non une antéflexion. Je fis visiter et examiner avec soin cette malade par plusieurs médecins distingués, qui déclarèrent que la tumeur antérieure était formée par le corps de l'utérus anté-fléchi ; un seul resta dans le doute et ne voulut se prononcer.

Le 19 juillet, je la fis examiner par un médecin des plus habiles, qui a écrit un ouvrage justement estimé sur les maladies des femmes, et il déclara que la tumeur antérieure était formée par le corps de l'utérus anté-fléchi. L'hystéromètre, introduit en sa présence, lui démontra l'inexactitude de cette opinion, ce qu'il reconnut de suite de la meilleure grâce.

Ayant en même temps dans mon service une femme enceinte atteinte d'une maladie de l'appareil utérin, et sur la position de laquelle je désirais être éclairé, je priai un de nos collègues, accoucheur des plus habiles et des plus expérimentés, de venir m'aider de ses lumières. Le 16 août, profitant de sa présence à l'hôpital, je lui fis voir la malade en question, comme présentant un des cas les plus curieux et des plus difficiles à diagnostiquer sans l'hystéromètre. Après avoir examiné et interrogé avec l'attention la plus minutieuse, je lui demandai laquelle des tumeurs il croyait appartenir au corps de l'utérus, et il me répondit : « Tout en conve- « nant que la tumeur antérieure ressemble plus au « corps de l'utérus que la postérieure, et qu'il y ait « plus de lieu de croire à une antéflexion qu'à une ré- « troflexion, je n'admets ni l'une ni l'autre ; je pense

« que l'utérus a conservé sa direction normale et se
« trouve englobé dans une seule masse, dont on sent
« les principales saillies en avant et en arrière de l'or-
« gane. » L'introduction de l'hystéromètre, sa concavité
dirigée en arrière, la facilité de rendre à l'utérus sa direction naturelle et de faire disparaître la tumeur postérieure en inclinant le manche de l'instrument vers le
périnée, le fit changer aussitôt de manière de voir, et
reconnaître que la tumeur postérieure était bien formée
par le corps de l'utérus probablement porté en rétroflexion par l'affection qui s'était développée sur la paroi
antérieure.

Dans toute tumeur rétro-utérine, la sonde pénètre en
haut et en avant, ou bien en bas et en avant, suivant
l'action exercée par la tumeur sur l'utérus. Cependant,
si avec une tumeur rétro-utérine du volume d'un œuf
ou d'une orange, développée dans la partie inférieure du
cul-de-sac péritonéal postérieur, il existait des adhérences qui fixassent le fond de l'utérus à la partie antérieure du rectum ou à la paroi postérieure du bassin,
adhérences qui s'opposeraient à ce que le fond de cet
organe fût porté en avant par la maladie rétro-utérine,
la sonde pénétrerait en haut et en arrière, sa concavité
étant dirigée en bas, comme dans la rétroflexion. C'est
qu'en effet, dans cette circonstance, il y aurait tout à la
fois rétroflexion et tumeur rétro-utérine qui serait interposée entre la concavité de la sonde et le doigt explorateur, soit qu'il ait été porté dans le cul-de-sac postérieur du vagin, ou dans le rectum. J'ai rapporté et
représenté un cas de ce genre dans mon *Mémoire sur les
kystes de la matrice*, lu à la Société de chirurgie le 5 mai
1847, planche IV.

Pour introduire facilement l'hystéromètre dans la rétroflexion, il suffit de le présenter et de le diriger comme

dans la rétroversion, en exagérant le mouvement de bascule du manche vers le pubis ; son bec est alors porté
en arrière et en bas, et l'on n'a plus qu'à le faire marcher dans cette direction. Ordinairement, à mesure que
l'instrument pénètre dans la cavité de la matrice, le
corps de cet organe se redresse et la maladie se conver-
tit en une rétroversion. Quelquefois, soit parce que la
flexion est à angle très-aigu, que le corps et le col viennent presque se toucher en doublant en quelque sorte la
matrice, soit parce que des adhérences fixent le corps
rétrofléchi dans sa vicieuse position, il faut augmenter
la courbure de l'hystéromètre, si l'on veut qu'il pénètre
aisément et sans venir butter contre la paroi antérieure
de l'utérus, devenue supérieure et postérieure. C'est
alors, plus que jamais, le cas d'aider le mouvement de
l'instrument en cherchant à redresser le corps de l'organe avec le doigt porté dans le vagin ou le rectum; il se
trouve d'ailleurs parfaitement placé pour faire, avec
l'hystéromètre, les recherches que l'opérateur juge convenables.

Généralement l'introduction de la sonde dans la rétroflexion est un peu plus difficile et plus souvent douloureuse que dans la rétroversion et les autres déviations,
ce qui tient à ce que la courbure peut être plus considérable, et à ce que cette affection est plus fréquemment compliquée d'une autre altération de la matrice.
Le cathétérisme démontre que presque constamment la
matrice est plus longue qu'à l'état normal ; en moyenne
la profondeur de sa cavité est de 7 1/2 à 8 centimètres;
il n'est pas rare de lui voir dépasser 8 centimètres.

IV. *Flexions ou incurvations du col de l'utérus sur le corps
de cet organe.* — Elles sont faciles à reconnaître par le simple toucher vaginal ; mais comme ces affections sont très-
rarement primitives et essentielles, elles nécessitent par

cela même assez fréquemment l'usage de la sonde, soit pour nous éclairer sur les maladies auxquelles elles se rattachent, sur celles qui les accompagnent; soit pour remédier à leurs conséquences. Presque toujours, à moins qu'on ne les observe dans la vieillesse et sur des utérus atrophiés, auquel cas le praticien a peu à s'en occuper, elles coexistent avec un allongement, une tumeur intra ou extra-utérine, une incurvation du corps utérin ou un abaissement de l'organe. Comme plusieurs de ces maladies nous ont déjà occupés ou nous occuperont sous le rapport du diagnostic, nous n'appellerons pour le moment votre attention que sur le manuel opératoire.

Lorsque l'antéflexion et la rétroflexion du col sur le corps sont peu prononcées, lorsque par exemple elles forment une courbe régulière avec le corps lui-même antéfléchi ou rétrofléchi, l'hystéromètre est introduit à peu près de la même manière que s'il s'agissait uniquement d'une flexion de cette dernière partie : la concavité de l'instrument est dirigée dans le sens de la concavité de la courbure utérine ; seulement il est quelquefois nécessaire, s'il s'agit par exemple d'une antéflexion, de repousser le museau de tanche en arrière avec l'extrémité et la convexité de la sonde, avant de porter le manche de celle-ci vers le périnée ; et *vice versâ*, s'il s'agit d'une courbure du col en arrière.

Mais si l'antéflexion de cette partie est très-prononcée, si son orifice est relevé en haut et en avant derrière le pubis, s'il est porté et presque fixé dans cette position par une tumeur, le manuel opératoire est tout à fait changé... il faut d'abord opposer la concavité de la sonde à la concavité de la courbure utérine. L'extrémité de la sonde, sa concavité étant dirigée en bas vers la fourchette, va accrocher le museau de tanche derrière le pubis, l'amène en bas et en arrière vers le centre du vagin; puis, par un mouvement de semi-rotation, on tourne la concavité de l'instrument en avant et on le pousse dans la direction du corps de l'organe. Cette manœuvre correspond à celle que dans le cathétérisme uréthral ou désigne sous le nom de *tour de maître*. La manœuvre s'exécute en sens opposé. Une fois l'instrument arrivé dans la cavité utérine, on se livre aux recherches pour lesquelles le cathétérisme est pratiqué.

V. *Latéroversions et latéroflexions.*—Elles sont presque toujours le résultat d'un vice de conformation, de l'absence par exemple de l'appareil ligamenteux d'un côté, de la rétraction d'un des ligaments larges et de ses appendices à la suite d'inflammation, de cicatrice d'abcès, de kyste, etc., ou de tumeurs développées sur l'un des côtés de l'utérus; elles sont le plus souvent incurables et ne déterminent pas d'accidents graves; aussi pour ces deux principales raisons elles ne nécessitent que rarement l'application de la sonde. Lorsqu'on y a recours, c'est plutôt pour établir le diagnostic et le traitement des maladies qui les déterminent que pour elles-mêmes. On pourrait cependant se trouver très embarrassé si avec une latéroflexion gauche, je suppose, il existait en même temps sur le côté droit de l'utérus une tumeur ayant à peu près le volume et la forme de cet organe : dans ce cas le cathétérisme lèverait de suite la difficulté.

L'ensemble de la manœuvre est le même que dans les autres déviations, avec cette différence que la concavité de la sonde, au lieu d'être dirigée en avant ou en arrière, est tournée vers l'un ou l'autre ischion.

SEPTIÈME LEÇON

Lésions physiques ou mécaniques (suite).

II. — DÉVIATIONS MULTIPLES OU COMPLEXES

Messieurs, les déviations de la matrice, versions et flexions, que nous venons d'examiner, sont, indépendamment de leurs causes pathologiques et des complications qui peuvent les accompagner, loin de se montrer habituellement dans cet état d'unité et de simplicité ; non-seulement elles existent avec des déplacements en masse plus ou moins prononcés ; ascension, descente, précipitation, translations ; mais encore elles s'unissent et se combinent entre elles, de manière qu'on en observe fréquemment plusieurs à la fois, constituant des déviations complexes qui donnent à l'utérus une forme, des directions très-différentes, qui peuvent embarrasser le diagnostic et le cathétérisme utérin, si l'on n'était prévenu et à même de modifier les investigations et les manœuvres suivant les cas.

Ainsi, lorsque l'utérus est volumineux, lorsqu'il est le siége d'une hypertrophie longitudinale ou d'un allongement quelconque, qu'il est dévié par une tumeur, ou bien encore, quand une malade a porté pendant longtemps un pessaire long, tel que le pessaire en bilboquet, en bondon, en pelle pour une anté ou une rétroversion, il n'est pas rare d'observer avec cette maladie une flexion soit du col, soit du corps de l'utérus, et quelquefois de ces deux parties à la fois, dans le même sens ou en sens inverse ; de telle sorte qu'une même malade peut offrir une des variétés suivantes :

1° *Une combinaison des versions entre elles :* une antéversion ou une rétroversion avec une latéroversion.

2° *Une combinaison des versions avec les flexions*, de la manière suivante :

A. Antéversion avec antéflexion du corps.

B. Antéversion avec antéflexion du col.

C. Antéversion avec antéflexion du corps et rétroflexion du col.

D. Antéversion avec rétroflexion du corps seul.

E. Antéversion avec rétroflexion du corps et antéflexion du col.

F. Antéversion avec rétroflexion du col seul.

G. Antéversion avec rétroflexion du corps et du col, de telle sorte que la masse de l'utérus antéversé forme un arc de cercle, dont la concavité est dirigée en haut vers la concavité abdominale et la convexité en bas vers la vulve.

Toutes ces variétés de versions et de flexions peuvent donner à l'utérus trois formes différentes : *l'angulaire* à sinus supérieur ou inférieur, la *semi-lunaire* à sinus supérieur (je ne sache pas qu'on ait jamais observé la semi-lunaire à sinus inférieur), et la *forme en* S couchée horizontalement. Cette dernière présente deux sous-variétés : la forme en S ordinaire et l' S vue au rebours.

La rétroversion, combinée avec les flexions, peut offrir à peu près les mêmes variétés ; toutefois, elles sont plus rares et moins nombreuses. Une de celles que l'on observe le plus souvent est la rétroversion unie à la rétroflexion du corps de l'organe.

Les versions et les flexions unies entre elles sont quelquefois aussi combinées avec les inclinaisons latérales, de sorte qu'on observe sur la même malade une déviation des plus complexes, qu'aucune dénomination, simple ou composée, ne peut représenter à l'esprit.

On comprend facilement comment de semblables déviations, tant à cause des accidents qu'elles peuvent déterminer qu'à cause des affections qui les accompagnent ou qui les ont amenées, nécessitent l'application de la sonde utérine.

C'est dans ces cas-là surtout qu'il faut avoir des sondes de différents volumes, flexibles et très-courbées. Il faut aussi procéder avec plus de lenteur, de douceur et de tâtonnements que d'habitude, ne faire avancer la sonde que quand son extrémité sent un vide dans lequel elle peut s'engager. Le doigt aura dû auparavant s'assurer autant que possible, par une exploration attentive et minutieuse, de la direction de l'ensemble de l'organe; pendant le cathétérisme, il devra suivre l'extrémité de la sonde et souvent diriger vers elle la partie de l'utérus dans laquelle l'instrument doit pénétrer. D'ailleurs le doigt sert encore à apprécier la nature des obstacles qui s'opposent à sa marche. Non-seulement le bec de la sonde doit être porté en diverses directions lorsqu'on sent de la résistance, mais sa concavité doit être successivement dirigée en avant, en arrière, et quelquefois sur les côtés dans le même cathétérisme. S'il s'agit, par exemple, d'une antéversion en ꜱ très-courbée, c'est-à-dire avec antéflexion du corps et rétroflexion très-prononcée du col, il faudra d'abord, pour accrocher le col et y introduire l'extrémité de l'hystéromètre, porter sa concavité en avant et en bas; puis, lorsqu'il aura pénétré à 2 centimètres environ, il sera nécessaire de la diriger en arrière et en haut, pour qu'il suive la pente oblique de bas en haut et d'arrière en avant que présente l'organe vers sa partie moyenne. La tige ayant alors dépassé l'orifice cervical, la concavité sera de nouveau ramenée en avant et en bas, en maintenant constamment le bec en avant, afin de pouvoir pénétrer dans le corps

utérin antéfléchi. Il va sans dire que, dans ces deux dernières manœuvres, le manche de l'hystéromètre doit être
fortement porté vers le périnée.

Après les détails que nous avons donnés à l'occasion
de chaque déviation, nous croyons inutile de nous étendre plus longuement sur ce sujet.

III. — DÉPLACEMENTS EN MASSE

L'organe gestateur, indépendamment des déviations
que nous venons d'examiner et de la migration physiologique que la plus grande partie de sa masse éprouve
dans la grossesse, quitte très-fréquemment sa situation
normale. Ainsi, à part les déplacements qu'il peut éprouver dans l'intérieur même de l'excavation pelvienne, en
avant, en arrière ou sur les côtés, et qui ne nous occuperont pas pour l'instant, parce qu'ils sont le plus souvent
déterminés par des tumeurs, il n'est pas rare de lui voir
abandonner complétement le petit bassin par un mouvement ascensionnel ou d'abaissement.

I. *Déplacements en haut.* — A. *Déplacement abdominal.*
— L'utérus peut être fixé au-dessus du détroit supérieur
du petit bassin par un vice primordial, par des adhérences survenues entre lui et la paroi abdominale, l'épiploon
ou les viscères abdominaux pendant la grossesse, après
l'accouchement, pendant sa distension, par un liquide,
par une tympanite utérine ou une tumeur quelconque
qui, après la guérison, le laisse dans cette situation acci-
dentelle, où il peut devenir le siége de diverses affections ; il est assez souvent entraîné par une tumeur qui
lui est inhérente, qui dépend de ses annexes ou des
parties voisines ; dans d'autres circonstances non moins
fréquentes, il est porté et poussé au-dessus du détroit
abdominal par une tumeur pelvienne proprement dite,

c'est-à-dire dépendante des parois du bassin, par une hématocèle, une grossesse extra-utérine, une tumeur ovarique ou un abcès qui s'est développé au fond du cul-de-sac péritonéal postérieur.

Dans tous ces cas, l'exploration de l'utérus par le vagin ou le rectum est fréquemment très-difficile ou impossible. Mais laissons parler sur ce sujet une des voix les plus compétentes des temps modernes, celle de Boivin et Dugès : « L'ascension de la matrice peut être por-
« tée au point de rendre le museau de tanche bien diffi-
« cilement accessible à l'exploration du doigt ; et cette
« exploration même sera le plus souvent impossible si le
« déplacement est dû à une tumeur qui, en soulevant la
« matrice, fait encore obstacle par elle-même aux re-
« cherches exécutées du côté du vagin. » A cette autorité nous pouvons ajouter celle non moins grande de Lisfranc, qui s'exprime ainsi : « Il est souvent alors difficile
« d'atteindre le museau de tanche en pratiquant le tou-
« cher par le vagin ; on n'est pas plus heureux en met-
« tant en usage ce moyen d'investigation par la voie du
« rectum. Quelle que soit d'ailleurs la situation qu'on
« fasse prendre à la malade, les pressions exercées sur
« la région hypogastrique et les efforts destinés à la dé-
« fécation deviennent inutiles (1). » En pareille circonstance, le praticien se trouve heureux d'avoir à sa disposition un moyen explorateur autre que ceux employés
généralement, pour lui dire si la matrice est saine ou
malade ; si elle est saine, quelle est sa position, sa
direction, non-seulement par rapport à son état normal, mais encore par rapport à la tumeur pathologique et aux organes voisins ; quelle est la part qu'elle
prend dans la composition de la masse anatomo-patholo-

____

(1) Lisfranc, *Clinique chirurgicale*. Paris. 1841-1843, p. 515.

gique, et quelles sont l'étendue, la position et la force des connexions qui l'unissent à cette tumeur ; et qui, si elle est malade, indiquera son état pathologique, l'affection dont elle est atteinte, ou, pour le moins, aidera puissamment à reconnaître cette affection. Or, le moyen explorateur le plus apte à nous fournir tous ces renseignements est, sans contredit, la sonde utérine employée avec prudence et connaissance de cause. Non-seulement ici l'instrument fournira des documents précieux sur l'état de l'utérus, mais il servira puissamment au diagnostic de l'affection qui a déplacé cet organe.

Si le doigt peut encore atteindre le museau de tanche, il servira de conducteur à la sonde ; mais, dans la plupart des cas, il est nécessaire d'appliquer le speculum pour arriver à découvrir l'orifice utérin et y introduire le bec de l'instrument. C'est principalement dans cette occurrence, où le toucher n'a pu préalablement fournir d'indices sur la position et la direction de l'organe gestateur, que l'on doit chercher avec douceur la voie utérine avant de faire avancer la sonde ; aucun manuel opératoire ne peut être indiqué à l'avance, il est tout entier abandonné à la variété de l'affection, à l'expérience et à la science du praticien.

Le toucher hypogastrique devra considérablement venir en aide à l'hystéromètre.

B. *Hernies sus-pubiennes de la matrice.* — Indépendamment et en dehors de la grossesse, l'utérus, placé ou entraîné au-dessus du détroit supérieur, peut venir faire hernie au-dessus et au-devant du pubis, soit qu'il sorte de la cavité abdominale par une éraillure de la ligne blanche, par une cicatrice, soit qu'il s'échappe par le canal crural ou l'inguinal. Dans tous les cas connus et dans ceux que nous avons rencontrés, l'organe n'était pas seulement déplacé, il était tout à la fois allongé, antéversé et antéfléchi (1). La saillie que forme le museau de tanche au fond du vagin est effacée ainsi que ses lèvres, de sorte que la cavité du vagin se continue, sans ligne de démarcation autre qu'un rétrécissement, avec la cavité du col ; au moins telle était la disposition dans le cas que nous avons observé.

Les tumeurs herniaires utérines, hors l'état de grossesse, ne présentent aucun caractère particulier qui puisse les faire connaître : ni la consistance, ni la forme, ni l'épaisseur du pédicule, ne peuvent servir de base certaine au diagnostic ; il en est de même de la tension, de l'obliquité du vagin, de l'élévation et de la disparition du museau de tanche, qui se rencontrent, ou peuvent se rencontrer dans la plupart des déplacements en haut de la matrice. Le diagnostic devient encore plus difficile, si avec la hernie existe une tumeur ovarique ou abdominale. La sonde, au contraire, indiquera à quelle hauteur se trouve le col, parce que l'on reconnaîtra et sentira facilement soit le reste du cul-de-sac utéro-vaginal, soit le moment où elle s'engagera dans l'orifice utérin. Si la hernie est sur la ligne médiane, la sonde, dont la courbure doit être un peu plus prononcée que d'ordinaire, embrassera dans sa concavité la symphyse du pubis ; puis, une fois son extrémité engagée dans le col, le manche porté fortement en arrière et en haut fera diriger l'instrument dans le pédicule de la hernie, où il pourra être facilement senti par la main placée à l'hypogastre, sur l'ouverture herniaire ; et les mouvements imprimés à l'instrument en haut ou sur les côtés seront communiqués à la base de la hernie. Si la tumeur était inguinale ou crurale, tout en tournant la concavité en avant, il

____

(1) Tel était celui si bien décrit et représenté par M. le professeur J. Cloquet, *Pathologie chirurgicale, plan et méthode qu'il convient de suivre dans l'enseignement de cette science*, thèse pour le professorat. Paris, 1831.

suffirait de porter obliquement le manche de la sonde en arrière et vers l'ischion, du côté opposé, pour diriger son extrémité vers l'ouverture interne des canaux. Si, par contre, le cathéter prend une tout autre direction, n'aboutit pas à l'une des ouvertures abdominales, si on ne le sent pas à la base de la hernie que l'on suppose formée par la matrice, c'est que celle-ci n'entre pour rien dans sa composition. On aura une certitude encore bien plus absolue si l'instrument fait sentir la matrice vers tout autre point de la paroi abdominale. Jamais le toucher ne pourra fournir des renseignements aussi exacts, en admettant même que le doigt puisse parvenir jusqu'au col de l'utérus; aussi Scanzoni dit-il, à l'occasion du diagnostic de la hernie de la matrice : « Quant « au diagnostic, nous croyons, avec Kiwisch, qu'il ne « sera possible que lorsque l'on pourra sentir à travers « le sac herniaire la pointe d'une sonde introduite dans « la cavité utérine. »

II. *Déplacements en bas.* — Depuis un simple abaissement de la matrice au-dessous de sa situation normale jusqu'à sa précipitation complète au-dessous du détroit périnéal, il existe une foule de degrés dans les déplacements en bas, que les auteurs modernes ont réduits avec raison à trois : l'*abaissement*, la *descente* et la *précipitation* ou chute complète. Le premier degré ne nous occupera pas, parce qu'il est facile à reconnaître sans le cathétérisme, parce qu'il entraîne avec lui peu d'inconvénients et qu'il existe très-souvent avec des maladies qui ont déjà fixé ou qui fixeront notre attention; il n'en est pas de même des deux autres, dans lesquels l'hystéromètre peut nous donner des renseignements précieux.

A. *Descente de l'utérus.* — Le speculum et les différentes variétés du toucher sont en général suffisants pour reconnaître la maladie; quelquefois même ils sont plus que suffisants, car un simple coup d'œil jeté sur l'ouverture vulvaire y fait découvrir le col de l'utérus ; mais ce diagnostic général n'indique pas l'état de la cavité utérine ; s'il existe une hypertrophie longitudinale de l'organe, ou des adhérences qui unissent son fond à la paroi postérieure de la vessie ou à la face antérieure du rectum ; les déviations que l'organe a très-fréquemment éprouvées, les altérations dont son tissu est le siége. A l'aide de la sonde on acquiert de suite de la certitude sur plusieurs de ces points. C'est à l'hystéromètre que nous devons d'avoir appris que dans un très-grand nombre de cas qui paraissent être de simples descentes de la matrice, je ne parle pas de ceux qui simulent la précipitation, il existe un allongement hypertrophique de la portion sus-vaginale du col, de telle sorte que la cavité de la matrice a une hauteur de 9 à 9 1/2 c. Ce fait est une des meilleures preuves que l'on puisse avancer pour prouver que l'allongement hypertrophique de la portion sus-vaginale du col, qu'on observe dans le renversement complet du vagin, ne tient pas à la traction que celui-ci exerce sur le col, puisqu'il existe avant que le vagin soit renversé ; quand l'allongement est produit par la traction du vagin sur le col, celui-ci est plus mince qu'à l'état normal, il est rétréci à sa partie moyenne.

B. *Chute complète de l'utérus.* — Les caractères fournis par la palpation attentive de la tumeur, le toucher rectal, le cathétérisme vésical et la réduction, suffisent généralement pour éviter de confondre cette affection avec toute autre maladie ; mais comme il peut arriver que le tissu de l'utérus soit assez ramolli pour que la palpation puisse confondre le corps de l'organe avec les parties environnantes malades et tombées dans la cavité péritonéo-vaginale, l'hystéromètre complétera les renseignements en faisant connaître la situation du

fond de l'utérus, les dimensions de sa cavité, en permettant d'imprimer à son corps tous les changements de
position et de direction que l'on désire, changements
qui s'opéreront sous les yeux du praticien et sous la
main qui palpe le pédicule de la tumeur. Si l'on craint
que l'utérus soit ramolli, on procédera avec beaucoup de
ménagements et l'on se servira d'une sonde de gomme
élastique.

C. *Précipitation hors de la vulve du col de l'utérus atteint dans sa portion sus-vaginale d'allongement hypertrophique* avec renversement plus ou moins complet du vagin. — Malgré les observations de Saviard, Verduc,
Morgagni, Hoin père, Levret, Dance et M. J. Cloquet, elle
a été très-fréquemment confondue avec la précipitation de
la totalité de la matrice; et s'il est vrai que l'on puisse,
avec un examen très-attentif, distinguer dans la majorité
des cas ces deux affections l'une de l'autre, il n'en est
pas moins vrai que l'on n'aura une notion précise de cette
maladie et des indications thérapeutiques qu'elle réclame
qu'après avoir cathétérisé l'utérus, c'est-à-dire mesuré
la hauteur, la largeur de l'organe, à l'aide de l'hystéromètre et reconnu avec cet instrument et la palpation l'é-
paisseur et la consistance de ses parois. Avec la sonde
utérine on reconnaîtra la véritable direction de l'organe,
s'il est dirigé suivant les axes des détroits ou suivant ceux
du petit bassin, s'il est incliné ou fléchi en avant, en
arrière ou sur les côtés, sans qu'aucune des maladies
dont il est souvent le siége puisse donner le change; on
saura de plus s'il a contracté des adhérences avec les
organes voisins.

Dans cette maladie, lorsque l'utérus n'est atteint
d'aucune inflexion, l'hystéromètre pénètre généralement
à une hauteur de 11 à 13 centimètres et quelquefois plus.
Le doigt introduit dans le rectum peut en suivre la tige

jusqu'à son extrémité, au fond de l'utérus, si cette partie ne s'élève pas plus haut que la symphyse pubienne. Si au contraire elle remonte jusque dans le grand bassin ou dans la cavité abdominale, en dirigeant l'extrémité de l'instrument vers la paroi antérieure de l'abdomen, la main gauche placée sur l'hypogastre ne tarde pas à la reconnaître ainsi que le fond de l'utérus, dont elle peut apprécier le volume et la situation.

Lorsque l'hystéromètre ne pénètre pas de suite dans la cavité utérine à la profondeur que je viens d'indiquer, la chute du col allongé et hypertrophié avec la présence du corps de la matrice dans le bassin est un fait si fréquent dans l'affection que l'on désigne communément sous le nom de précipitation de la matrice, qu'il faut se demander et rechercher tout d'abord si l'instrument n'est pas arrêté dans sa marche par une flexion du corps sur le col, ou par tout autre obstacle oblitérant la voie utérine.

D. Lorsqu'il existe en même temps, sur la même personne, une rectocèle et une cystocèle, qui ont à la longue abaissé et entraîné le vagin, puis avec lui le col de l'utérus, cette partie de l'organe gestateur est souvent tout à la fois précipitée hors de la voie sexuelle allongée et atrophiée, le col s'allonge et s'amincit aux dépens de sa partie moyenne, absolument comme le fait un tube de verre soumis à la lampe de l'émailleur et tiré par ses deux extrémités.

Cette variété de *précipitation du col utérin avec allongement et atrophie de ses parois* est très-facile à reconnaître avec la sonde utérine, tandis qu'elle peut très-aisément échapper à la palpation même attentive d'une tumeur aussi complexe que celle que nous venons de citer, qui est composée par les parois du vagin qui peuvent être plus ou moins endurcies et épaissies, par une partie de

la vessie et du rectum, sans parler des matières étrangères que ces réservoirs déplacés contiennent très-souvent,

E. Le praticien arrive habituellement avec facilité à la
connaissance de *l'introversion* de la matrice quand cette
affection se manifeste sous sa main, en sa présence,
pendant ou immédiatement après l'accouchement. Si ce
renversement s'opère *plusieurs heures* ou quelques jours
après cette grande fonction, en réunissant aux commémoratifs les accidents qu'éprouve la malade et les caractères que présente la tumeur, il est bien rare que l'on ne
puisse arriver le plus souvent à un diagnostic certain ;
mais il ne faut pas oublier que cette grave maladie a pu
être produite par la malade elle-même dans un accouchement clandestin, par une personne étrangère à l'art,
ou tellement ignorante qu'elle ne puisse donner des
renseignements convenables ; que dans beaucoup de circonstances le médecin n'est consulté que plusieurs mois,
et quelquefois plusieurs années après sa manifestation,
et lorsque ses caractères sont changés à ce point qu'on
pourrait très-facilement la prendre pour toute autre tumeur utérine et surtout pour un polype sorti de l'utérus,
pendant dans le vagin ou au-dessous de la vulve. C'est
en vain, tel que l'ont fait des praticiens inexpérimentés,
qu'on invoquerait comme caractère différentiel la présence des orifices des trompes de Fallope sur chaque
côté du sommet de la tumeur, parce que, d'une part,
dans le renversement chronique, le seul qui puisse être
confondu avec un polype, les trompes et leurs ouvertures sont le plus ordinairement oblitérées ; et que,
d'autre part, les polypes présentent assez fréquemment
à leur surface des orifices qui mènent à des cavités tu-
buleuses ou même urcéolées par lesquels s'écoule,
comme des oviducs, un liquide muqueux ; il peut même
arriver qu'il y ait de chaque côté de l'extrémité infé-

rieure de la tumeur polypiforme une ouverture et un canal conduisant dans une cavité que présente la tumeur ; Boivin et Dugès (1) ont rapporté et figuré un cas semblable, recueilli sur une malade opérée par Ant. Dubois.

La maladie peut encore être plus ou moins facilement reconnue suivant le degré auquel elle est arrivée ; ainsi lorsque le renversement existe au quatrième degré, est absolument complet, c'est-à-dire qu'il porte tout à la fois sur le corps et la totalité du col, en y comprenant l'orifice vagino-utérin et quelquefois l'extrémité supérieure du vagin, l'erreur est impossible ; il n'y aurait qu'une légèreté et une ignorance impardonnables qui pourraient faire confondre cette affection avec un polype, une précipitation de la matrice, une chute et un renversement du vagin. Il n'en est pas de même lorsque l'affection en est encore à l'un de ses trois premiers degrés ; elle peut alors simuler diverses affections utérines et présenter un diagnostic très-difficile, principalement lorsque l'on n'a à sa disposition que les méthodes d'investigation ordinaires.

Dans le troisième degré, par exemple, où le corps de l'utérus renversé et tombé dans le vagin est embrassé par l'orifice utérin et une plus ou moins grande portion du col, la maladie ressemble tout à fait à s'y méprendre à un polype ; tous les caractères de cette affection peuvent s'y trouver ; aussi Boyer, qui avait déjà une si longue expérience lorsqu'il écrivit son livre, dit-il, en parlant du diagnostic du renversement : « A l'égard du polype utérin, comme il ressemble à la matrice prolapsée depuis longtemps par sa forme, son volume, sa consistance, son peu de sensibilité, il est souvent très-difficile de l'en distinguer. W. Newnham (2) dit : « En nous rappelant ce

____

(1) Boivin et Dugès, *Traité pratique des maladies de l'utérus*. Paris, 1855, tome I, p. 537, et *Atlas* pl. XIX, fig. 4.

(2) Newnham, *An Essay on the symptoms and treatment of inversio uteri*. London, 1818.

qui précède, nous serons amenés à conclure qu'il est toujours difficile et quelquefois impossible, dans l'état actuel de nos connaissances, de distinguer un renversement
partiel ou complet de l'utérus d'un polype. » Le professeur Kilian (1) dit : « Un utérus renversé peut tellement
« ressembler à un polype, que le diagnostic est presque
« impossible. » M. Velpeau (2) avoue lui-même qu'il y a
des cas où le doute est la seule opinion rationnelle.

Boivin et Dugès avaient déjà senti la nécessité d'avoir,
dans ce cas, recours à un moyen autre que le toucher,
et, tout en reconnaissant que le doigt passé entre l'anneau
formé par le col et le pédicule est bientôt, dans le renversement, arrêté par un cul-de-sac circulaire, ajoutent:
« Cette dernière circonstance peut servir à faire distin-
« guer l'introversion et le polype ; car si celui-ci prend
« naissance du fond de la matrice, le doigt ou *un stylet*
« pourront s'enfoncer profondément ou de tous côtés
« entre lui, le col, et le pédicule de la tumeur; s'il naît
« des parois du col on se trouvera bien arrêté d'un côté
« par un cul-de-sac, mais de l'autre, point d'obstacles. »
D'un autre côté, l'un de nos collègues les plus distingués
et les plus compétents en semblable matière, M. Danyau,
dans un remarquable rapport sur un mémoire à consulter et relatif à un renversement chronique, après avoir
reconnu, avec l'auteur du mémoire et les médecins qui
avaient soigné la malade, qu'il ne restait presque aucun
doute sur l'existence d'une inversion de l'utérus, émet
en ces termes le regret que le cathétérisme n'ait pas été
pratiqué: « L'introduction d'une sonde, portée autour et
« au delà du pédicule de la tumeur, et à l'aide de la-
« quelle il eût été permis de constater au-dessous du
« bourrelet formé par l'orifice l'absence ou la réduction

(1) Kilian, *Die operative Geburtshulfe.* Bonn, 1834.
(2) Velpeau, *Leçons orales de clinique chirurgicale.* Paris, 1840.

« considérable de la cavité utérine, eût encore ajouté à
« l'exactitude du diagnostic. »

Il va sans dire que Kiwisch et Simpson partagent entièrement cette manière de voir, dont il ne nous reste plus
qu'à démontrer péremptoirement l'utilité. P. S. Lee (1)
s'exprime ainsi sur ce sujet : « Le meilleur moyen de
distinguer un polype d'un renversement de l'utérus
est l'emploi de la sonde utérine. Cet instrument nous
donne la profondeur de la cavité utérine. Et dans ce renversement cette cavité doit à peine exister, tandis que
dans le polype elle est le plus souvent intacte. » Il eût
pu même dire souvent agrandie.

Dans le renversement chronique au troisième degré,
il peut arriver que le col utérin et l'extrémité supérieure
du pédicule soient beaucoup trop haut placés pour que
le doigt puisse les atteindre et à plus forte raison pénétrer
jusqu'au point de l'inflexion du corps sur le col. C'est
particulièrement ce qui a lieu quand la tumeur formée
par le corps de l'utérus ayant conservé un volume assez
considérable est encore renfermée dans le vagin. D'autres
fois, bien que ces parties ne soient pas placées au-dessus
de la portée du doigt, l'orifice utérin embrasse trop étroitement le pédicule pour que le doigt puisse s'engager
entre eux et les explorer.

L'hystéromètre, qui peut toujours être introduit et peut
pénétrer à une hauteur suffisante, nous montre que dans
le renversement utérin au troisième degré la cavité de
la matrice a subi dans tous les cas une diminution considérable; elle peut même être entièrement effacée et réduite à une simple rainure circulaire, qui entoure le col,
rainure qui a au plus 5 à 6 millimètres de profondeur.
Dans d'autres circonstances, le renversement est beau-

____

(1) Lee, *On the Tumors of the Uterus*, p. 49.

coup moins considérable, la sonde pénètre partout et également à une profondeur de 2 ou 3 centimètres ; elle reconnaît non-seulement que la hauteur de la cavité utérine est diminuée, mais que sa forme est changée, qu'elle est convertie en une galerie circulaire qui fait régulièrement le tour du pédicule de la tumeur. Le fond de cette galerie, ou si l'on veut le point où le corps de l'utérus introversé se continue de dedans en dehors avec la portion du col non renversée, est facilement parcouru et exploré dans toute son étendue par l'extrémité de la sonde. Un doigt introduit dans le rectum perçoit parfaitement cette extrémité de l'instrument au moment où elle parcourt la demi-circonférence postérieure du cercle. Si le point de réflexion était assez élevé pour ne pouvoir être reconnu par cette voie, l'hystéromètre promené au fond de la demi-circonférence antérieure serait perçu au-dessus du pubis à travers la paroi abdominale en avant comme sur les côtés, et toujours à peu près sur la même ligne ou à la même hauteur. La sonde, en remontant le long du pédicule, sent qu'il va le plus souvent en s'évasant ou en s'épaississant à mesure qu'il se rapproche de son point de fusion avec la partie non renversée.

Au contraire, lorsqu'il s'agit d'un polype sorti de la matrice et saillant dans le vagin, la cavité utérine a repris sa forme et ses dimensions normales; le plus souvent même cette cavité est restée plus vaste, et ce seul fait suffit, comme le fait observer Simpson, pour établir un caractère tranché entre les deux maladies ; d'ailleurs, dans le cas de polype, comme il le fait très-bien remarquer, la sonde peut amener le fond de l'utérus sous la paroi antérieure de l'abdomen, où il peut être facilement reconnu, ainsi que le bec de l'instrument. Dans le cas de renversement, si l'on exécute cette manœuvre, on ne perçoit que l'extrémité de la sonde, et derrière elle un vide. Nous reviendrons dans un instant sur ce caractère.

L'hystéromètre, qui contourne le pédicule du polype, reconnaît aisément qu'il a généralement moins de volume que celui du renversement, et qu'il va plutôt en diminuant qu'en augmentant d'épaisseur, à mesure qu'il se rapproche de son insertion.

Lorsque le polype s'insère sur l'une des faces ou sur l'un des bords de la cavité, et c'est ce qui a lieu le plus souvent (l'insertion sur le fond de l'organe relativement au nombre total des polypes est de beaucoup la plus rare), la sonde rend le diagnostic bien plus facile encore, parce qu'elle indique avec l'étendue de la cavité son irrégularité. Du côté opposé à l'insertion, la sonde pénètre profondément, sans obstacle, jusqu'au fond de l'organe; du côté qui correspond à l'implantation de la tumeur, elle, est bientôt arrêtée par un cul-de-sac qui lui présente un obstacle insurmontable, qu'elle est obligée de contourner en s'inclinant à droiteou à gauche, ou en tout autre sens pour pénétrer plus avant. Enfin, si l'instrument cherche à parcourir, par un mouvement de circumduction, la circonférence de la cavité de l'utérus, comme il le fait facilement pour le renversement utérin, il est promptement arrêté par l'un des côtés de l'insertion du pédicule.

Dans ce troisième degré du renversement, la sonde peut encore rendre, dans quelques cas, un autre service important qui a échappé à l'attention des praticiens. Ce n'est pas, comme le fait très-judicieusement observer M. Danyau, la constriction que l'orifice vagino-utérin et la partie intra-vaginale du col exercent sur le pédicule de la tumeur, qui constitue le principal obstacle à la réduction, parce que cette partie peut être fixée, dilatée et incisée au besoin sur plusieurs points, jusqu'à ce qu'elle livre passage aux parties renversées, mais bien la constriction et la rétraction des fibres circulaires de la portion sus-vaginale, et plus particulièrement celles de l'orifice cervico-utérin, de telle sorte que si cette partie supérieure du col n'est pas comprise dans le renversement, elle peut être plus ou moins resserrée et contractée sur le pédicule, et constituer un obstacle plus sérieux à la réduction, quelle que soit la méthode que l'on emploie. Or, la sonde nous apprendra le degré de resserrement, et de constriction que cette partie exerce sur le pédicule; si l'anneau ou la succession d'anneaux qu'elle forme est susceptible de laisser passer le corps de l'organe. Et, en supposant que cet anneau soit trop étroit, il pourrait sans danger être agrandi par les sondes dilatatrices, n°s 23 et 24.

Je sais que malheureusement l'obstacle le plus grave peut, dans d'autres circonstances, dépendre du resserrement des fibres circulaires du pédicule même de la tumeur, et que, dans ce cas, la sonde ne peut rien pour nous faire connaître cet état, qui ne nous est pas davantage révélé par les autres modes d'exploration.

Dans le deuxième degré de l'inversion chronique, ou dans celle survenue en dehors de l'accouchement, le toucher vaginal offrira encore, pour nous servir des expressions de Boivin et Dugès, « de plus grandes incertitudes. » En effet, ou le col n'est pas assez ouvert pour que le doigt puisse s'y introduire, et alors l'exploration ne sert absolument à rien, si ce n'est à reconnaître que la partie supérieure du col dilatée est plus volumineuse qu'à l'état normal; ou bien il est assez dilaté pour permettre au doigt d'y pénétrer et de sentir une convexité, une tumeur équivoque, séparée des parois du col par un espace étroit, dont il ne peut juger la profondeur, tumeur qui peut appartenir aussi bien à un renversement qu'à un polype, un kyste utérin, un fibroïde, etc.

La sonde, dans ce cas, peut donc être aussi utile, si

ce n'est plus, que dans le précédent. A part les renseignements qu'elle pourra fournir sur l'étendue, la forme de la cavité utérine, sur le volume, la forme et l'implantation de la tumeur, en parcourant le cul-de-sac du point de réflexion, son extrémité pourra être sentie par l'hypogastre dans tout le contour antérieur, et même sur les côtés de la dépression cupulaire que forme le fond de l'organe rentré en lui-même. Si la sonde est en avant, la main perçoit la dépression en arrière de l'instrument; si celui-ci est à gauche, la dépression est à droite, etc. Le bec de l'hystéromètre et le contour de l'infundibulum utérin forment la partie la plus élevée de la masse. Lorsque, au contraire, il existe une tumeur fibreuse ou un polype inséré au fond de la matrice, on sent au-dessus de l'hystéromètre une saillie arrondie, un renflement plus ou moins considérable formé par le corps de l'utérus, à moins que le polype n'ait lui-même renversé le fond de cet organe, comme j'en ai observé un cas très-curieux chez une demoiselle que j'ai opérée avec mon regrettable collègue, Alphonse Robert.

Dans le premier degré de la maladie, si la parturition n'est pas toute récente, le toucher vaginal ou rectal apprendrait moins encore.

HUITIÈME LEÇON

Lésions physiques ou mécaniques. (Suite et fin.)
Corps étrangers

IV. — OBSTRUCTIONS, COARCTATIONS, OBLITÉRATIONS

Messieurs, bien que les *obstructions*, *coarctations* et *oblitérations* de la cavité de la matrice et de ses orifices dé-

pendent quelquefois d'un vice primordial, et soient le
plus souvent le résultat de lésions vitales et organiques,
nous les rapprocherons des lésions physiques de l'organe,
parce que les modifications locales, les troubles fonctionnels et les affections consécutives qu'elles déterminent
tiennent pour la plupart à la diminution ou à l'interruption de la voie utérine, par conséquent à l'obstacle tout
mécanique qu'éprouvent les substances qui doivent la
traverser, soit pour y pénétrer, soit pour s'en échapper;
d'où peuvent résulter la stérilité, l'aménorrhée, la dysménorrhée mécaniques, la rétention et l'accumulation
dans l'utérus des mucus des trompes, du corps et du col,
du pus ou du muco-pus après une métrite interne, de
gaz; du sang pendant la période cataméniale ou pendant
la durée d'une affection utérine, d'où même la manifestation d'hématocèles péri-utérines; et enfin ultérieurement le développement de diverses lésions des parois de
la matrice.

Pour connaître exactement le siége, le nombre, l'étendue des rétrécissements utérins, pour traiter efficacement
et avec connaissance de cause les nombreuses maladies
qu'ils peuvent déterminer, il faut, dans un grand nombre
de cas, recourir au cathétérisme, qui indiquera d'une
manière absolue et constante si la voie utérine est libre;
si elle ne l'est pas, qui aidera puissamment à connaître
la cause, la nature de l'obstacle et la manière de le surmonter.

Il n'est pas jusqu'à la coarctation et l'atrésie complète
de l'orifice utéro-vaginal, qui, bien que cette ouverture
soit accessible au doigt et à l'œil, ne réclament l'examen
avec l'extrémité de l'hystéromètre ou d'un stylet; car, à
l'aide de la vue et du toucher, on ne peut juger du degré
du rétrécissement, de sa hauteur ni de sa résistance.
Fréquemment à l'œil l'atrésie paraît incomplète, parce

qu'elle est précédée d'une dépression en entonnoir, ou en fente transversale, au fond de laquelle la vue ne peut pénétrer ; il faut alors avoir recours à un stylet plus ou moins fin ou à une petite bougie pour s'assurer si le fond de cet infundibulum, de cette fente, communique ou non avec la cavité utérine. Dans d'autres circonstances, l'ouverture est couverte d'une sorte de valvule qui la dissimule et que l'extrémité seule de la sonde peut soulever.

Quand, après avoir pratiqué un vagin artificiel soit par décollement, soit par incision, on est arrivé sur le museau de tanche, c'est encore à la sonde ou au stylet qu'il faut avoir recours pour savoir si cette partie offre une ouverture de communication avec la cavité utérine : c'est ce que fit utilement M. Debrou dans le rétablissement de la voie vagino-utérine, qu'il pratiqua heureusement et très-habilement en 1849.

Lors donc qu'une femme vient nous consulter parce qu'elle est stérile, et qu'aucun vice organique primitif ou acquis n'existe à la vulve et dans le vagin, il est de toute rigueur de cathétériser l'utérus pour savoir si sa cavité et ses orifices sont libres.

Il en sera souvent de même chez les femmes qui souffrent d'aménorrhée, de dysménorrhée mécaniques et de la rétention des liquides utérins avec dilatation plus ou moins considérable des parois utérines, sans parler de celles qui souffrent par rétention de concrétions fibrineuses, de fausses membranes, etc.

Dans tous ces cas la sonde peut nous apprendre s'il y a atrésie complète, simple coarctation ou seulement obstruction des orifices par une tumeur située dans le corps ou dans le col de l'organe, par une courbure, ou par un simple aplatissement des parois de la matrice, par une tumeur interstitielle ou extra-utérine.

Quand le cathétérisme utérin donne un résultat négatif, c'est-à-dire quand il démontre que la voie utérine est libre, il rend encore un grand service au praticien en lui apprenant que la cause de la stérilité, que celle des accidents périodiques et expulsifs, pour lesquels il est consulté, doivent être cherchées ailleurs que dans le rétrécissement et l'obstruction du canal de la matrice.

On est autorisé à admettre l'existence d'un rétrécissement, lorsque l'extrémité d'un hystéromètre ordinaire, dont nous avons proportionné le volume aux diamètres des orifices utérins, ne peut parcourir facilement la totalité de la cavité utérine. Les autres degrés de la coarctation se jugent par le volume de la sonde ou du stylet qui peut la franchir.

Aussi, lorsqu'on soupçonne l'existence d'un rétrécissement, on doit avoir sous la main une sonde utérine ordinaire, un stylet utérin et des bougies en corde à boyau ou en gomme élastique cylindriques, coniques et fusiformes ; la sonde à boule, qui fait connaître les rétrécissements uréthraux, peut même être utile.

En parlant du cathétérisme utérin considéré sous le rapport du traitement, nous indiquerons les services que peut rendre la sonde dilatatrice.

Dans les cas où, par suite du rétrécissement ou de l'obstruction de la cavité cervicale, l'utérus est dilaté par un liquide ou un fluide élastique, la sonde évacuatrice (nᵒˢ 29 et 30) fait de suite connaître l'affection à laquelle on a affaire.

A cette occasion, nous ferons de suite observer que le meilleur moyen pour arriver à la connaissance de l'hydrométrie, de l'hématométrie, de la pyométrie et de la physométrie, est le cathétérisme de l'utérus, d'abord avec un instrument approprié à l'obstacle et ensuite avec la sonde évacuatrice, qui non-seulement indique tout aussitôt la nature du retentum et distingue ces affections les unes des autres, mais encore empêche de les confondre avec un kyste intra-utérin, une mône, une tumeur fibreuse ramollie, un kyste utérin interstitiel ou péri-utérin, un kyste des ovaires, etc. M. Cruveilher rapporte un cas de dilatation du corps de l'utérus par rétention des mucus de cet organe, qu'on avait pris du vivant de la malade pour une maladie de l'ovaire. Aussi Simpson et Kiwisch font observer que le plus sûr moyen d'éviter une erreur de diagnostic est d'employer la sonde utérine; et Nonat, que l'on ne saurait accuser d'être un partisan exagéré du cathétérisme utérin, dit en parlant des symptômes et des accidents qui accompagnent les rétrécissements de la matrice : « En présence de « symptômes semblables, le praticien devra toujours « songer à un rétrécissement du conduit utérin et ne « pas hésiter à vérifier le diagnostic par le cathétérisme « avec toutes les précautions que nous avons recom- « mandées plus haut. » Aran, qui ne peut être soup- çonné de partialité dans la question qui nous occupe, avoue que, dans un cas de métrite interne du corps de l'utérus avec accumulation de mucus purulent et fétide dans la cavité utérine, il n'est arrivé à un diagnostic certain qu'avec l'aide de la sonde; mais laissons parler l'auteur : « Ce fait est suffisamment probant, je l'espère, « mais il me semble qu'on ne peut en tirer une autre « conclusion au point de vue du diagnostic : la nécessité « de faire usage de la sonde creuse pour les explorations « de la cavité utérine plus souvent qu'on ne le fait géné- « ralement. Sans ce moyen aurais-je jamais pu me douter « de la présence d'un liquide accumulé en quantité con- « sidérable dans la cavité du corps de la matrice? »

L'hydropisie du col de la matrice, qui peut être déterminée par la coarctation ou l'oblitération des deux orifices cervical et utéro-vaginal, et quelquefois même par celle de ce dernier seulement, lorsque le corps n'a pas encore cédé à l'action dilatatrice du retentum, ressemble quelquefois à un polype, à un kyste du museau de tanche, ou à un allongement hypertrophique, au point que le praticien peut se trouver très-embarrassé pour se prononcer sur la nature de l'affection soumise à son observation. Ici encore la sonde ou le stylet utérin pourra rendre un éminent service.

Dans le cas d'hydropisie du col avec simple déviation ou rétrécissement de son orifice vaginal, lorsqu'on a redressé ou agrandi cet orifice successivement avec la sonde pleine et la sonde creuse, le liquide s'écoule soit par la sonde, soit par l'ouverture utérine élargie, et la tumeur s'affaisse, se ride et l'extrémité de l'instrument se promène facilement dans une cavité ampullaire ou sphéroïde. Le doigt indicateur porté par le vagin sur la tumeur distingue parfaitement l'instrument et reconnaît très-aisément le peu d'épaisseur des parois de la poche. Si l'on a affaire à une hypertrophie longitudinale du museau de tanche ou à un polype, aucun de ces changements ou de ces phénomènes ne se manifeste par l'introduction de la sonde. Dans le polype, il y a de plus à la base du pédicule une ouverture que l'on ne trouve pas dans l'hydropisie du col. Il pourrait bien arriver qu'avec un allongement hypertrophique du museau de tanche ou avec un polype de cette partie, il existât une hydropisie du corps de l'utérus ou de la partie sus-vaginale du col, et qu'après l'introduction de l'algalie il s'écoulât, comme dans le cas précédent, une plus ou moins grande quantité de mucus, et que la tumeur utérine formée par un liquide retenu s'affaissât ; mais les tumeurs formées par la portion intra-vaginale du col, hypertrophies ou polypes, resteront toujours les mêmes, n'éprouveront aucun changement ; et dans ce cas encore le cathéter fournira au praticien des renseignements qu'il demanderait en vain aux autres modes d'investigation.

Une hydropisie du col avec oblitération complète de l'orifice utéro-vaginal peut ressembler sous tous les rapports, siége, couleur, transparence, densité, fluctuation, etc., à un kyste de l'une des lèvres du col ou à un kyste de l'orifice même, qui peut être plus ou moins rétréci, converti en une simple fente et masqué par la tumeur. Dans ce cas le museau de tanche est effacé et confondu avec la masse ; le doigt pas plus que le speculum ne peuvent faire découvrir les vestiges de l'orifice utérin, et il faut avoir recours à une sonde fine pour retrouver cette ouverture vers un des points de la circonférence du pédicule de la tumeur. Cette ouverture trouvée, la sonde pénètre dans la cavité de la matrice, et toute difficulté de diagnostic disparaît.

La cavité de la matrice peut renfermer des corps étrangers de différente nature et de sources très-diverses.

Tantôt ce sont des matières qui ont pris naissance dans l'intérieur de l'organe par suite des altérations de sécrétion de ses parois, ou par simple concrétion et agrégation de substances qui ont été retenues pendant un temps plus ou moins long.

Telles sont : des concrétions fibrineuses, une matière calcaire libre, amorphe et comme plâtreuse et tophassée (Duncan), des concrétions calcaires calculeuses, fermes, résistantes, en nombre variable, des concrétions osseuses. Ces dernières ne sont pas très-rares, soit que ces ostéides viennent de tumeurs fibreuses plus ou moins ossifiées, soit qu'elles forment des stalactites analogues à celles qui se développent autour des fractures. On peut même y rencontrer des calculs urinaires : j'ai trouvé dans l'utérus, et j'ai extrait de l'une des sinuosités de l'arbre de vie, chez une femme qui était atteinte depuis plusieurs années d'une fistule vésico-utérine, un petit calcul urinaire qui avait 15 millimètres de long sur 7 millimètres de large.

D'autres fois ce sont des os, restes du squelette d'un fœtus putréfié dans l'utérus, ou provenant d'une grossesse extra-utérine interstitielle, dont le kyste s'est ouvert dans la cavité de la matrice.

Une grossesse utérine arrêtée dans son développement peut même devenir la base de ces sortes de tumeurs ostéo-calcaires. M. Velpeau (1) rapporte qu'il a pu en examiner une « qui avait le volume d'un gros œuf, était arrondie, bosselée, renfermait dans plusieurs points de son épaisseur des poils, quelques parcelles de tissu osseux, de tissu cutané, tandis que toute la circonférence n'était qu'une simple croûte calcaire. »

Suivant les faits rapportés par Jean Beverovicius (2), d'après de Thou, et par Morand (3), des fœtus pétrifiés peuvent être enfermés dans l'intérieur de l'organe gestateur ; ou bien c'est une môle dont les parois se sont ossifiées (Boivin et Dugès).

Dans d'autres circonstances beaucoup plus rares, il est vrai, des corps tout à fait étrangers à l'économie comme à l'utérus ont été trouvés dans cet organe ; ainsi Brugnatelli nous dit avoir trouvé dans l'utérus un os de poulet incrusté d'une substance solide provenant des sécrétions utérines solidifiées. Ce calcul pesait deux onces ; il était formé de phosphate calcaire. Lisfranc dit qu'il fut appelé auprès d'une femme chez laquelle, dans des manœuvres illicites, on brisa une sonde dans la matrice ;

<hr>

(1) Velpeau, *Nouveaux éléments de médecine opératoire,* 2ᵉ édition. Paris, 1839, t. IV, p. 3⁷9.

(2) Beverovicius, *De calculo renum et vesicæ.* Leyde, 1638.

(3) Morand, *Mémoires de l'Académie des sciences,* 1748.

après avoir soigneusement essuyé le col et n'avoir rien vu, il glissa dans son orifice intérieur dilaté une algalie droite, et constata très-distinctement à quelques lignes de profondeur la présence d'un corps étranger, qu'il put extraire à l'aide d'une pince à mors étroits. Plus loin il raconte qu'il retira de l'utérus un fragment de roseau qui s'y était rompu un mois auparavant, et dont la face externe était incrustée d'une matière calculeuse très-dure.

Dans tous ces cas les troubles fonctionnels subjectifs et objectifs ne peuvent faire reconnaître la nature de l'affection à laquelle on a affaire; il y a plus, il peut même arriver que les fonctions des organes péri-utérins soient plus troublées que les fonctions mêmes de l'utérus. Souvent ce sont les fonctions de la vessie, comme nous le démontrerons plus loin à l'occasion des affections péri-uté-rines; aussi, lorsque le col est assez fermé pour qu'on ne puisse y introduire le doigt, on n'a d'autre moyen de diagnostic que le cathétérisme utérin. C'est ce qui a fait dire à Ant. Louis (1): « On voit, par le résultat de toutes les « observations que nous avons recueillies, que les signes « rationnels des concrétions utérines sont fort équi- « voques ; les différents symptômes qu'elles produisent « peuvent induire en erreur, surtout si on les considère « séparément, parce qu'il n'y en a point qui ne puisse « être causé par quelque autre affection de la matrice ou « des parties voisines... Le doigt et la sonde seront des « moyens plus décisifs que toutes les combinaisons ra- « tionnelles. » Et plus loin il ajoute, en parlant de l'ex-traction des pierres de la matrice : « Il peut se rencon- « trer des circonstances favorables à l'extraction des « concrétions utérines. Si un stylet introduit par l'ori- « fice de la matrice glissait assez facilement entre la

(1) Antoine Louis. *Mémoire sur les concrétions calculeuses de la matrice* (*Mémoires de l'Académie de chirurgie*. Paris, 1753, tome II, p. 144).

« pierre et les parois de cet organe, si cette pierre n'était
« pas d'un volume démesuré et que la matrice n'eût au-
« cune disposition carcinomateuse, on pourrait entre-
« prendre une opération. » Ainsi donc, suivant A. Louis,
dans ces cas, la sonde utérine non-seulement fait reconnaître d'une manière certaine la présence d'un corps
étranger, mais encore son volume et le plus ou le moins de
rugosité ou d'uniformité de sa surface, et l'état des parois utérines ; et il eût pu ajouter que la sonde donne
aussi une notion précieuse sur la densité du corps, qui à
la rigueur pourrait n'être qu'une matière plâtreuse, dont
il serait assez facile de débarrasser l'utérus avec une
sonde-curette et des injections intra-utérines ; sans oublier qu'avec la sonde dilatatrice il sera encore facile de
juger si l'étendue des orifices du col est en rapport avec
le volume du calcul, de manière que l'on puisse en
tenter l'extraction d'emblée sans le morceler, ou l'extraire après l'avoir préalablement brisé, ou après avoir
agrandi l'ouverture de la matrice par la dilatation ou le
débridement. Rien ne saurait mieux prouver l'utilité du
cathétérisme utérin dans ces cas que le *desideratum* suivant, émis par M. Velpeau en 1839, à l'occasion du double
débridement du col de l'utérus conseillé par Louis, pour
extraire les calculs et les divers corps étrangers que cet
organe peut renfermer : « A cela il n'y a qu'une difficulté :
c'est de savoir si les symptômes que la femme éprouve
tiennent à la présence de ces corps étrangers, plutôt qu'à
d'autres affections. Comme il est souvent impossible
d'en avoir la certitude, personne aujourd'hui n'oserait
tenter l'opération d'Aétius pas plus que celle de Louis,
à moins pourtant que la pierre ne pût être reconnue dans
le col, où elle se serait plus ou moins engagée. » On peut
dire maintenant que le *desideratum* de M. Velpeau est
complétement accompli par le cathétérisme utérin.

Voici une de ces concrétions du volume d'une grosse noisette, que j'ai extraite de l'intérieur de l'utérus après en avoir constaté la présence par le cathéter et légèrement agrandi l'ouverture avec la sonde dilatatrice ; une petite pince à polype m'a permis de l'extraire en entier du premier coup. Cette concrétion paraît avoir appartenu à une petite tumeur fibreuse dégénérée et spontanément détachée de l'utérus.

Pendant que nous nous occupons des corps étrangers de l'organe gestateur et surtout des concrétions calcaires et osseuses qui peuvent se rencontrer dans sa cavité, disons que la surface intime de ses parois peut elle-même être le siége, dans des cas extrêmement rares, d'ossifications partielles ou générales. A. Louis (1) dit que Mayr (2) trouva un utérus du volume d'une boule à jouer aux quilles, dont les parois étaient entièrement ossifiées. Verdier, de La Fitte ont chacun observé un cas semblable ; ils ont été dessinés et rapportés dans le mémoire de Louis. Lieutaud (3) dit que chez une jeune femme morte d'une hydropisie ascite il trouva l'utérus cartilagineux et presque osseux. Dans des cas semblables, le moyen de diagnostic le plus sûr est certainement la sonde utérine. A ceux qui nous objecteront que dans ces affections le diagnostic est peu important, puisque l'art est impuissant contre elles, nous répondrons que le diagnostic sera utile en faisant exclure l'idée d'une affection plus fâcheuse et en empêchant d'avoir recours à une médication inutile, quelquefois dangereuse et pour le moins dispendieuse.

Dans les cas observés par Mayr et Verdier, la cavité de l'utérus, considérablement dilatée, était remplie par le mucus utérin accumulé ; qui sait si, dans des cas ana-

<hr>

(1) A. Louis, *Mémoires de l'Académie de chirurgie*, t. II, p. 145.
(2) Mayr, *Comm. litterar.* Norimbergæ, Jul. 1731.
(3) Lieutaud, *Historia anatomico-medica*. Paris, 1767.

logues, l'évacuation de ce liquide avec la sonde n'amè-
nerait pas le retrait de la tumeur, et avec ce retrait la
disparition de troubles ou d'accidents très-sérieux causés par la compression des parties voisines?

NEUVIÈME LEÇON

Tumeurs, lésions et altérations organiques.

Messieurs, parmi les nombreuses affections qui peuvent
développer outre mesure l'organe gestateur, ou lui donner l'apparence d'un développement considérable, dont
la cause et la nature sont souvent si difficiles à reconnaître, en exceptant celles que nous avons déjà passées
en revue dans les leçons précédentes, les unes tiennent
le milieu entre les corps étrangers proprement dits et
les altérations organiques ; ce sont les concrétions sanguines fibrineuses intra-utérines et les môles charnues
kystiques ou hydatiformes ; les autres sont de véritables
affections, altérations ou dégénérescences des parois de
l'organe, qui déterminent un accroissement général ou
partiel, réel ou apparent, d'où, entre autres causes,
une source féconde d'erreurs de diagnostic.

I. *Concrétions sanguines et fibrineuses.* — Après avoir plus
ou moins développé les parois de l'utérus, elles déterminent très-fréquemment des douleurs, des tranchées
utérines, des métrorrhagies abondantes et des écoulements de nature différente ; elles ont été et sont encore
confondues avec un grand nombre de maladies de la
matrice, tant que le col reste fermé et que le doigt ne
peut, par une exploration directe, apprécier l'étendue de

la cavité utérine, l'état de ses parois, et si elle renferme un corps quelconque. Or, en pareille occurrence, la sonde explorative et évacuative nous montrera : 1° que la cavité de la matrice est agrandie ; 2°, quel est le degré de cet agrandissement ; 3° qu'il est en rapport avec le volume extérieur et apparent de la tumeur utérine ; 4° que les parois de l'organe dans tous les points de leur étendue, aussi bien sur les faces et les bords que sur le fond, ont à peu près conservé leur épaisseur normale, que par conséquent l'augmentation du volume ne peut leur être attribuée ; 5° que cette augmentation ne tient pas davantage à l'accumulation d'un liquide, car celui-ci se serait écoulé par le canal de la sonde, et la tumeur se serait immédiatement affaissée ou serait devenue tout au moins molle et souple sous la pression ; 6° comme ces concrétions n'ont le plus souvent contracté aucune adhérence avec la surface interne de la matrice, la sonde peut par tous les points de cette surface remonter jusqu'au fond de l'organe en contournant le corps étranger dont la présence ne saurait lui échapper, parce qu'il dépend du praticien d'interposer à volonté entre son doigt qui explore et la sonde soit la paroi utérine seulement, soit tout à la fois la paroi utérine et la concrétion fibrineuse ; et cela aussi bien en avant qu'en arrière ou sur les côtés ; 7° enfin le cathéter fera connaître le diamètre des orifices et de la cavité cervicale, et s'il constate un rétrécissement ou une obstruction quelconque, ce sera encore un motif de plus pour admettre l'existence de l'affection qui nous occupe.

Après avoir reconnu à l'aide de l'hystéromètre tous les caractères que nous venons d'indiquer, il ne peut rester dans l'esprit du clinicien aucun doute sur la présence d'une tumeur intra-utérine libre ou pédiculée et adhérente seulement au fond de l'organe, tumeur qui ne peut être qu'une concrétion fibrineuse, une môle, un polype ou un kyste pédi ulé. En pareille circonstance, peu importe, au point de vue thérapeutique, la nature de l'affection ; ce qui importe le plus au praticien, c'est de savoir les principales indications qu'il a à remplir, et l'hystéromètre vient de les lui faire connaître : *dilater le col utérin* pour pratiquer une voie à la masse morbide, qui est susceptible d'être enlevée, et *réveiller, susciter les contractions utérines*, afin que cette masse s'engage dans la voie qui vient de lui être créée. Cette dernière indication, le développement des contractions utérines, remplit souvent à elle seule cinq autres indications, qui sont : d'atténuer ou de suspendre la perte sanguine, d'arrêter le développement de la tumeur, d'en diminuer le volume et de rendre son passage plus facile par la filière du col, de dilater celui-ci de haut en bas pendant que l'action chirurgicale proprement dite le dilate de bas en haut; et enfin d'allonger le pédicule de la tumeur et même de diminuer le volume de ce pédicule, une fois que le grand diamètre de la tumeur a dépassé l'orifice inférieur du col. Cette action de la contractilité utérine est telle, que plus d'une fois elle a suffi pour rompre complétement le pédicule et amener la cure radicale spontanée de la maladie. En novembre 1850, je pus ainsi guérir une jeune dame qui était atteinte depuis six mois d'accidents utérins et de métrorrhagie incoercible. Après avoir reconnu par le cathétérisme que l'excès de volume de l'utérus dépendait d'une tumeur intra-utérine libre ou tout au plus adhérente au fond de la matrice par un pédicule de peu d'étendue, je dilatai graduellement le col, j'administrai en même temps des préparations de seigle ergoté, des lavements froids ,et au bout de douze jours j'obtins la sortie spontanée d'une masse fibrineuse, pleine, ferme, élastique et ayant la forme triangulaire de la cavité du corps de la matrice. Cette tumeur, qui offrait deux faces, un bord supérieur et deux latéraux, avait 1 1/2 centimètre d'épaisseur, 5 1/2 centimètres de largeur à son bord supérieur, et une hauteur de 6 1/2 centimètres. La cessation des accidents utérins fut presque immédiate. Je dus aux notions que l'hystéromètre m'avait fournies une cure prompte et radicale, que six mois de soins n'avaient pu obtenir.

II. *Môles ou faux germes.* — Les môles, aussi bien que les grossesses utérines arrêtées dans les premiers mois de leur évolution par suite de la mort de l'embryon, jettent souvent le médecin dans un grand embarras séméiologique, tant que le col de l'utérus reste fermé, embarras qui est d'autant plus pénible, que les accidents que ces états déterminent peuvent être fort graves et nécessiter une intervention énergique avec une entière connaissance de cause. Ici encore la sonde utérine peut rendre un grand service; mais on ne devra y recourir qu'après s'être demandé et avoir examiné si la femme est enceinte d'une grossesse utérine normale compliquée d'accidents; on interrogera donc avec soin les commémoratifs, on s'informera de l'époque à laquelle les règles ont cessé, on examinera si le volume de l'utérus est en rapport avec la date de la suspension menstruelle ou avec la durée de la grossesse présumée; si le ventre et les seins, après avoir augmenté, ont diminué de volume; si ce volume est resté longtemps stationnaire; s'il existe des mouvements actifs ou passifs du fœtus; si on peut obtenir le ballottement; et enfin on cherchera à plusieurs reprises et dans diverses positions si on entend les battements du cœur de l'enfant. Si après cet examen plusieurs fois répété, et après avoir suffisamment temporisé, on acquiert la certitude que la femme n'est pas enceinte d'une grossesse utérine normale, on pourra,

je dis plus, on devra procéder au cathétérisme utérin
pour connaître la cause des accidents; et si le cathéter
donne les résultats que j'ai signalés dans le paragraphe
précédent, il sera formellement indiqué de dilater le col
et de susciter les contractions utérines, afin de débarrasser le plus promptement possible la matrice des corps
qu'elle renferme.

III. *Corps fibreux et polypes de l'utérus.* — Ce sont
peut-être de toutes les tumeurs de cet organe celles qui
nécessitent le plus souvent l'emploi de l'hystéromètre,
non-seulement pour reconnaître la nature de l'affection à
laquelle on a affaire et éviter de la confondre avec une
maladie avec laquelle elle peut avoir de nombreuses ana-
logies, mais encore pour élucider, comme nous le montrerons dans un instant, beaucoup de questions qui sans
le cathétérisme resteraient tout à fait insolubles.

Si, dans un grand nombre de cas, et il faut le reconnaître, les tumeurs fibroïdes de la matrice ont des caractères si tranchés, qu'il n'est guère possible à un médecin
exercé de les confondre avec une autre affection, il faut
aussi convenir que beaucoup de ces tumeurs ont des
propriétés physiques anormales, ou subissent des changements anatomo-pathologiques tels, que leurs caractères
diagnostiques ordinaires disparaissent, soit sous l'influence
de la grossesse, d'une congestion, d'une inflammation de
la matrice, du tissu conjonctif qui les unit à cet organe,
soit enfin sous l'influence de modifications et de sécrétions qui s'opèrent au sein même de ces tumeurs, qui
peuvent se ramollir, s'infiltrer de sérosité, de pus, de
sang, ou même devenir le siége de véritables collections
séreuses, sanguines ou purulentes. Quelquefois leurs
couches externes sont parcourues et enveloppées d'un
véritable réseau veineux ou de sinus sanguins abondants,
qui, à la palpation et au toucher, en diminuent consi-

dérablement la consistance ordinaire; il en est de même pour d'autres tumeurs fibreuses, qui, bien que renfermées dans une enveloppe commune, sont composées de lobes et de lobules réunis par un tissu cellulaire très-lâche, qui leur permet de glisser facilement les uns sur les autres sous une pression même modérée. Tous ces changements et ces états, nous les avons rencontrés et nous les avons vus se développer sur des malades soumises depuis longtemps à notre observation. C'est ce qui explique pourquoi la science renferme un grand nombre de faits dans lesquels des tumeurs fibreuses modifiées, ou ayant un siége, une structure exceptionnels, ont été prises pour des tumeurs ovariques, des kystes des annexes utérines, des kystes utérins, des abcès, des tumeurs sanguines péri-utérines, des tumeurs pelviennes, abdominales, pour le corps de l'utérus lui-même sain ou malade. D'autres fois, ce sont ces affections ou une grossesse extra-utérine qui ont été confondues avec une tumeur fibreuse. Et qu'on ne pense pas que ces erreurs n'aient été faites que par des hommes ordinaires. J'en pourrais citer plusieurs qui ont été commises par les maîtres de l'art et les hommes les plus attentifs.

D'un autre côté, des notions d'anatomie pathologique insuffisantes et l'habitude dans laquelle on est trop généralement de considérer ces tumeurs comme des masses composées d'un tissu fibreux blanc, ferme, résistant, élastique et insensible, ont aussi contribué à égarer la séméiologie de cette affection.

En présence de difficultés que la méthode exploratrice ordinaire ne saurait résoudre, nous avons été porté à chercher un nouveau mode d'investigation, qui, s'il ne lève pas tous les obstacles, en aplanit plusieurs, recule les limites de la science du diagnostic, en même temps qu'il agrandit le champ de la thérapeutique.

La division de ces tumeurs par les anatomo-pathologistes en *sous-péritonéales*, *interstitielles*, *sous-muqueuses*, *intra-utérines*, *extra-utérines*, *sessiles* et *pédiculées* (polypes fibreux), est non-seulement la plus exacte et celle qui permet de faire le moins d'omissions dans la description de leurs caractères anatomiques, c'est encore la plus importante sous le rapport du diagnostic et de la thérapeutique de ces affections; aussi c'est elle que nous adop-terons, autant que possible, dans les considérations séméiologiques qui vont suivre. Nous serons toutefois obligé d'y ajouter une classe mixte, dans laquelle les tumeurs font tout autant de saillie dans l'intérieur de l'utérus, et même dans le vagin, que sous le péritoine utérin dans la cavité pelvi-abdominale.

Les symptômes généraux, ainsi que les troubles fonctionnels utérins et péri-utérins, sont peut-être encore moins utiles dans ces maladies pour asseoir le diagnostic que dans les autres affections de la matrice, parce qu'ils n'ont absolument rien de spécial (c'est un fait qu'on pourrait facilement démontrer en les prenant tous les uns après les autres ou dans leur ensemble), parce qu'ils manquent très-fréquemment, lors même que la tumeur a déjà pris un volume considérable; ou bien parce qu'ils existent depuis longtemps et ont un caractère fort grave, bien que la tumeur, par ses faibles dimensions, échappe à la palpation et au toucher.

A. *Corps fibreux interstitiels et intra-utérins, l'orifice de la matrice étant resté fermé.* — Quand la matrice a augmenté de volume et dépassé, si l'on veut, trois ou quatre fois et même plus ses dimensions normales, par suite de la présence d'un corps fibreux interstitiel ou intra-utérin, pédiculé ou sessile, que nous apprendront le toucher et la palpation hypogastrique, si l'orifice vaginal du col est resté fermé? Rien, sinon que le corps de l'utérus est plus volumineux, et que le col est plus ou moins effacé, raccourci de haut en bas. Mais une hypertrophie du corps de l'organe, une accumulation de sang, de fibrine, de mucus, de pus; un kyste utérin, une môle, un fœtus mort, des concrétions, une matière amorphe calcaire, une grossesse interstitielle, etc., produiront le même état. On ne peut davantage se baser sur la forme plus ou moins globuleuse, régulière ou irrégulière, quelquefois même très-bizarre, de la tumeur, parce que cette forme varie suivant le nombre, le volume, le siége des corps fibreux, leur disposition entre eux et par rapport à l'u térus, sans parler des modifications que celui-ci peut avoir éprouvées. La consistance et l'élasticité elles-mêmes de ces corps peuvent être modifiées dans un grand nombre de cas, et ces modifications contribueront d'autant plus à égarer le praticien qu'il attachera plus d'importance à ces caractères qu'on a trop généralisés. D'un autre côté, certaines affections utérines peuvent offrir une configuration et une consistance analogues à celles des corps fibreux.

Avec la sonde utérine, on sait en général de suite si la tumeur appartient en réalité à l'utérus ou à ses annexes, si l'augmentation du corps de l'organe est produite par une tumeur pariétale ou intra-utérine, ou bien par un fluide (air, sang, mucus, sérosité ou pus). Si, après avoir ainsi éliminé ces diverses causes de développement et les autres corps étrangers dont la sonde peut constater la présence, on trouve les caractères des corps fibreux, il reste bien peu de doute sur la nature de la tumeur; au reste, conservât-on quelque doute sur la nature précise de l'affection, que la question principale du diagnostic serait résolue.

Dans les corps fibreux interstitiels et intra-utérins, la cavité de la matrice a subi dans son étendue, sa forme, sa direction et l'épaisseur de ses parois, des changements qui ne peuvent être appréciés que par l'hystéromètre, et qui sont d'une telle importance que c'est seulement après leur constatation que le clinicien résoudra les principales questions du diagnostic et des indications thérapeutiques.

1° Quand un fibroïde interstitiel s'est développé et a continué à croître au milieu de l'épaisseur du fond de l'organe (pl. II, fig. 1), la cavité de la matrice est peu déformée; loin d'être plus longue, elle est plutôt raccourcie, et son diamètre transversal d'une trompe à l'autre est plus ou moins agrandi suivant le volume de la tumeur. Dans ce cas, l'hystéromètre pénètre seulement à trois, quatre, cinq ou six centimètres, et cela sur tous les points de la hauteur de la cavité. Par le toucher vaginal, rectal et hypogastrique, on sent l'extrémité de la sonde toujours placée au-dessous de la tumeur et vers un des points de sa circonférence, mais jamais au centre ni au niveau de l'extrémité supérieure de la masse.

Dans quelques circonstances, lorsque, par exemple, la tumeur s'étant développée dans le fond de l'organe acquiert assez de volume pour ne plus pouvoir rester dans l'excavation pelvienne, et qu'elle passe dans le grand bassin, la traction qu'elle exerce sur la partie inférieure de la matrice en allonge la cavité; les autres diamètres n'éprouvant presque aucun changement, ou se rétrécissant, cette cavité se présente alors sous la forme d'un tube étroit plus ou moins long (pl. II, fig. 2) que la sonde reconnaît de suite; mais les autres signes fournis par le cathétérisme restent les mêmes, et il est toujours facile de savoir le siége et la disposition du corps fibreux; avec le doigt seul il est impossible de reconnaître et de mesurer cet allongement du col qui s'est opéré de bas en haut.

2° Si le corps fibreux s'est développé sous la membrane

·muqueuse du fond, ou bien dans l'épaisseur du tissu propre, mais beaucoup plus près des couches internes que des couches externes, il vient plus ou moins promptement faire saillie dans la cavité utérine qu'il distend et agrandit en raison de son volume et qu'il remplit de haut en bas. Dans cette circonstance la cavité de la matrice devient infundibuliforme, sphérique ou ovoïde, et les signes hystérométriques diffèrent un peu suivant que la tumeur est à base large, sessile ou bien pédiculée.

Dans le premier cas (pl. II, fig. 3), l'instrument introduit dans la cavité cervicale en suivant l'axe de l'utérus, après avoir pénétré à une profondeur habituellement peu considérable, et variable de 1 à 4 ou 5 centimètres, suivant le degré de raccourcissement du col et de la longueur de la tumeur, vient butter contre l'extrémité inférieure du corps fibreux; mais sitôt qu'on le dévie en avant, en arrière ou sur les côtés, on le sent pénétrer de suite et avec la plus grande facilité à une nouvelle profondeur, qui est à peu près la même dans tous les sens; on sent en même temps qu'il s'engage entre la paroi utérine et le corps contre lequel il s'était primitivement arrêté. Une fois que l'extrémité de la sonde est arrivée vers un des points de la base de la tumeur, c'est-à-dire sur le point d'où elle se détache de l'utérus, elle peut aisément parcourir le cul-de-sac ou la galerie circulaire qui circonscrit la base ou l'insertion du corps fibreux. De cette manière on a tout aussitôt une idée de l'étendue de cette insertion. Le doigt introduit dans le vagin, dans le rectum, perçoit tous les mouvements de l'instrument, le sent dans toute son étendue à travers la paroi utérine, dont il peut même reconnaître l'état, et peut s'assurer s'il n'existerait pas un ou plusieurs autres corps de même nature indépendamment de celui du fond. Par ces deux voies, le doigt, si le fond de l'utérus et la tumeur ne remontent pas trop haut au-dessus de sa portée, ǰ perçoit l'extrémité même de la sonde, et s'assure qu'il y a encore une partie de l'utérus et de la masse pathologique qui la dépasse. S'il ne peut se porter assez haut pour constater ce fait, la main placée à l'hypogastre le constate facilement; elle sent le bouton de l'instrument en avant ou sur l'un des côtés de la circonférence de la tumeur, mais jamais à son centre ni sur sa partie la plus élevée; toujours l'extrémité de l'hystéromètre, dans ce cas, est dépassée par une partie plus ou moins saillante et convexe de la tumeur; ce sont ces deux caractères qui, avec l'augmentation de la hauteur de la cavité utérine, différencient cette maladie de l'introversion de la matrice, dont nous avons donné les signes hystérométriques plus haut, et sur lesquels nous ne reviendrons pas.

Dans le second cas, lorsque le corps fibreux est pédiculé (polype fibreux, pl. II, fig. 4), la sonde introduite suivant l'axe de l'utérus et de la masse morbide vient d'abord, comme dans le cas précédent, s'arrêter contre l'extrémité inférieure de la tumeur intra-utérine, et elle ne pénètre qu'à une faible profondeur; mais si on la dévie, elle arrive de suite à une hauteur beaucoup plus considérable, qui mesure la totalité de la longueur de la tumeur; son bec se sent au centre ou presque au centre de celle-ci, et non sur un point de sa circonférence seulement; ce bec, qui arrive jusqu'à l'extrémité supérieure du polype, n'est pas dépassé par une partie de celui-ci. La sonde, qui peut aisément faire le tour de son insertion ou pédicule, n'a pas besoin de décrire un arc de cercle aussi étendu, et elle fournit ainsi une idée assez exacte sur l'étendue de cette insertion.

3° Quand un fibroïde interstitiel sessile ou à base très-large s'est développé sur la paroi postérieure de la cavité de la matrice, dans laquelle il vient faire une saillie en raison de son volume (pl. II, fig. 5), la cavité utérine prend une forme cupulaire régulière ou ovalaire; la paroi antérieure se dilate et se creuse pour embrasser plus ou moins étroitement la face interne (muqueuse) du corps fibreux sur lequel elle se moule. La sonde, introduite dans l'utérus en suivant la paroi postérieure du col, est bientôt arrêtée par la partie inférieure de la tumeur, soit sur le fibroïde lui-même, soit sur son insertion. Si, au contraire, par un mouvement de bascule, on dirige le bec de l'instrument en avant, ou si de prime abord on l'a introduit en suivant la face interne de la paroi antérieure et en dirigeant sa concavité en arrière, il pénètre à une profondeur qui varie de 7 à 18 millimètres et quelquefois plus, suivant le volume du corps fibreux. Pour péné trer plus facilement dans l'organe il est nécessaire de diriger d'abord la concavité de la sonde vers le pubis avant de la diriger en arrière par un mouvement de rotation sur son axe. La sonde ainsi introduite entre la paroi antérieure et la tumeur peut être perçue et sentie en avant dans toute la hauteur de l'utérus; son bec peut être re connu au-dessus du pubis à travers la paroi abdominale; et suivant que cette extrémité de la sonde arrive au point le plus culminant de la masse morbide, ou s'arrête à 5, 6 ou 7 centimètres au-dessous, on acquiert la certitude que la maladie ne s'étend pas plus haut que la paroi postérieure de l'organe, ou bien a envahi tout à la fois cette paroi et le fond. Un doigt porté dans le rectum ne peut reconnaître la présence de la sonde, étant séparé de cet instrument par toute l'épaisseur du corps fibreux et la paroi postérieure de la matrice.

Si l'on cherche à faire éprouver à l'hystéromètre un mouvement d'avant en arrière, on n'y parvient pas, ou on y arrive difficilement et on fait souffrir la malade; aussi doit-on s'arrêter sitôt que l'on rencontre la moindre résistance. Par contre l'instrument, dont la concavité embrasse le corps fibreux, peut transversalement ou d'un bord à l'autre de l'organe décrire librement un mouvement assez étendu en arc de cercle, dont la double convexité est dirigée en haut et en avant.

4° Lorsque la tumeur prend naissance dans la paroi antérieure, les manœuvres du cathétérisme et les signes hystérométriques sont tout à fait opposés aux précédents, mais aussi caractéristiques de la maladie sur cette partie de l'organe (pl. II, fig. 6).

5° Il peut arriver, et nous en avons observé des exemples que nous avons fait représenter (pl. III, fig. 1, 2, 3), que les deux parois utérines soient en même temps atteintes de tumeurs fibreuses.

Si chaque tumeur a pris naissance à peu près sur le même point de la paroi correspondante (pl. III, fig. 1), elles marchent à la rencontre l'une de l'autre, viennent se mettre en contact et même s'aplatir, si elles ont la même consistance, ou se mouler réciproquement si leur résistance est différente. La cavité utérine est alors presque entièrement absorbée, elle est réduite à une sorte de fente transversale, qui représente assez exactement un X vu de face. L'hystéromètre, une fois introduit entre les deux corps avec plus ou moins de difficulté et de tâtonnements, ne peut être suivi sur la ligne médiane au delà du col dans son trajet, soit en avant par le vagin et l'hypogastre, soit en arrière par le rectum ; mais si l'instrument est porté latéralement dans les gouttières formées par les bords de la cavité restés libres à divers degrés, il peut être, en général, suivi et senti d'un côté ou de l'autre dans toute l'étendue que le doigt est susceptible de parcourir. Si on a pris le soin d'introduire la sonde, sa concavité étant dirigée en avant, son extrémité, une fois arrivée au fond de l'utérus peut le plus souvent être perçue à l'hypogastre derrière le corps fibreux antérieur, au centre du globe formé par l'utérus dilaté ; il suffit pour cela de porter fortement le manche de l'instrument en arrière vers l'anus.

La sonde peut encore moins que dans le cas précédent éprouver des mouvements antéro-postérieurs, à moins de les imprimer à toute la masse, si toutefois celle-ci est mobile d'avant en arrière ; il n'en est pas de même des mouvements latéraux, que la sonde exécute dans une étendue plus ou moins considérable sans déplacer l'ensemble de la tumeur ; elle se meut dans ce cas entre les deux corps fibreux.

Il peut arriver, et le fait n'est pas rare (ce serait même, d'après les recherches anatomo-pathologiques que j'ai faites, le plus fréquent), que les deux corps fibreux naissent chacun sur l'une des parois de l'utérus à des hauteurs différentes ; l'un, par exemple, à la partie inférieure de la paroi antérieure, l'autre à la partie supérieure de la paroi postérieure (pl. III, fig. 2), ou *vice versâ* (pl. III, fig. 3). Dans ces circonstances, la cavité de la matrice représente souvent une fente transversale ou à peu près transversale en forme d'S, comme dans les doubles flexions de l'organe, dont nous nous sommes occupés à l'occasion des déviations. Dans ces cas, que l'hystéromètre seul peut révéler, parce que les tumeurs se moulent l'une sur l'autre et s'emboîtent de manière que l'utérus forme avec elles une seule masse assez régulière, l'instrument doit être introduit avec les mêmes précautions et par les mêmes manœuvres que dans les flexions complexes. Tantôt l'extrémité de l'hystéromètre est sentie en haut et en avant, tantôt en haut et en arrière, suivant la situation et le volume du fibroïde. Il en est de même de sa tige dans la cavité du col : si la tumeur inférieure siége dans la paroi pos-

térieure du corps et du col, c'est par la paroi antérieure de celui-ci que le doigt pourra la sentir ; il ne la
perdra que lorsqu'elle s'engagera derrière le corps supérieur, qui est placé dans la paroi antérieure. Tous ces
caractères se comprennent assez d'eux-mêmes sans que
j'aie besoin d'entrer dans de plus longs détails ; je ferai
seulement observer que la sonde est moins mobile dans
l'intérieur de l'utérus que dans les cas précédents.

6° Quand la tumeur s'est développée sur l'un des
bords de la cavité utérine (pl. III, fig. 5), l'instrument
ne pénètre au fond de celle-ci, qui est plus ou moins
agrandie et ovalaire, qu'en suivant son bord sain ; et la
concavité de la sonde doit être dirigée vers la tumeur,
qu'elle embrasse. Le doigt porté dans le rectum ou dans
le vagin, si le cul-de-sac latéral est très-dépressible, peut
suivre dans l'utérus, à travers les parois du bord sain, la
convexité de la tige de l'hystéromètre, et cela dans toute
l'étendue de la hauteur à laquelle ce doigt peut remonter. Si le corps fibreux est très-volumineux, de manière
à dépasser le détroit supérieur du bassin, on retrouve
par l'hypogastre l'instrument sur le côté de la tumeur.
Les mouvements qu'on peut lui imprimer dans l'utérus
se font d'avant en arrière en décrivant un arc de cercle
dont la convexité est en dehors ; la concavité de cet arc
dirigée en dedans embrasse la tumeur.

S'il arrivait, comme nous en avons observé un cas
fort curieux (pl. III, fig. 4), qu'il existât deux corps fibreux latéraux à peu près d'égal volume, la cavité de la
matrice serait réduite à une fente dirigée d'avant en arrière, et représenterait, comme chez notre sujet, un X vu
de profil. La sonde peut être facilement introduite sur
la ligne médiane en suivant l'une ou l'autre paroi ; le
toucher peut faire aisément reconnaître alternativement
la présence de l'instrument par ces deux parties, mais il

ne peut y réussir en longeant les bords de l'utérus; le bec de la sonde est senti par l'hypogastre au sommet et au milieu de la tumeur; on ne peut lui imprimer de mouvements que dans le sens antéro-postérieur. Les données sont tout à fait différentes de celles que nous fournit le cathétérisme lorsque la maladie occupe les deux parois antérieure et postérieure.

7° Lorsque le corps fibreux siége sur un des angles en descendant plus ou moins bas le long du bord correspondant de la cavité de la matrice dilatée, tel que nous l'avons représenté (pl. III, fig. 5,) après l'avoir communiqué à M. Guyon pour sa thèse (1), et tel qu'il est représenté dans un cas encore plus rare, (pl. III, fig. 8), après avoir été aussi prêté à M. le professeur Jarjavay (2) l'hystéromètre reconnaît la présence de la tumeur dans cette partie de l'utérus à ce qu'il remonte beaucoup moins haut le long du bord qui correspond à l'angle malade, que sur le bord opposé, qu'il parcourt dans toute sa hauteur jusqu'au fond de l'utérus. L'instrument peut aussi contourner le bord libre de la tumeur et passer devant ou derrière elle jusqu'au fond de l'organe. L'examen, nécroscopique de ces deux cas a pleinement confirmé le diagnostic que j'avais porté pendant la vie sur le volume de la tumeur, le siége précis et l'étendue de son implantation.

8° Deux questions importantes au point de vue pratique, et sur lesquelles est presque entièrement basée la conduite du clinicien dans le traitement des corps fibreux intra-utérins, sans dilatation de l'orifice vaginal de la matrice, sont celles de savoir si la tumeur est pédi-

---

(1) Félix Guyon, *Des tumeurs fibreuses de l'utérus.* Thèse pour l'agrégation, Paris, 1860, fig. 3.

(2) Jarjavay, *Des opérations applicables aux corps fibreux de l'utérus.* Thèse pour une chaire de médecine opératoire. Paris, 1850, fig. 1.

culée ou sessile et quelle est la longueur ou le degré de raccourcissement du col; c'est en effet après la solution de ces questions, qui ne peuvent être résolues, la première surtout, par le toucher, qu'il se déterminera à agir médicalement ou chirurgicalement. Nous avons déjà indiqué à quels signes hystérométriques on reconnaît si le corps fibreux est sessile ou à large base; nous avons même dit par quels caractères on sait que la tumeur du fond de l'organe est pédiculée; il ne nous reste qu'à faire connaître ceux à l'aide desquels on apprend qu'une tumeur, qui a pris naissance sur l'une des parois ou dans une des gouttières latérales de la cavité utérine, y est fixée par une partie étroite, qu'on désigne sous le nom de pédicule.

Dans les cas de tumeurs pédiculées (polypes utérins), la cavité de la matrice n'est pas, comme dans les tumeurs interstitielles et sessiles, réduite à un infundibulum, à un canal étroit plus ou moins allongé, à une fente dirigée transversalement ou d'avant en arrière, ou, comme cela a lieu le plus souvent, à une dépression cupulaire qui embrasse la face interne ou muqueuse de la tumeur; elle présente une cavité ovalaire ou sphéroïde qui entoure la totalité de la tumeur, excepté le point de son adhérence; aussi l'hystéromètre peut-il parcourir par un mouvement circulaire, aussi bien que par un mouvement de bas en haut et de haut en bas, tous les points de cette cavité, à l'exception de celui où la tumeur est fixée. Là l'instrument se trouve arrêté par la rencontre du pédicule. L'extrémité de la sonde peut remonter jusqu'au fond de l'organe, être sentie par le rectum ou par l'hypogastre, suivant le volume du polype. L'interruption du mouvement circulaire de la sonde, la possibilité de porter celle-ci jusqu'à la partie la plus élevée de la tumeur, différencient le polype utérin d'un corps fibreux interstitiel ou sessile du fond de la matrice. Dans le polype, la sonde peut également, en embrassant la tumeur dans sa concavité, en parcourir toute la surface ; elle ne se trouve arrêtée que par le pédicule ; elle décrit donc, sans abandonner le polype, un cercle presque complet. Au contraire, dans les tumeurs sessiles de l'une des parois ou des gouttières latérales, elle ne décrit qu'un arc de cercle dirigé transversalement ou d'avant en arrière. La sonde a aussi beaucoup plus de mobilité dans l'utérus que dans les tumeurs sessiles. Enfin on peut la faire passer à volonté devant, derrière et sur le côté libre de la tumeur.

En portant la sonde par un mouvement ascensionnel direct jusqu'à la face inférieure du pédicule, qui a été reconnu par les manœuvres que nous venons d'indiquer, on peut même savoir, par l'étendue de la portion de la sonde qui a pénétré, s'il est fixé dans la cavité du corps ou du col et à quelle distance il se trouve de l'orifice externe de la matrice; on peut aussi, en déviant l'instrument et en le faisant glisser sur l'un des côtés du pédicule jusqu'au fond de l'utérus, connaître l'étendue de la partie de l'organe qui surmonte cette insertion.

Lorsque l'orifice vaginal d'un utérus renfermant une tumeur reste fermé ou même est coarcté, il est souvent fort difficile, pour ne pas dire impossible, de savoir exactement par la méthode exploratrice ordinaire, le degré de raccourcissement et de consistance du col. Une foule de modifications dans la forme comme dans la structure et l'organisation du corps fibreux, je pourrais même dire de toutes les tumeurs intra-utérines, font que ces affections peuvent présenter des caractères qui les rapprochent des dispositions physiques du col, et *vice versâ*. Par le toucher le doigt, qui explore tout à la fois le col et la partie inférieure de la tumeur, et qui pèse sur les deux simultanément, ne peut distinguer dans ces cas ce qui appartient en propre à chacune de ces deux parties : au contraire, par le cathétérisme, lorsque la sonde est introduite entre le corps intra-utérin et la paroi cervicale, le doigt porté dans le vagin peut apprécier avec exactitude l'épaisseur et la consistance de cette partie de l'organe, qui est soulevée et séparée de la tumeur par la sonde; et notez que cet examen peut se faire sur tous les points de la circonférence de l'orifice utérin sans aucun inconvénient.

9° Lorsqu'un ou plusieurs corps fibreux interstitiels, développés dans la paroi du col ou du museau de tanche, viennent faire saillie dans le vagin, et que le chirurgien croit devoir en tenter l'extirpation, il devra auparavant cathétériser avec soin l'utérus pour connaître la consistance et l'épaisseur du tissu utérin autour et dans l'intervalle de ces tumeurs. Les détails, dans lesquels nous sommes entré dans l'article 5, pages 83-84, qui traite des atrophies utérines, nous dispensent de nous étendre plus longuement sur ce sujet.

10° Il est des corps fibreux interstitiels qui impriment au col de l'utérus de tels changements de situation, de direction et de volume, qui modifient si profondément la forme et les dimensions de son orifice vaginal sans l'agrandir, que le doigt le plus exercé éprouve la plus grande difficulté à le reconnaître sur la portion de la tumeur qui vient faire saillie dans le vagin, et cela quelle que soit la manière dont il s'y prenne et quelle que soit la partie qu'il explore. Dans ces cas, le col ainsi que ses lèvres sont tellement effacés et annihilés, que le doigt passe dessus sans retrouver aucun de leurs caractères normaux; c'est à peine s'il perçoit quelques mamelons, quelques reliefs plus fermes que le reste de la tumeur, ou une lé-

gère dépression de forme variable et un peu moins con-
sistante que les autres parties, qui puissent lui indiquer
que dans ce point se trouvent les vestiges du col. D'autres
fois, c'est parce que le doigt sent vers ces inégalités quelques petites granulations du volume d'un grain de chè-
nevis ou d'un très-petit pois, granulations qui sont le
résultat de l'inflammation ou de la dilatation de quelques-uns des follicules muqueux qui se trouvent normalement sur les bords de l'orifice vaginal, qu'il vient à
l'esprit du clinicien que là se trouve probablement l'ouverture effacée, déformée et souvent plus ou moins
rétrécie de la matrice. Mais combien ne faut-il pas d'habitude pour reconnaître, avec des caractères si légers, la
situation du col; caractères que l'on pourrait presque
dire fugaces, car s'ils peuvent être perçus par un doigt
très-exercé, ils peuvent échapper à celui qui l'est moins
et à l'application la mieux faite du speculum. Dans les
faits auxquels je fais allusion, l'orifice utérin ou ses
vestiges, au lieu d'être dirigé vers la vulve et de se trouver à la partie inférieure de la tumeur utérine descen-
due dans le vagin, se trouve souvent en haut et en
avant, derrière la symphyse pubienne, quelquefois même
au-dessus de cette symphyse, ou bien en haut et en arrière dans la concavité du sacrum. Dans quelques cas
très-rares il est porté et dirigé en haut et latéralement
vers l'un des côtés de la marge du détroit supérieur.
Dans toutes ces circonstances le speculum ne sert à rien,
et en admettant que le doigt puisse toujours reconnaître la situation de la portion cervicale de la matrice,
ce serait, à peu près, la seule donnée précise qu'il
fournirait; il ne nous apprendrait rien de positif sur la
forme, l'étendue, la direction de la cavité utérine, sur la
situation ou le volume de l'utérus, sur la participation
plus ou moins grande qu'il prend à la composition de la

tumeur, sur son union plus ou moins intime et profonde avec elle, et sur la question si importante de savoir si le fibroïde tend à devenir intra-utérin, à se pédiculiser, si même on a affaire en réalité à un corps fibreux, ou bien à un kyste, à un abcès interstitiel, etc.

Dans ces circonstances l'hystérométrie doit être pratiquée sans règles fixes, avec tâtonnement et ménagement, à l'aide d'instruments plus ou moins courbes et déliés, absolument comme quand il s'agit de pratiquer le cathétérisme pour un rétrécissement uréthral très-prononcé et déterminé par une tumeur qui aplatit le canal en même temps qu'elle en change la direction. La plupart des tumeurs fibreuses qui ont ainsi dévié le col en haut et en avant, en haut et en arrière ou vers l'un des culs-de-sac latéraux du vagin, ont pris naissance dans l'épaisseur des parois du col et non dans celles du corps de l'organe, ce qui malheureusement n'exclut pas ces dernières ni toutes les autres causes de dilatation de cette portion de la matrice. On sent dès lors combien le cathétérisme utérin peut être utile dans ces cas pour déterminer exactement le nombre, le volume et le siége des fibroïdes; puisque, toutes choses égales d'ailleurs, l'énucléation d'une tumeur du col est beaucoup plus facile que celle d'une tumeur du corps, et bien moins grave en raison de sa plus grande distance habituelle du péritoine, dont on est plus à même d'éviter la lésion.

Dans ces disparitions et déviations considérables du col, la sonde utérine nous a aussi démontré que cette partie de l'utérus est presque constamment portée et dirigée du côté opposé à celui où s'est développé le corps fibreux.

11° Des corps fibreux du volume d'une noisette ou d'une balle, développés dans les couches internes de la portion sus-vaginale du col ou même sous la membrane muqueuse de cette partie, qui échappent entièrement au toucher et au speculum, peuvent déterminer, en causant l'obstruction, le rétrécissement ou même l'oblitération complete de la cavité cervicale, des coliques, des tranchées utérines, de la dysménorrhée, une accumulation de mucus, de sang ou de concrétions fibrineuses et des accidents vésicaux, dont la cause ne pourra être reconnue que par le cathétérisme utérin (pl. IV, fig. 1, 7). Souvent même il arrivera que cette opération apprendra tout à la fois au praticien la nature de l'affection à laquelle il a affaire et la cause qui la détermine.

12° Enfin, lorsqu'il existe des tumeurs volumineuses intra-utérines, le col restant fermé, le seul moyen de savoir, dans un grand nombre de cas, si le volume général de la masse morbide est formé par le corps intra-utérin et l'utérus seuls, ou tout à la fois par ces deux parties et des tumeurs supplémentaires et accessoires, c'est le cathétérisme de la matrice.

DIXIÈME LEÇON

Tumeurs, lésions et altérations organiques (Suite).

B. *Corps fibreux et polypes intra-utérins, l'ouverture vaginale du col étant assez dilatée pour permettre l'introduction du doigt.* — Dans ces cas, qui sont nombreux et qui appartiennent à la troisième période de l'évolution des tumeurs intra-utérines, le doigt, porté dans l'intérieur de l'organe, peut le plus souvent remonter assez haut dans sa cavité pour pouvoir établir un diagnostic certain

sur la nature, le volume, là forme, l'unicité, la multi-
plicité de la tumeur, ainsi que sur le siége, l'étendue,
l'organisation et la solidité de son insertion, toutes notions qui sont du plus haut intérêt pour le praticien.
Mais malheureusement il n'est pas rare, malgré cette
dilatation du col, soit parce que la malade offre un grand
embonpoint, soit parce que la tumeur est très-volumineuse et a entraîné le corps de l'utérus au-dessus du
détroit supérieur, soit enfin parce que son insertion a lieu
sur un point élevé de l'organe, que le doigt ne puisse
atteindre cette insertion et reconnaître ses propriétés
physiques et organiques. Dans cette circonstance, il faut,
comme dans les faits de la précédente catégorie, se servir
de la sonde utérine pour suppléer aux notions insuffisantes que nous fournit le toucher.

Il en sera encore de même si, bien que l'orifice inférieur du col soit suffisamment agrandi pour permettre
l'introduction du doigt jusque dans la cavité cervicale,
on trouve l'orifice supérieur de cette cavité non dilaté ou
même rétréci. Deux fois déjà j'ai eu occasion de rencontrer cette disposition, bien que la cavité du corps fût
dilatée par une tumeur d'un volume assez considérable ;
l'hystéromètre leva alors des difficultés qui, par toute
autre exploration, eussent été insurmontables.

C. Lorsque les corps fibreux et les polypes utérins ont
suffisamment dilaté l'ouverture du col pour venir remplir plus ou moins le vagin, et même faire une saillie au
dehors par l'ouverture vulvaire, le diagnostic complet
est généralement facile à l'aide du speculum et du toucher ; la nature de la maladie et le lieu, aussi bien que
l'étendue de l'implantation de la tumeur sur l'utérus,
sont le plus souvent faciles à distinguer. Il ne faut pas
cependant oublier qu'il y a de ces tumeurs qui sont trop
longues ou insérées trop haut dans la cavité utérine,

pour que le doigt puisse remonter jusqu'à leur point de fusion avec les parois de l'organe (pl. III, fig. 6, 7, 8), et par conséquent pour que l'on puisse juger si elles sont interstitielles, sessiles ou pédiculées; d'autres par leur volume remplissent tellement le vagin et refoulent le col si haut, qu'il est impossible d'atteindre celui-ci, de telle façon que l'on ne peut reconnaître si l'affection qu'on a sous le doigt et sous les yeux dépend du corps ou du col de l'organe, et les relations plus ou moins intimes qu'elle a avec ces parties. Souvent il nous est arrivé de rencontrer des tumeurs utérines qui, après être descendues dans le vagin, avaient refoulé le col assez haut pour que le doigt ne puisse l'atteindre.

Si à ces premières difficultés (longueur intra-utérine considérable de la tumeur, insertion élevée dans l'utérus, impossibilité d'atteindre le col) on joint les altérations et les modifications de forme, d'aspect et de consistance, que l'extrémité inférieure de ces tumeurs a assez fréquemment éprouvées sous l'influence de causes diverses, on ne sera pas étonné des erreurs de diagnostic qui, dans ces conditions, ont été commises par les praticiens les plus habiles, lorsqu'ils n'ont eu recours qu'au toucher et au speculum. Souvent, en effet, l'extrémité inférieure de ces tumeurs est inégale, ulcérée, mamelonnée, sanieuse, ramollie, saignante au moindre contact, et laisse exhaler un liquide fétide, séro-sanguinolent et purulent, de telle sorte qu'elle ressemble à un cancer du col (pl. III, fig. 7), et si l'on joint à ces caractères qu'il n'est pas très-rare que cette partie offre vers son centre une dépression ou une fente plus ou moins profonde, qui a la plus grande analogie avec l'orifice du col dégénéré, on comprendra sans peine les fautes qui ont été commises à leur égard, et que je ne rappellerai pas, parce que la science les a déjà enregistrées plusieurs fois dans ses annales. Je me

bornerai à en citer deux cas que j'ai observés et qui portent avec eux un grand enseignement :

OBSERVATION I. — Le 18 avril 1846, le docteur Souberbielle, lithotomiste distingué, m'adressa, afin de lui donner une consultation,
une dame de Saint-Malo, âgée de trente-sept ans, mère de cinq enfants. Elle venait à Paris pour se faire soigner d'une maladie de la
matrice, qui datait de plusieurs années. Cette dame, qui éprouvait
fréquemment des métrorrhagies abondantes, qui était continuel-
lement incommodée par un écoulement sanieux et fétide, avait un
teint jaune pâle, était arrivée presque au dernier degré de la chlorose et de l'anémie. Elle avait cependant conservé un assez grand
embonpoint et une apparence d'embonpoint causée par un commencement d'infiltration du tissu cellulaire de l'abdomen et des membres inférieurs.

Par le toucher je reconnus dans le vagin une tumeur molle,
inégale, fongueuse; à son centre était un enfoncement irrégulier,
dans lequel le doigt pénétrait à 3 centimètres environ de profondeur. Cette tumeur remplissait et distendait le vagin. Il me fut impossible, avec l'indicateur et le médius, de remonter jusqu'au col
utérin pour reconnaître l'état de cette partie et savoir si la tumeur
y prenait naissance. La main gauche, appliquée sur l'hypogastre
afin de maintenir et même d'abaisser l'utérus, pendant que la
main droite refoulait le périnée pour atteindre le col, ne me rendit
aucun service. Les doigts retirés du vagin, et bien que je n'eusse
exercé aucune violence sur la tumeur, il s'écoula aussitôt un quart
de verre de sang liquide et très-frais. Jusque-là je devais croire à
une dégénérescence encéphaloïde ou fibro-plastique de la partie
cervicale de l'utérus; mais ce n'était, en tout cas, qu'un diagnostic
incomplet, en supposant qu'il fût exact; il fallait encore savoir,
avant d'entreprendre un traitement vraiment efficace, à quelle
hauteur se trouvaient les culs-de-sac utéro-vaginaux et le col, si
celui-ci faisait partie du mal, si la tumeur était pédiculée ou sessile, si enfin elle remontait plus ou moins haut dans la cavité de la
matrice.

Pour obtenir tous ces renseignements, j'eus recours au cathétérisme utérin : l'hystéromètre, porté sur la partie antérieure droite
de la tumeur, sans cesser d'être en contact avec elle, afin de ne pas
s'égarer ou s'arrêter dans le cul-de-sac utéro-vaginal, pénétra de
suite, sans rencontrer aucun obstacle, à plus de 16 centimètres de

profondeur : la totalité de la tige de l'instrument disparut. En portant son manche en arrière, son extrémité utérine fut dirigée en avant et perçue à travers les parois utérine et abdominale, à 5 centimètres au-dessous et à droite de l'ombilic. La sonde, portée alternativement à gauche, en arrière de la tumeur, pénétra facilement à la même profondeur. Il me fut de suite prouvé que j'avais affaire : 1° non à un cancer ou toute autre tumeur analogue; 2° non à une affection du col, mais bien à une tumeur très-volumineuse intra-utérine, passée en partie dans le vagin; 3° que, selon toute probabilité, cette tumeur était pédiculée, autrement l'hystéromètre n'eût pas remonté à la même hauteur sur trois points différents. J'annonçai donc à la malade que j'étais presque certain de la débarrasser de son mal par une opération peu douloureuse, et de la rendre, sous peu de temps, bien portante à sa famille. Un sourire d'incrédulité se peignit à l'instant sur son visage; je lui demandai pourquoi elle ne croyait pas à ce que je lui disais : « C'est parce que, me répondit la personne qui l'accompagnait, j'ai successivement conduit madame chez Lisfranc et Marjolin, qui ont été d'avis qu'il n'y avait aucune opération à pratiquer, que madame devait retourner dans son pays, où son médecin ordinaire ferait des cautérisations sur le col de la matrice, cautérisations qui ont déjà été pratiquées par lui et n'ont servi à rien; c'est pour ce motif que Souberbielle, qui est notre ami, n'a pas voulu que madame quittât Paris sans venir vous consulter. » J'avoue qu'un avis aussi opposé au mien, de la part d'hommes éminents qui avaient une si vaste expérience sur les affections utérines, m'ébranla beaucoup, et que ce ne fut qu'après avoir réintroduit l'hystéromètre sur quatre points différents de la tumeur, et vu cet instrument remonter sans aucune difficulté, et sans abandonner la masse morbide, à une hauteur considérable, que je persévérai dans ma manière de voir, et que je promis à la malade d'aller l'examiner chez elle avec plus de détails encore.

Le lendemain, 19 avril, je retrouvai les mêmes signes hystérométriques, et je pus, avec beaucoup de ménagements, faire tout le tour de la tumeur, sans que l'instrument, qui était plus courbe que celui de la veille, fût arrêté sur aucun point; ce qui me démontra que l'insertion devait avoir lieu au fond de l'utérus.

Une seule chose me préoccupait, c'est que, bien qu'ayant senti l'extrémité de l'hystéromètre à l'hypogastre, je ne pouvais, par cette voie, sentir la tumeur, qui, cependant, devait avoir un volume considérable et remplir, en grande partie du moins, le grand bassin : des mouvements que je cherchai à imprimer à la masse, en pressant de bas en haut, avec deux doigts introduits dans le vagin, sur la portion vaginale de la tumeur, ne causèrent aucun ébranlement perceptible à l'hypogastre, et réciproquement les pressions, les petites secousses sur cette partie n'étaient pas communiquées à la tumeur vaginale. Je pris donc le parti, après avoir bien graissé la totalité de la main droite, de l'introduire, en forçant un peu et en suivant la paroi postérieure du vagin, jusqu'au-dessus du détroit supérieur de l'excavation pelvienne. Je pus, en déviant les doigts à droite et à gauche, circonscrire une grande partie du polype. Je reconnus que le col, énormément dilaté et presque entièrement effacé, était réduit à un simple et très-léger relief circulaire, que les culs-de-sac utéro-vaginaux n'existaient plus, ce qui m'expliquait pourquoi l'hystéromètre passait toujours avec la plus grande facilité, et sans être arrêté, de la cavité du vagin dans celle de l'utérus. Ce relief devait ressembler à celui représenté sur la planche III, figures 7 et 8. A gauche, vers l'articulation sacro-iliaque, les doigts pouvaient remonter un peu plus loin. Toute la partie de la tumeur qui put être examinée était lisse, élastique, d'une consistance uniforme pas très-considérable, plus que celle de l'encéphaloïde, moins que celle du squirrhe. Ces manœuvres, qui venaient confirmer si utilement les données fournies par l'hystéromètre, furent très-difficiles, très-douloureuses, et suivies d'un écoulement de sang assez abondant; et j'avoue que je m'en serais abstenu, si je ne me fusse trouvé en contradiction d'une manière si formelle avec deux praticiens qui passaient alors, et à bon droit, pour les hommes les plus experts sur les maladies des femmes.

Mon jugement étant solidement assis, j'affirmai de nouveau à la malade que l'ablation de la tumeur était possible, nécessaire, et qu'avant peu elle serait guérie; mais que, en raison de mon désaccord avec Lisfranc et Marjolin, qui pensaient que l'affection était cancéreuse et ne nécessitait aucune opération, je ne voulais la pratiquer qu'après avoir eu une consultation. Il fut convenu qu'on ferait appeler MM. Gerdy, Ricord et Puzin, qui avait recommandé la malade à Marjolin, et s'était depuis entretenu avec lui de l'état de cette dame et de l'inutilité de toute tentative chirurgicale. Cette consultation eut lieu, en effet, le 26 avril : tous les consultants furent unanimes pour admettre l'existence d'un polype, aussitôt que je leur eus montré les signes hystérométriques de l'affection, et sur la nécessité de l'opération, dont on me laissa maître de fixer le moment et le procédé. Je la pratiquai le 29 avril, avec deux de mes internes.

La tumeur, saisie avec un petit forceps et des pinces de Museux, ne put être abaissée, et encore moins attirée hors de la vulve, soit en partie, soit en totalité ; appuyée et étreinte qu'elle était sur et par le détroit supérieur, elle n'exécuta aucun mouvement : ce fut probablement la cause pour laquelle aucun des mouvements imprimés par le vagin ou l'hypogastre n'était communiqué : je me décidai à l'instant à l'enlever par morcellement. Quatre portions, plus grosses chacune que le poing, furent successivement enlevées sur place, et la cinquième et dernière portion, qui était encore plus volumineuse, put, à l'aide des tractions ménagées, opérées sur différents points et en divers sens, franchir l'ouverture vulvaire. Elle renversa et entraîna avec elle le fond de l'utérus, auquel elle adhérait par un pédicule du volume du pouce, et long de 1 centimètre 1/2 seulement ; je le tranchai d'un seul coup de bistouri ; le fond de la matrice rentra et se replaça immédiatement et spontanément, ce dont je m'assurai en introduisant la main dans sa cavité.

Le soir même, la malade n'avait qu'une fièvre très-légère ; aucun accident ne survint, et elle quittait Paris le 27 mai, vingt-huit jours après son opération.

Aujourd'hui, 20 mai 1865, dix-neuf ans après, elle est encore parfaitement bien portante.

Observation II. — Quinze mois plus tard, 13 août 1847, une malade, portant une tumeur fibreuse énorme intra-utérine et vaginale, fut admise dans le service de l'un de mes collègues, sur la recommandation de Récamier, pour être débarrassée de sa tumeur (pl. III, fig. 8). En présence d'un cas aussi grave et d'une très-grande difficulté, mon collègue, dont le mérite égalait la prudence habituelle, voulut bien me consulter. Après avoir sondé l'utérus et reconnu : 1° que la tumeur adhérait par une base très-large et très-épaisse à la gouttière latérale droite et à la paroi postérieure de la cavité de l'utérus, ce que je constatai en introduisant successivement l'hystéromètre le long des gouttières latérales et des deux parois de l'organe; 2° qu'au-dessus de la tumeur principale il devait en exister une seconde, placée dans le fond de la matrice, je donnai le conseil de ne pas opérer la malade, parce que la tumeur, étant sessile, selon toute probabilité, sa totalité ne pourrait pas être enlevée, et que, en supposant qu'on pût l'extirper complétement, le traumatisme serait considérable ; et, enfin, parce qu'il existait dans le fond une autre tumeur déjà volumineuse, qui ferait des progrès d'autant plus rapides qu'elle trouverait devant elle un vaste espace libre prêt à la recevoir.

Mon collègue, qui avait d'abord tenu compte de mon avis, finit ensuite par céder aux instances de Récamier, qui était, comme on le sait, très-entreprenant et très-persuasif : l'opération fut entreprise le 24 août, mais non achevée : malgré son habileté, le chirurgien ne put enlever que la moitié inférieure de la tumeur, et la malade mourut dans la nuit du 2 au 3 septembre, huit jours après cette malheureuse tentative, d'une métro-péritonite pelvienne. A l'autopsie, on trouva, en effet, que la tumeur était sessile (pl. III, fig. 8), confondue entièrement avec le tissu utérin, et que deux autres tumeurs fibreuses, chacune du volume d'une pomme, occupaient le fond de l'utérus.

Si l'on eût voulu tenir compte des données fournies par l'hystéromètre, la malade eût succombé, il est vrai, à sa maladie, mais plus tard, et la médecine opératoire n'eût pas eu à enregistrer un revers de plus.

Pour exécuter facilement le cathétérisme dans ces cas de tumeurs volumineuses intra-utéro-vaginales, il faut employer une sonde un peu plus courbe que celle dont on se sert habituellement, afin qu'elle embrasse plus exactement la tumeur dans sa concavité. Cette plus grande courbure permet aussi d'apprécier plus exactement le volume du pédicule, lorsque l'insertion se fait au fond de l'organe ; l'extrémité de la sonde s'engage plus volontiers entre l'extrémité supérieure de la tumeur et les parois utérines qui sont moins exposées à être froissées ; les contours, les inégalités du corps fibreux, sont plus aisément appréciés.

Lorsqu'on commence l'introduction de l'instrument, sa concavité et son extrémité doivent être dirigées du côté de la tumeur et rester en contact avec elle, la dernière surtout, jusqu'à ce qu'on ait la certitude d'avoir dépassé le col, autrement on serait exposé à engager cette partie de la sonde dans le cul-de-sac utéro-vaginal, qui pourrait être froissé ou piqué. Il pourrait encore en résulter un inconvénient grave, celui d'être trompé sur le siége, le volume de la tumeur, et la hauteur à laquelle elle remonte dans les organes sexuels. L'extrémité de l'hystéromètre pourrait aussi, une fois arrêtée en ce point, parcourir toute l'étendue du cul-de-sac utéro-vaginal, croyant circonscrire la base ou le pédicule de la tumeur, et faire croire à un polype du museau de tanche, lorsqu'en réalité on aurait affaire à un polype intra-utéro-vaginal.

D. **Enfin**, quand le corps fibreux ou le polype pendant dans le vagin prend naissance dans la cavité cervicale, sur ou dans l'épaisseur de l'un des points de la portion sous-vaginale du col (pl. IV, fig. 2, 3 et 4), le praticien se trouve dans les conditions les plus favorables pour poser un diagnostic exact et complet, c'est-à-dire pour savoir, à l'aide du toucher et du speculum, si la tumeur qu'il observe est étrangère à l'utérus; si elle est sessile ou pédiculée; quel est le siége de son insertion sur la matrice, etc., et éviter de la confondre avec une intro-version, un prolapsus, un utérus dilaté et altéré, une hypertrophie générale ou partielle de la portion sous-vaginale du col, un kyste ou bien encore avec une hydropisie de cette partie.

Cependant, malgré ces conditions favorables de pouvoir recueillir, à l'aide du toucher et de la vue, presque tous les caractères physiques de ces tumeurs, il est arrivé plus d'une fois que des erreurs graves ont été commises, je ne dirai pas par les praticiens ordinaires, mais par les hommes les plus attentifs et les plus savants auxquels les faits consignés dans la science n'avaient pas fait défaut. Il suffit, pour commettre cette faute, lorsque l'on n'a à sa disposition que la méthode d'investigation ordinaire, que ces tumeurs ne présentent pas leurs caracctères habituels, qu'elles aient éprouvé des modifications plus ou moins profondes dans leur marche, leur organisation, leurs dispositions physiques; qu'elles soient compliquées d'autres lésions, ou que l'utérus ait éprouvé une déviation ou un déplacement très-prononcé. Admettez seulement, et le cas n'est pas rare, que le fibroïde ou le polype placé dans le vagin ait acquis un volume assez considérable pour avoir refoulé le col au-dessus de la portée du doigt, que cette partie de l'utérus soit effacée, ramollie, son orifice déplacé ou plus ou moins oblitéré, de façon que le doigt qui cherche ce col, bien que passant sur lui, ne le reconnaisse pas, et vous conviendrez que l'observateur pourra être suffisamment dépaysé pour errer; et si avec ces dispositions du côté de l'utérus l'extrémité inférieure de la tumeur venait à présenter une ouverture, une fente, qui simulât l'orifice du col, comme la science en possède, et comme nous en avons observé plusieurs exemples, le praticien ne pourrait-il pas être complétement égaré? Que serait-ce s'il avait affaire à un polype creux ou à un fibroïde muni d'une cavité ouverte au dehors, produisant habituellement un liquide sanguinolent, ou de temps en temps du mucus, du muco-pus, et exhalant du sang pur aux époques menstruelles; cavité dans laquelle le doigt introduit peut reconnaître du mucus, du sang et même des concrétions fibrineuses, calcaires ou osseuses, comme dans la poche utérine? Ce dernier cas a été observé par le chirurgien le plus éminent de notre époque, et il a été de sa part l'occasion d'une triple erreur de diagnostic, qui pouvait être facilement évitée par le cathétérisme utérin. L'intérêt que présente ce fait m'engage à le rapporter aussi exactement et succinctement que possible.

Observation III. — Dans l'un de nos grands hôpitaux, est entrée, en 1851, une femme âgée de soixante ans, ayant eu dix grossesses ; à part quelques métrorrhagies survenues vers l'âge de quarante ans, elle était toujours restée bien portante jusqu'à cinquante-cinq ans, époque à laquelle survint une leucorrhée, qui, dans les derniers mois qui précédèrent son entrée à l'hôpital, était devenue abondante, fétide, et quelquefois sanguinolente. Six mois environ avant son admission, en portant le doigt dans le vagin, elle rencontra un petit orifice dans lequel le doigt ne pouvait pas pénétrer entièrement ; elle en détacha une petite pierre : en répétant cette exploration presque chaque jour, elle retirait de petits fragments calculeux semblables au premier.

État au moment de l'entrée. — Taille moyenne, embonpoint mé-diocre, teinte jaune de la peau, abdomen saillant, un peu météo-risé. Par la palpation, on rencontre à l'hypogastre une tumeur qui se prolonge un peu du côté de la région iliaque droite, et qui re-monte jusqu'à quatre travers de doigt au-dessous de l'ombilic ; elle est arrondie, assez mobile, avec quelques bosselures inégales, et se prolonge par en bas, derrière la symphyse pubienne, où on ne peut plus la limiter ; elle est dure, résistante et non douloureuse à la pression, mate à la percussion. Le toucher montre le vagin rem-pli par une tumeur de forme globuleuse, occupant toute l'excava-tion pelvienne ; le doigt peut à peine en parcourir la circonférence. Son segment postérieur a une surface assez régulière, sa consistance est inégale. *A sa partie inférieure on rencontre un orifice qui sem-ble appartenir au col de l'utérus ; il est circonscrit par deux lèvres ; l'antérieure est un peu plus saillante, la postérieure moins distincte.* On crut avoir affaire là au museau de tanche, modifié dans sa forme ; il paraissait effacé comme il l'est dans une grossesse à terme, et regardait un peu à droite. L'orifice était dirigé transver-salement, sa longueur était environ de deux ou trois centimètres, sa largeur de un centimètre seulement ; ses bords étaient assez durs, arrondis et un peu irréguliers, surtout en avant ; le doigt y pé-nétrait avec facilité et arrivait dans une cavité remplie d'une quantité considérable de concrétions baignées par une suppuration ichoreuse et très-fétide.

Si on cherchait à ébranler la tumeur tout entière, on lui trou-vait une mobilité peu considérable. On la faisait remonter un peu du côté de l'abdomen, et il était facile de s'assurer que celle du vagin se continuait directement avec celle qui faisait saillie à l'hy-pogastre. Par le toucher rectal, on trouvait la tumeur régulièrement globuleuse, et faisant une saillie considérable du côté du rectum, qu'elle pressait contre la concavité du sacrum.

On crut que la tumeur principale, qui remplissait le vagin, ainsi que l'excavation pelvienne, et qui offrait à sa partie inférieure, une ouverture analogue à celle du col, était formée par l'utérus, augmenté de volume et rempli de concrétions calcaires, que la tumeur hypogastrique qui se continuait avec la tumeur pelvienne et vaginale était produite par un corps fibreux sous-péritonéal développé sur le fond de l'utérus.

Bientôt la malade, dont la santé était déjà fort chancelante, s'affaiblit davantage; elle fut prise d'une diarrhée abondante, et succomba, au milieu de phénomènes adynamiques, le 1er mai, moins d'un mois après son entrée.

A l'autopsie, on trouva que trois erreurs de diagnostic avaient été commises : 1° la tumeur qui remplissait le vagin et l'excavation pelvienne, et que l'on avait considérée comme formée par l'utérus, n'était autre chose qu'une tumeur fibreuse creuse, renfermant des concrétions calcaires; elle avait le volume de la tête d'un fœtus à terme, s'était développée dans la lèvre postérieure du museau de tanche, et était très-facilement énucléable; 2° l'ouverture qui avait été considérée comme l'orifice vaginal de la matrice était une simple ouverture spontanée de la tumeur fibreuse, et par laquelle s'écoulaient ses produits de sécrétion pathologique : au fond du cul-de-sac antérieur du vagin, et un peu à gauche, on trouvait le véritable orifice du col utérin, par lequel on pénétrait facilement dans la cavité de la matrice; il était situé au-dessus du niveau de la symphyse pubienne; sa lèvre antérieure existait seule : elle était effacée et réduite à de très-petites dimensions; la lèvre postérieure n'existait pas, ou du moins elle était occupée par la tumeur intravaginale; 3° la tumeur hypogastrique qui, inférieurement, derrière le pubis, se continuait avec la précédente, et que, pendant la vie, on avait crue formée par un corps fibreux sous-péritonéal, n'était autre chose que le corps de l'utérus; sa forme et son tissu ne présentaient rien d'anormal, seulement il se trouvait porté dans le grand bassin, au-dessus de la symphyse pubienne. Les annexes de l'utérus n'offraient rien de particulier.

Si le chirurgien qui a donné des soins à cette malade eût eu recours à l'hystérométrie, si à l'aide de la sonde utérine il eût circonscrit la base ou le pédicule de la tumeur en cherchant avec le bec de l'instrument l'orifice de la matrice, il n'eût pas tardé à le rencontrer et à pénétrer dans la cavité de l'organe : dès lors toute erreur importante de diagnostic devenait impossible, et, selon toute probabilité, il eût conservé la vie à cette femme, car la tumeur n'était unie à la lèvre postérieure du col que par des adhérences très-faibles formées par un tissu cellulaire lâche qui permit au doigt de les déchirer aisément et d'enlever la masse par énucléation.

Ainsi donc, à moins de sentir et de voir la tumeur naître dans l'orifice ou sur l'un des points du col, on ne devra porter son diagnostic qu'après avoir cathétérisé l'utérus. Même dans ces cas, un cathétérisme pratiqué avec beaucoup de ménagement ne peut être nuisible, et peut fournir au chirurgien des renseignements utiles sur l'état des organes et sur le pronostic qu'il aura à porter.

Les détails dans lesquels je suis entré dans les articles qui traitent de l'hypertrophie du museau de tanche et de ses lèvres, du prolapsus, de l'introversion, de l'hydropisie du col, et aux pages précédentes, me dispensent de m'étendre plus longuement sur ce sujet.

Je me contenterai de rappeler que lorsqu'il existe dans le vagin une tumeur creuse ouverte au dehors et qui simule jusqu'à un certain point l'utérus, il y a en même temps une ouverture et une cavité supérieures qui appartiennent à l'utérus (pl. IV, fig. 3).

E. *Tumeurs mixtes intra et extra-utérines* (pl. IV, fig. 4). — Il est une autre classe très-importante de fibroïdes et de polypes fibreux dont les pathologistes et même les gynécologistes ont omis de nous donner la description ; je veux parler de ces corps fibreux qui, après avoir pris naissance au milieu de l'épaisseur du tissu propre de l'utérus, s'avancent presque également vers l'une et l'autre surface de l'organe, viennent faire saillie du côté de la cavité pelvi-abdominale, en même temps qu'une portion plus ou moins importante de leur masse dilate, agrandit et remplit la cavité de la matrice au point de se porter dans le vagin par l'orifice utérin dilaté, et même de venir faire quelquefois irruption au dehors par la vulve.

Dans cette variété de tumeurs qui offre tant de difficultés sous le rapport du diagnostic et du traitement, le toucher et la palpation hypogastrique ne sont le plus souvent que d'une utilité secondaire. Ce ne sont pas eux qui tireront le chirurgien d'embarras et le mettront à même d'être utile, ou au moins de ne pas nuire à la malade. En effet, que pourront nous apprendre le toucher et la palpation abdominale, en admettant le cas le plus favorable, celui où le doigt peut remonter jusqu'au col de l'utérus? Que la tumeur qui remplit le vagin et l'excavation pelvienne dépend de l'utérus et se continue par l'intermédiaire de cet organe avec la tumeur de l'hypogastre et du grand bassin, et que ces tumeurs font partie d'un même tout; mais ils ne nous apprendront pas si la tumeur vaginale a une existence indépendante de celle de l'hypogastre, si elle est pédiculée ou sessile, si elle n'est qu'une portion d'une grande tumeur fibreuse intra-utérine libre dans la plus grande partie de la cavité utérine, si la tumeur hypogastrique n'est qu'une portion de cette tumeur intra-utérine, ou bien si elle est composée par un ou plusieurs corps fibreux extra-utérins sous-péritonéaux, ou par une tumeur ovarique adhérente et intimement unie à la matrice. Avec l'hystéromètre, la plupart de ces questions pourront être résolues, et de leur solution dépendent le pronostic du chirurgien et les moyens thérapeutiques qu'il doit employer.

F. Les fibroïdes qui se développent du côté de la face externe de l'utérus, qui viennent faire un relief plus ou moins grand dans la cavité pelvi-abdominale, et auxquels on a donné le nom générique de corps fibreux *sous-péritonéaux*, peuvent, pour les anatomo-pathologistes comme pour les cliniciens, être divisés en trois variétés principales : les interstitiels sous-péritonéaux (pl. IV, fig. 5, A), les sous-péritonéaux sessiles (pl. IV, fig. 5, B) et les sous-péritonéaux pédiculés (pl. IV, fig. 5, C). Aucun d'eux n'a de tendance à se porter au dehors par la cavité utérine, ou, en d'autres termes, ils ne deviennent jamais intra-utérins. Moins que toutes les autres espèces que nous avons examinées, ils sont susceptibles de déterminer des troubles locaux ou généraux, physiques ou fonctionnels. Il arrive même très-fréquemment qu'ils ne causent de troubles et d'accidents, les deux dernières variétés surtout, que quand ils ont acquis un volume considérable; et ces accidents sont plus souvent péritonéaux qu'utérins proprement dits, d'où la possibilité d'une foule d'erreurs de diagnostic. Tous peuvent donc, dès le principe, être très-bénins, échapper à la malade qui s'écoute le plus vivre et au médecin le plus attentif.

Les fibroïdes des deux premières variétés (A, B), lorsqu'ils n'ont pas encore acquis un grand volume, forment à la surface externe de la matrice des inégalités, des bosselures qui ne sont jamais plus saisissables, plus faciles à diagnostiquer, que quand la sonde fixe la matrice on l'amène à la portée du doigt qui touche et de la main qui palpe : non-seulement alors on reconnaît aisément leur existence, mais on peut, le plus ordinairement, apprécier leur nombre, leur volume, leur consistance, leur degré de fixité à l'utérus, le plus ou moins de relief qu'ils forment et leur degré de tendance à la pédiculisation.

Lorsque ces corps, ceux principalement de la première variété, siégent sur la partie inférieure de l'une des parois de l'utérus, et viennent à prendre un volume assez considérable, ils allongent plus qu'ils n'élargissent la cavité de l'organe, et l'enroulent en quelque sorte sur leur face interne ou profonde (pl, IV, fig. 6). Si donc, dans cette circonstance, on sonde l'utérus, on reconnaît que la cavité est agrandie de haut en bas, en raison du volume du fibroïde. La concavité de l'instrument doit être dirigée vers ce dernier, si l'on veut qu'il pénètre jusqu'au fond de la matrice et qu'il fasse connaître l'étendue et le changement de direction de la cavité utérine.

L'entrée du col est toujours plus facile à franchir que dans les cas précédents (E) parce que, bien qu'ils puissent déplacer, dévier ou même aplatir le col utérin, ils ne l'effacent et ne l'annihilent pas ; il est donc quelquefois nécessaire de se servir du bec de la sonde comme d'un crochet pour saisir le col et le ramener à peu près dans sa direction naturelle avant de chercher à pénétrer dans l'utérus. Si ces tumeurs, interstitielles sous-péritonéales, et sous-péritonéales sessiles, prennent naissance sur la face antérieure (pl. IV, fig. 7) ou la face postérieure de la portion sus-vaginale du col, elles simulent à s'y méprendre entièrement, tant sous le rapport des signes physiques que des troubles fonctionnels, une antéflexion ou une rétroflexion. Elles peuvent même simuler une antéversion ou une rétroversion si le museau de tanche n'a pas conservé sa direction normale et si le sinus transversal, qui inférieurement sépare le corps fibreux de la portion vaginale du col, n'est pas très-prononcé. Le seul moyen de ne pas confondre ces affections l'une avec l'autre et de les distinguer promptement et facilement, c'est le cathétérisme utérin (voyez ce que nous en avons dit à l'article consacré aux déviations utérines).

Si l'utérus était pris entre deux tumeurs fibreuses sous-péritonéales sessiles, l'une antérieure et l'autre postérieure, comme nous en avons observé un exemple fort curieux (pl. IV, fig. 8), et comme Boivin et Dugès en ont rapporté un cas non moins intéressant qui ne fut reconnu qu'à l'autopsie, il n'y aurait guère que l'hystéromètre qui pût mettre sur la voie d'une semblable disposition. Sans cet instrument, en effet, il serait bien difficile, pour ne pas dire impossible, de distinguer les portions de la tumeur générale qui appartiennent à l'organe gestateur, de celles qui dépendent des fibroïdes et *vice versâ*. Avec la sonde on reconnaîtra de suite que la matrice, qui a conservé à peu près ses dimensions, sa direction et sa position naturelles (en supposant que les corps fibreux aient à peu près le même volume), occupe le centre de la masse pathologique ; l'extrémité de l'instrument, parvenue au fond de l'organe, pourra être sentie à l'hypogastre au milieu de la face supérieure de la tumeur, et sa tige sera, par le vagin ou mieux par le rectum, perçue et suivie le long des bords latéraux de la tumeur. En dirigeant l'extrémité de la sonde vers l'un de ces bords et en la ramenant de haut en bas ou du fond de l'utérus à l'orifice utéro-vaginal, le doigt en observation sentira la marche descendante de l'instrument. Au contraire, quelque soin que l'on apporte pour reconnaître la présence et la marche de l'instrument par la face antérieure ou postérieure de la masse morbide, on n'y réussira pas ou on éprouvera une sensation vague et confuse qui indiquera que l'hystéromètre est éloigné et séparé du doigt par une épaisseur considérable de tissus.

Nous nous occuperons des corps fibreux sous-péritoneaux pédiculés, à l'occasion des tumeurs péri-utérines.

G. Je ne saurais quitter ce sujet sans faire observer que dans ces cas de tumeurs fibreuses sous-péritonéales, l'utérus peut éprouver des déviations et des translations très-diverses qui souvent ne sauraient être exactement reconnues que par le cathétérisme utérin ; que dans les circonstances qui sont loin d'être rares, où ces tumeurs sont multiples, l'organe gestateur est quelquefois tellement déplacé et enseveli au milieu de la masse pathologique, que sans le secours de la sonde il est de toute impossibilité de le reconnaître et à plus forte raison de savoir la part qu'il prend dans l'existence matérielle et physiologico-pathologique de l'affection : notions qui sont de la plus haute importance pour le praticien, s'il devient iudispensable d'agir chirurgicalement.

H. Les tumeurs fibreuses utérines, quelle que soit la classe à laquelle elles appartiennent, peuvent, comme nous l'avons dit, se ramollir, devenir le siége d'épanchements sanguins, séreux ou purulents, et simuler à s'y méprendre une hématocèle, un abcès, une tumeur dé l'ovaire et plus particulièrement un kyste de cet organe ou du tissu cellulaire péri-utérin : plus loin, nous dirons les services que peut rendre la sonde en pareille circonstance.

I. Enfin, n'oublions pas qu'il arrive quelquefois que certains corps fibreux, après avoir détruit la paroi utérine, parviennent à perforer la vessie ou le rectum et à établir une fistule utéro-vésicale ou utéro-rectale sans que l'existence de cette perforation soit dévoilée par la sortie instantanée de l'urine ou des matières fécales par l'ouverture vulvaire; dans ces cas, la sonde, en suivant et en explorant les contours de la tumeur, pourra aisément pénétrer dans le réservoir perforé et révéler, beaucoup plus sûrement que le doigt, la perforation, circonstance fort importante à connaître, car d'elle peut dépendre la conduite du clinicien. Nous avons même vu et fait représenter un cas de polype hypertrophique du corps de l'utérus qui, après avoir perforé entièrement la paroi abdominale, venait faire saillie au dehors, à 6 centimètres au-dessus du pubis.

IV. *Kystes muqueux.* — Il n'est pas très-rare comme le prouvent les faits cités par Morgagni, Boivin, MM. Andral, Cruveilhier, Th. S. Lee, Parent, et ceux que nous avons décrits dans un travail ex professo (1), que la matrice soit le siége de kystes muqueux ou séreux placés, les uns sous la membrane muqueuse intra-utérine, les autres dans le tissu propre ou bien sous l'enveloppe fibro-séreuse de l'organe.

La plupart des faits qui ont été publiés démontrent que les kystes sous-muqueux intra-utérins et les interstitiels se comportent, sous le rapport étiologique et séméiologique, comme beaucoup de lésions chroniques de l'utérus, et plus particulièrement comme les tumeurs intra-utérines; ni les signes sensibles ni les signes rationnels ne sont susceptibles de les faire distinguer de ces affections, tant que le col de l'utérus reste fermé et que la cavité de l'organe est inaccessible au toucher. La déhiscence intermittente du kyste, annoncée par la sortie subite d'une certaine quantité de liquide par la vulve, avec la diminution rapide de la tumeur utérine sans perforation ou fistule aux parois vaginales, pourrait seule mettre sur la voie; mais cette déhiscence intermittente presque régulière est fort rare, encore faudrait-il éviter de confondre cet état avec une môle hydatique ou hydatiforme qui se serait rompue, avec un kyste (ovarique ou tubaire) qui se viderait de temps en temps dans l'utérus par l'oviducte, ou bien avec une hydrométrie. Lors donc qu'une des deux espèces de kystes utérins que nous ve-

____

(1) Huguier, *Mémoire sur les kystes de la matrice, etc.*, lu à la Société de chirurgie de Paris. 15 mai 1847.

nons de citer existe et qu'elle détermine, depuis un temps plus ou moins long, des accidents dont la cause nous est inconnue, il faut : 1° après avoir pratiqué le cathétérisme avec un hystéromètre ordinaire pour connaître les dimensions de la cavité cervico-utérine, l'état de ses parois et l'existence d'une tumeur dans la matrice ; 2° recourir au cathétérisme dilatateur avec une sonde à développement, afin d'agrandir suffisamment le col utérin pour permettre l'introduction du doigt explorateur dans l'utérus. Ce cathétérisme permet encore de saisir, à l'aide de la vue, certains caractères ou signes physiques de ces tumeurs. Là se borne l'action de la sonde sous le point de vue séméiologique. Les kystes utérins superficiels, sous-fibro-péritonéaux proprement dits, ont été fréquemment et sont encore journellement confondus pendant la vie avec des kystes ovariques, tubaires ou péri-utérins. Th. Safford Lee (1) a décrit une pièce d'anatomie pathologique déposée au musée du Collége royal des chirurgiens de Londres, sur laquelle un kyste volumineux de l'utérus avait été considéré comme un kyste de l'ovaire et ponctionné deux fois pendant l'existence de la malade. Les kystes sous-fibro-péritonéaux se distingueront des autres kysto-sarcomes qui se développent autour de l'utérus : 1° par l'agrandissement habituel des parois et de la cavité de la matrice, agrandissement que la sonde reconnaîtra facilement ; 2° par la fusion presque complète de l'utérus avec le kyste et l'impossibilité d'imprimer des mouvements indépendants et en sens inverse à chacune de ces parties, fusion et mutualité de locomotion que la sonde introduite dans l'utérus distinguera plus aisément que ne le ferait tout autre moyen d'exploration. Mais il faut convenir qu'il est bien difficile, dans certaines cir-

____

(1) Lee, *On the Tumors of the uterus and its appendages.* London, 1847.

constances, d'éviter l'erreur que nous signalons ; c'est
surtout lorsque les kystes des annexes ont occupé de
bonne heure le fond du cul-de-sac recto-utérin et ont
contracté des adhérences solides et étendues avec l'utérus ; dans ces cas, en effet, ils font corps avec cet organe
et la sonde, pas plus que le doigt ne saurait leur imprimer des mouvements isolés : dans ce cas encore, lorsque
le kysto-sarcome, par suite de son accroissement, passe
dans la cavité du grand bassin, il entraîne avec lui l'u-
térus et allonge sa cavité ; c'est alors que les deux caractères distinctifs que nous venons de signaler, l'agrandissement de la cavité utérine et la fusion de la matrice avec
le kyste au point qu'on ne peut leur imprimer des mouvements isolés, n'ont plus de valeur diagnostique et que
le praticien se trouve dans l'impossibilité d'établir à
quelle espèce de kysto-sarcome il a affaire.

Quand les kystes sous-fibro-péritonéaux ou séreux de
l'utérus se sont développés au-dessus de l'insertion du
vagin, vers la partie inférieure du corps de l'organe, ils
simulent, s'ils siégent en avant, une antéversion, une
antéflexion ou toute autre tumeur de la paroi antérieure,
ou bien encore une maladie de la vessie, car il n'y a souvent d'appréciable dans les signes rationnels de ces affections que des troubles fonctionnels vésicaux : s'ils siégent
en arrière, ils pourront être confondus avec une rétroversion, une rétroflexion, un corps fibreux de la paroi
correspondante de l'utérus, ou une tumeur quelconque
développée dans le cul-de-sac recto-vaginal, et devenue
adhérente à la face postérieure de la matrice. S'ils occupent l'un des côtés, c'est avec la latéroversion ou la latéroflexion qu'ils pourront être confondus. Dans la leçon
consacrée aux déviations de la matrice, nous avons montré comment la sonde distingue de suite ces affections
des diverses tumeurs qui peuvent se développer sur la

portion sus-vaginale du col et la partie inférieure du corps. Nous n'y reviendrons pas. La question des déviations étant jugée et écartée, il ne reste plus au clinicien, s'il a reconnu une tumeur péri-utérine, que de savoir à quelle espèce elle appartient. Ici encore la sonde peut être d'une grande utilité que, pour éviter des répétitions, nous ferons seulement ressortir lorsque nous nous occuperons du diagnostic des tumeurs qui se manifestent autour de l'utérus.

ONZIÈME LEÇON

Tubercules, cancer.

I. *Tuberculisation*. —Dans la tuberculisation de la matrice, qui coïncide presque constamment avec celle des poumons et du péritoine, et très-fréquemment avec la tuberculisation des trompes et des ovaires, l'hystéromètre ne peut servir au diagnostic qu'autant que la matière tuberculeuse étant restée dans la cavité utérine, elle est recueillie avec la sonde exploratrice creuse ou avec la sonde-curette de Récamier.

II. *Cancer*. — Les trois variétés principales du cancer utérin, le squirrheux, l'encéphaloïde et le cancroïde (épithélioma ou ulcère cancéreux primitif), sont généralement faciles à distinguer des autres affections de la matrice, quand surtout l'on a pu suivre leur évolution et lorsqu'ils ont débuté, comme cela s'observe presque constamment, par le col de l'organe; dans cette circonstance, des difficultés de diagnostic se présentent-elles,

comme celles de savoir si une ulcération qu'on observe
est cancéreuse, syphilitique, dartreuse ou tuberculeuse,
si une tumeur plus ou moins dure, ou bien au contraire molle, fongueuse et saignante, est cancéreuse
ou de toute autre nature, la question sera jugée par les
modes d'investigation ordinaires, ou elle restera inso-
luble sans que le cathétérisme utérin puisse être d'aucune utilité : mais il faut se rappeler qu'il existe des
circonstances exceptionnelles dans lesquelles le praticien
le plus instruit et le plus expérimenté éprouve de sérieux embarras, qui sont justement en raison de son expérience et de sa science, qui lui ont appris que le squirrhe,
l'ulcère cancéreux et le sarcome encéphaloïde peuvent
quelquefois débuter d'emblée par le corps de l'organe,
le col restant tout à fait sain pendant un temps assez
long ; que dans ce cas le toucher et l'application du
speculum ne fourniront presque aucun renseignement
utile ; qu'il en sera de même des investigations rétro-
spectives concernant l'étiologie, la marche, l'invasion,
la durée et les troubles fonctionnels ou les signes rationnels de la maladie, qui n'ont rien de caractéristique
et sont communs à beaucoup d'affections chroniques de
l'utérus. Quand donc une malade présentera l'ensemble
des signes rationnels d'une affection cancéreuse de l'u-
térus sans que le col offre rien de bien particulier, et
que ces troubles et accidents physiologiques auront résisté à un traitement rationnel, on aura recours au cathétérisme pour connaître l'état de la cavité de la
matrice et de sa paroi. Si le cathétérisme est facile, si
la cavité utérine a conservé ses caractères normaux, si
les parois ont leur consistance et leur épaisseur naturelles, si l'ablation de la sonde n'est pas suivie de la
sortie d'une matière sanieuse purulente plus ou moins
fétide, d'une certaine quantité de sang, pourvu qu'on

ait manié l'instrument avec ménagement, de façon à ne
pas déchirer les tissus s'ils ne sont pas ramollis, on peut
être convaincu que la cavité de la matrice n'est pas ulcérée, qu'elle n'est pas le point de départ des accidents
observés et que leur cause doit être attribuée à une autre
affection. En 1849, je fus demandé par l'un de nos collègues des hôpitaux pour venir le plus tôt possible
secourir sa femme atteinte d'une métrorrhagie des plus
abondantes, qui semblait compromettre immédiatement
son existence. Les premiers soins étant donnés, je m'in-
formai vers mon collègue des personnes qui soignaient
habituellement la malade, et j'appris qu'elle était traitée
par madame Charrier, sage-femme en chef de la Maternité, et par un des praticiens les plus haut placés, les
plus habiles en gynécologie et momentanément absent
de Paris, et qu'ils considéraient la malade comme atteinte d'un cancer de l'utérus, ayant jusqu'à ce jour
respecté le col de l'organe. Le toucher vaginal que je
venais de pratiquer m'avait, en effet, appris que le col
était sain ainsi que les parties qui l'entourent immédiatement; je dus donc partager cette opinion momentanément et jusqu'à plus ample examen. Le lendemain,
l'hémorrhagie étant complétement arrêtée depuis la
veille au soir, je pratiquai, avec beaucoup de ménagement et sans causer de douleur, le cathétérisme utérin;
je vis avec surprise et satisfaction que la cavité utérine
avait ses caractères normaux, que le corps de la matrice
avait conservé une assez grande mobilité, que la sonde
était sortie de l'organe sans être tachée et qu'il ne s'é-
coulait par l'orifice du col ni sang, ni matière sanieuse
ou muco-purulente; dès lors je pensai que les accidents
éprouvés par la patiente devaient tenir à une autre lésion que celle indiquée par les personnes qui la soignaient ordinairement, et que probablement l'embon-

point excessif de la malade, qui gênait beaucoup l'examen des parties, avait été la cause de quelque erreur de diagnostic. Le toucher vaginal et le toucher rectal pratiqués avec grand soin, et pendant que la sonde reportée dans l'utérus faisait légèrement basculer l'organe en bas et en arrière, me permirent de reconnaître la présence d'une tumeur, du volume d'une grosse orange, placée entre le rectum et le corps de l'utérus, un peu plus à droite qu'à gauche ; elle était parfaitement circonscrite et semblait adhérer à la face postérieure et supérieure de l'organe gestateur.

Quelques jours après, une consultation eut lieu avec les personnes qui soignaient madame X...; elles reconnurent avec moi la présence de la tumeur et abandonnèrent l'idée d'un cancer du corps de la matrice. Sept ans après, au commencement de 1856, la malade succombait aux progrès de la tumeur et aux troubles fonctionnels sympatiques et mécaniques qu'elle causait : distension violente de l'abdomen, compression des viscères abdominaux, dyspepsie, constipation, œdème considérable des membres inférieurs, mais surtout du membre inférieur droit, écorchures et varices de ces membres, circulation veineuse supplémentaire abdominale sous-cutanée, de temps en temps des métrorrhagies, jamais de douleurs, d'élancements, ni d'écoulements sanieux. Toute la partie inférieure droite de l'abdomen, qui mesurait cent dix centimètres de circonférence, était remplie par une masse très-dure, régulière à sa surface, sans la moindre fluctuation, indolente même à une forte pression. Par le toucher vaginal, on arrivait assez facilement à atteindre le col qui était souple, un peu entr'ouvert, de longueur normale, d'épaisseur ordinaire et très-légèrement porté en avant vers la vessie, qui faisait une saillie dans le vagin.

L'œdème, le gonflement de l'abdomen, la dyspepsie augmentent, et la malade s'éteint le 5 mars, sans la moindre douleur autre que celle causée par la distension œdémateuse. Dans ce fait important, le cathétérisme nous avait fait reconnaître : 1° que la cavité utérine, que l'on croyait être le siége d'un cancer, était saine ou à peu près saine ; 2° que les accidents utérins tenaient à une tumeur rétro-utérine qui jusqu'à ce jour avait échappé à l'attention de deux praticiens spéciaux et d'une grande autorité dans la science.

Un corps fibreux en voie de décomposition putride peut, comme le fait observer Aran, être confondu avec une ulcération cancéreuse du corps de l'utérus ; en effet, hémorrhagies, écoulements fétides, augmentation de volume de l'organe, dilatation de la cavité utérine, tout est semblable, à cela près que dans le cancer la sonde utérine trouve généralement la cavité vaste et assez régulière, tandis que les corps fibreux altèrent la forme de la cavité utérine (1). » Et il eût pu ajouter que l'application de la sonde dans le cancer est toujours suivie d'écoulements de sang, tandis que dans le corps fibreux, l'écoulement sanguin n'existe pas ou est réduit à quelques gouttes de sang, si le cathétérisme a été bien pratiqué. Si au lieu d'une ulcération cancéreuse il existe une tumeur ou des végétations encéphaloïdes du corps de l'organe, la sonde reconnaîtra que la cavité utérine est agrandie et déformée ; du sang en plus ou moins grande abondance s'écoulera après le cathétérisme par l'orifice du col de l'utérus, bien qu'aucun effort n'ait été exercé, et il pourra même arriver, si l'on s'est servi de la sonde-curette de Récamier, que de petites parcelles de la tumeur soient, en raison de la grande mol-

____

(1) Aran, *Leçons cliniques sur les maladies de l'utérus*, p. 154.

lesse du tissu encéphaloïde, détachées et ramenées au dehors dans la gouttière de l'instrument; alors le diagnostic se trouvera de suite établi; il nous est arrivé plusieurs fois de l'établir ainsi d'une manière irrécusable. Tous les anatomo-pathologistes modernes savent que dans le cancer utérin, quelle que soit sa forme, il se développe de très-bonne heure des adhérences entre l'utérus, ses annexes et les parties environnantes qui fixent et immobilisent cet organe; dans les cas douteux, la perte ou la grande diminution de la mobilité de la matrice devient un signe précieux de diagnostic : or la sonde utérine est plus apte que tout autre moyen à nous faire connaître le degré de mobilité, de fixité du corps de l'utérus, et l'existence des adhérences. De plus, il n'est pas très-rare de voir le cancer de la matrice et surtout l'ulcère cancéreux du col se compliquer, comme celui de l'œsophage et du rectum, d'un rétrécissement plus ou moins considérable de la cavité cervicale au-dessus de la partie ulcérée, rétrécissement qui s'opère, soit par adhérence de la muqueuse, soit par le gonflement des parois utérines et quelquefois par le froncement et la cicatrisation des parties après la cautérisation du col. Dans ces cas, les malades sont exposées à la rétention du sang des règles et à l'hydrométrie, ainsi qu'à la pyométrie et à tous les accidents continus ou intermittents qui peuvent être causés par ces affections. Le moyen le plus prompt et le plus sûr pour reconnaître et faire disparaître ces graves complications du cancer, c'est le cathétérisme de la matrice, car dans ces circonstances la sonde en gomme élastique et plus tard la sonde creusée, qui permettent tout à la fois d'évacuer le retentum et de faire des injections, peuvent rendre de grands services. Trois fois déjà j'ai rencontré cette grave complication du cancer utérin, et je vais mettre sous vos yeux cet exemple, que j'ai fait dessiner.

D'après la manière dont M. Nonat parle des accidents que nous signalons, ils seraient plus fréquents que nos observations ne nous permettent de le penser, et la sonde trouverait dans ce fait un motif de son application, plus usuel que nous ne le croyons nous-même. Voici ses propres paroles : « Chez un assez grand nombre de malades, le cancer occupant le col de l'utérus détermine un rétré-cissement plus ou moins complet de son conduit ou une oblitération de l'orifice du museau de tanche. Il en ré-sulte que les produits exhalés à la surface interne de la ma-trice, sang ou mucosités, sont emprisonnés pendant un temps plus ou moins long dans cet organe, s'y accumu-lent, en distendent les parois et provoquent une recru-descence douloureuse, des efforts expulsifs, qui ne se dissipent que lorsque la matrice est parvenue à se dé-barrasser des produits amassés dans sa cavité. » En ré-sumé, on voit, par les faits que nous venons de passer en revue, que dans le cancer de la matrice on peut quelquefois recourir avec une grande utilité au cathé-térisme utérin.

Dans leur excellent ouvrage (1), MM. Bernutz et Goupil ont rapporté une observation de cancer du col de l'uté-rus qui, rétrécissant la cavité cervicale, était devenu la cause de la rétention du sang menstruel, d'où la dila-tation de l'organe et des coliques utérines très-graves qui ne cessèrent qu'après l'évacuation du sang et des caillots. Voici la réflexion dont l'un des auteurs fait suivre cette observation : « J'ai rapporté exprès ce fait d'une observation journalière, afin que l'analogie qui existe entre lui et les faits précédents, qui sont moins fréquents et qui surtout ont reçu une tout autre inter-

---

(1) Bernutz et Goupil, *Clinique médicale sur les maladies des femmes.* Paris, 1860-62.

prétation, établisse qu'ils sont entièrement comparables les uns aux autres, et par conséquent que les accidents dysménorrhéiques qui se produisent dans les engorgements du col utérin doivent, dans ceux-ci comme dans les cancers de cet organe, être attribués au rétrécissement qui résulte de l'augmentation du volume du col, au lieu d'être considérés comme les signes de recrudescence inflammatoire simple, amenée par le molimen menstruel. »

Le professeur Forget, de Strasbourg, (1) rapporte que le 1ᵉʳ mai 1849 est entrée dans son service une femme âgée de soixante-deux ans, qui avait déjà subi l'opération trois fois pour une hydropisie abdominale; après avoir examiné la malade avec soin, il déclara qu'il s'agissait manifestement d'un kyste abdominal, mais, procédant par voie d'analyse et considérant l'extrême fréquence des lésions ovariques, il conclut à l'existence d'une hydropisie enkystée de l'ovaire droit. Par le toucher vaginal il reconnut que le col utérin présentait la forme, le volume et la consistance de l'état normal; il était un peu déprimé en bas et repoussé en arrière. Au point correspondant à la paroi antérieure de la matrice on percevait à travers l'épaisseur du vagin une saillie élastique qui paraissait dépendre de la tumeur iliaque refoulant l'utérus. Au bout de quelques jours, le kyste ne diminuant pas, Forget en pratiqua la ponction par l'abdomen (c'était la quatrième opération que subissait la patiente), et évacua deux litres d'un liquide transparent citrin. L'épanchement se reproduisit bientôt, la malade s'affaiblit et mourut le 21 mai. A l'autopsie le professeur, à son grand étonnement, trouva, au lieu d'un kyste de l'ovaire, « une cavité formée antérieurement par le grand

(1) Forget, *Gazette médicale* 1851.

épiploon épaissi, adhérent à la paroi antérieure de l'abdomen, et postérieurement par le paquet des intestins grêles, dont les circonvolutions étaient agglomérées et tapissées de fausses membranes. Cette cavité contenait environ deux litres de sérosité citrine et limpide. Elle affectait la forme ovoïde, une des extrémités de son grand diamètre correspondait à l'ombilic et l'autre extrémité reposait sur la fosse iliaque droite et s'étendait dans le petit bassin. En allant à la recherche de l'ovaire dans l'excavation pelvienne, on tombe dans un cloaque rempli d'un magma putrilagineux fétide dans lequel semblaient s'être confondus et les ovaires et le corps même de l'utérus, qu'on ne trouva plus, sauf une portion du segment inférieur terminé par le col utérin, portion restée parfaitement saine en apparence. »

Forget termine en déplorant « que le cancer du corps de l'utérus ne puisse être diagnostiqué que lorsqu'il a cessé d'être isolé, c'est-à-dire lorsque le col participe à la dégénérescence. » Si ce praticien éminemment remarquable eût pratiqué le cathétérisme utérin avec une sonde exploratrice et évacuative, il eût évité non-seulement la grave erreur de prendre un ulcère cancéreux du corps de l'utérus pour un kyste de l'ovaire, mais il se fût gardé de pratiquer la ponction de l'abdomen, le liquide que contenait la cavité pseudo-membraneuse et cancéreuse pouvant être facilement et naturellemeut évacué par la sonde et le canal du col de l'utérus. Cette simple pratique eût encore eu pour avantage d'éviter la récidive de l'épanchement en dilatant la cavité du col ou en sondant de temps à autre la malade.

D'après les faits qui précèdent, lorsque chez une malade on observe les signes rationnels du cancer de l'utérus et que le col n'est pas atteint de cette affection, on devra pratiquer le cathétérisme pour suppléer autant que possible aux signes locaux ou sensibles qui dans cette circonstance font défaut ; il vient alors puissamment en aide à la vue et au toucher.

III. *Métrorrhagie*. — La métrorrhagie, qui le plus ordinairement n'est qu'un symptôme qui peut accompagner presque toutes les maladies de l'utérus à un moment donné et être même déterminée par la plupart des maladies des organes péri-utérins, nécessite, dans un très-grand nombre de cas, qu'on ait recours à l'hystéromètre pour en connaître la cause, la nature et quelquefois le siége précis. Lorsque, dans une métrorrhagie habituelle, le cathétérisme de la matrice, facile et non douloureux, fera savoir que la cavité de cet organe présente ses caractères normaux, que ses parois n'offrent rien de particulièrement exceptionnel, que l'opération n'aura été ni accompagnée ni suivie d'écoulement de sang, on peut être presque certain que la cause de cette affection réside en dehors de l'utérus, et que cet organe est simplement le théâtre d'une exhalation sanguine par suite de troubles actifs ou passifs survenus dans la circulation utérine ou péri-utérine.

IV. *Adhérences*. — Il en est de même des adhérences de l'utérus avec les parties qui l'entourent, adhérences qui sont fréquemment la cause de fatigue, de malaise, de tiraillements et de douleurs pelviennes, abdominales, vésico-rectales, qui peuvent retentir plus ou moins loin dans le reste de l'économie.

Les détails dans lesquels je suis entré à l'occasion des diverses maladies de l'utérus qui peuvent être compliquées de métrorrhagies et d'adhérences, ceux dans lesquels j'entrerai nécessairement en parlant des affections des organes qui entourent la matrice, me dispensent de m'arrêter spécialement sur ce sujet.

DOUZIÈME LEÇON

Affections des annexes de l'utérus et maladies péri-utérines.

Messieurs, lorsque ces maladies, qui sont très-fréquentes, très-nombreuses et qui présentent chacune dans leur
espèce beaucoup de variétés, sont à l'état aigu, il est généralement facile de les distinguer des maladies utérines
proprement dites, et il est inutile, pour ne pas dire dangereux, d'avoir, dans ces circonstances, recours au
cathétérisme. Mais, souvent, ces lésions ne sont pas
tellement limitées aux appendices utérins et aux parties
ambiantes, qu'elles ne s'étendent sur l'organe gestateur
qui participe plus ou moins à la nature, à la marche et
aux différents modes de terminaison de la maladie dans
l'atmosphère de laquelle il se trouve placé; dans cette occurrence encore il faut s'abstenir du cathétérisme, car
en supposant qu'il puisse donner quelques notions sur
l'étendue et la délimitation de la lésion, comme la thérapeutique n'en serait pas modifiée, il n'en résulterait
aucun avantage pratique, et le clinicien doit toujours
avoir présent à l'esprit ce grand principe, *primo non no-
cere.* Il n'en est plus de même lorsque ces affections,
offrant un cachet tout particulier et individuel, ont de
prime abord une marche subaiguë, ou bien qu'elles sont
passées à l'état chronique ou se sont terminées en donnant naissance à des infractus, à des épanchements de
diverse nature, lymphe plastique, sérosité, pus, sang, etc.,
qui enveloppent plus ou moins exactement l'utérus, sont
venus se confondre avec une partie de sa surface péritonéale, s'unir à elle par des adhérences médiates ou im-

médiates, de forme, d'étendue et de consistance variables,
qui en font des affections des plus complexes, malheureusement des plus fréquentes et presque aussi variées
dans leur essence qu'il y a d'individus. Dans le système
utéro-ovarique, nous sommes à même de prouver sura·
bondamment que ces affections chroniques complexes,
primitives ou consécutives, sont beaucoup plus fréquentes
que dans tout autre système organique.

Pour mettre un peu d'ordre dans l'examen des faits
relatifs à cette vaste question, nous examinerons d'abord
les maladies qui atteignent les annexes utérines, ovaires,
trompes et ligaments, puis celles des parties environnantes.

I. — AFFECTIONS DES ANNEXES DE L'UTÉRUS

Les ovaires, qui dans les conditions normales ou physiologiques sont habituellement placés sur les parties
latérales de l'excavation pelvienne, sous les vaisseaux
iliaques, accolés ou même légèrement adhérents aux
parois de cette cavité, maintenus qu'ils sont par les anses
intestinales engagées dans le cul-de-sac recto-utérin,
sont loin d'occuper toujours cette situation ; dans quelques cas rares, ils sont et demeurent placés au bas de la
région lombaire comme dans l'état fœtal ; dans d'autres
circonstances, on les rencontre au-dessus du détroit supérieur, dans la région iliaque, où ils ont contracté des
adhérences, soit pendant la grossesse, soit pendant
l'existence d'une maladie qui a dilaté et momentanément
transporté le corps de l'utérus dans la cavité du grand
bassin ; d'autres fois, surtout lorsqu'ils sont très-déve-
loppés et offrent un poids assez considérable, ils glissent
de haut en bas et d'avant en arrière, le long de la pente
de l'excavation pelvienne, et ils se rapprochent beaucoup

de la partie postérieure et latérale de l'utérus, de sorte
que la distance qui les sépare ordinairement de cet organe est considérablement raccourcie ; elle peut même
être entièrement supprimée et l'ovaire être en contact
avec le bord correspondant de la matrice. Enfin, et cette
disposition est loin d'être rare, un ou les deux ovaires
tombent au fond du cul-de-sac postérieur du péritoine
derrière l'utérus, et là restent libres ou deviennent adhérents à la face postérieure de cet organe. Il y a plus,
j'ai vu, cinq ou six fois au moins, un ovaire malade croiser
la face postérieure de l'utérus, aller contracter des adhérences avec le côté du bassin opposé à celui où il a pris
naissance, et là devenir le point de départ d'une tumeur
qui s'était développée dans le côté droit par exemple,
et qui appartenait à l'ovaire du côté gauche. Ai-je besoin
de mentionner qu'on a vu, par exception rare il est vrai,
l'ovaire faire partie d'une hernie inguinale, crurale ou
autre, et imprimer à l'utérus une forme, une direction et
une situation particulières ?

D'autre part, n'oublions pas que si les tumeurs utérines impriment aux ovaires des modifications nombreuses, celles formées par les ovaires et leurs annexes
en déterminent de non moins grandes et non moins variées sur l'organe gestateur. Une grande faute généralement commise par les anatomo-pathologistes est d'avoir
étudié les maladies des ovaires et de leurs dépendances
sur la table de dissection après avoir détaché et enlevé
ces organes, au lieu d'en étudier préalablement sur place,
dans l'excavation du bassin, dans la cavité pelvi-abdominale, les altérations concomitantes des parties voisines
et les modifications si variées qu'elles leur ont fait subir :
ces pathologistes se sont ainsi privés des notions les plus
importantes pour le diagnostic et la thérapeutique des
affections du système sexuel.

Des seules variétés de situation des ovaires et de leurs dépendances, dont on ne tient pas généralement assez compte, des changements qu'ils causent dans les caractères physiques et physiologiques de la matrice lorsqu'ils deviennent malades, découlent des modifications séméiologiques et pathologiques dont le toucher et le speculum ne sauraient nous rendre un compte exact, et ces deux moyens explorateurs ne sauraient nous faire éviter des erreurs de diagnostic ni nous fournir des indications thérapeutiques précises; de plus, les maladies du corps de l'utérus, qui sont si nombreuses, coexistent fréquemment avec des maladies des ovaires et donnent naissance à des produits pathologiques très-complexes, qui déterminent des troubles fonctionnels dans tous les organes pelviens et déjouent l'expérience du praticien le plus habile. Ici encore l'hystéromètre pourra, dans plusieurs circonstances, être d'un grand secours au clinicien et le mettre sur la voie de la conduite qu'il doit tenir.

Dans le cours de cette leçon, nous démontrerons combien d'erreurs graves ont été commises, et qui auraient pu être évitées à l'aide de la sonde utérine.

I. *Hernies de l'ovaire.* — Bien que ces sortes de déplacements de l'organe fondamental de l'appareil sexuel de la femme ne soient pas des plus fréquents, on ne peut dire cependant qu'ils soient très-rares, comme le démontrent les faits réunis par Deneux (1), et ceux que l'on trouve mentionnés dans les annales de la science, aussi bien que ceux qui sont rapportés dans les nombreux traités de gynécologie que notre époque a vus naître (2). La pathologie et l'anatomie pathologique ont démontré qu'il y a autant de variétés de hernie ovarique

(1) Deneux, *Recherches sur les hernies de l'ovaire.* Paris, 1813.
(2) Voyez Scanzoni, *Traité pratique des maladies des organes sexuels de la femme,* traduit de l'allemand. Paris, 1858.

qu'il y a d'ouvertures ou de points faibles autour de la cavité pelvi-abdominale, c'est-à-dire que la hernie de l'ovaire peut être inguinale, crurale, ombilicale, abdominale, ischiatique, vaginale et même sous-pubienne, d'après Scanzoni ; mais la plus anciennement connue (1), et incontestablement la plus fréquente, est la *hernie inguinale*, vient ensuite la *hernie crurale ;* les autres hernies ovariques ne sont que des exceptions extrêmement rares et presque constamment des épiphénomènes des autres affections des ovaires ou de la matrice ; aussi ne nous occuperons-nous spécialement que des deux premières.

L'histoire de l'art nous prouve qu'à part les faits rencontrés sur les cadavres, presque tous ceux observés pendant la vie ont été la cause d'autant d'erreurs de diagnostic. Elles ont été prises, tantôt pour une hernie ordinaire, une entérocèle étranglée, tantôt pour un ganglion lymphatique malade, un abcès, un kyste des grandes lèvres ou toute autre tumeur. C'est qu'en effet ces affections sont loin d'avoir des caractères tranchés qui les différencient des autres tumeurs qui peuvent se présenter dans la même région, et si l'on veut bien se rappeler que dans la plupart de ces hernies l'ovaire a présenté de profondes modifications dans son volume, sa forme, sa consistance, ses fonctions, et qu'il était même assez souvent le siége d'altérations pathologiques, on comprendra qu'il ne pouvait guère en être autrement.

---

(1) Oribase, ce grand compilateur, et Aétius, nous apprennent, en effet, que Soranus d'Éphèse, qui vivait dans le deuxième siècle de l'ère chrétienne, observa et décrivit, pour la première fois, dans son *Traité des maladies des femmes et de leurs parties secrètes*, une hernie extraordinaire dans laquelle les intestins étaient descendus dans le scrotum (grandes lèvres) précédés des ovaires. Il faut ensuite arriver jusqu'au dix-septième siècle pour trouver une observation détaillée de cette hernie par un chirurgien de Paris nommé Bessière.

Dans le cas observé par Marjolin père, et qu'il prit pour
une entérocèle étranglée, l'ovaire contenait plusieurs
kystes séreux; dans le cas montré à la Société de chirurgie par M. Paul Guersant (1), il était dur et atrophié.
L'anatomie pathologique a également démontré que dans
toutes les hernies essentielles de l'ovaire cet organe entraîne avec lui l'utérus, le porte en haut et du côté correspondant à la hernie. La matrice est allongée, courbée
et affaiblie à l'union du col avec le corps.

Les deux principaux caractères qui ont été donnés
comme pouvant servir à distinguer les hernies de l'ovaire
des autres affections qui leur ressemblent sont ceux-ci :

1° Dans les hernies de l'ovaire, au moment des règles,
la tumeur devient plus volumineuse, plus sensible, même
douloureuse au toucher, et reprend son volume et ses
propriétés ordinaires, sitôt que le flux menstruel est terminé, tandis que les autres tumeurs inguino-vulvaires
n'éprouvent aucun changement.

Ce caractère, qui n'a été bien observé que sur la malade de P. Verdier (2), est loin d'avoir l'importance qu'on
lui accorde généralement; le plus ordinairement il fait
défaut. Fletwood Churchill (3) affirme qu'on ne l'observe que quelquefois ; en effet, chez les jeunes filles
avant la manifestation des règles, et chez les femmes pendant la ménopause, il manque d'une manière absolue;
d'autre part, comme le plus souvent l'ovaire hernié depuis longtemps est le siége d'altérations plus ou moins
profondes, ses fonctions sont elles-mêmes troublées et il
n'est pas étonnant que la congestion menstruelle ne s'y

(1) Guersant, *Bulletin de la Société de chirurgie.*
(2) Verdier, *Recherches sur la hernie de la vessie* (*Mémoires de l'Académie de chirurgie.* Paris, 1753, tome II, page 3).
(3) Fl. Churchill, *Traité pratique des maladies des femmes,* trad. de
l'anglais par Wieland et Dubrisay. Paris, 1866,

manifeste pas, même chez les malades qui sont encore dans la période menstruelle. Qui ne connaît le magnifique ouvrage de Edw. Seymour (1), dans lequel cet auteur a démontré que la menstruation manque toujours lorsque les deux ovaires sont affectés? S'il n'y a qu'un seul ovaire malade, les règles manquent aussi quelquefois ou sont au moins irrégulières.

Boivin et Dugès (2), qui ont tant observé, passent ce signe sous silence ; Kiwisch, le praticien le plus important de toute l'Allemagne sous le rapport gynécologique, dit positivement : « Quelques pathologistes indiquent « encore comme un signe positif le gonflement pério- « dique de l'ovaire hernié, à l'époque des règles, gonfle- « ment qui cependant, étant bien peu considérable, ne « devrait pas être facile à constater avec certitude. » Scanzoni (3) doute de son existence et s'en exprime ainsi : « Ce signe, si vraiment on venait à le constater, serait « très-important pour le diagnostic. » Voilà donc un signe qui dans la plupart des cas fait défaut.

2° Lassus (4), le premier, se fondant sur ce fait d'anatomie pathologique que l'ovaire hernié entraîne de son côté le corps de l'utérus, l'élève en même temps qu'il lui fait éprouver un mouvement de bascule latérale, a dit : « On reconnaît, dans les femmes adultes, que la tumeur « inguinale est une hernie de l'ovaire, en introduisant le « doigt dans le vagin. La matrice a une situation oblique, « et si l'on touche le col de ce viscère, on imprime en

---

(1) Seymour, *Illustrations of some of the principal Diseases of the Ovaria*. In-8, avec pl. in-fol. London, 1830.

(2) Boivin et Dugès, *Traité pratique des maladies de l'utérus et de ses annexes*. Paris, 1833.

(3) Scanzoni, *Traité pratique des maladies des organes sexuels de la femme*, trad. en français. Paris, 1858.

(4) Lassus, *Pathologie de la chirurgie*, nouvelle édition, 1809. — *De la médecine opératoire*. Paris, 1794.

« même temps à la tumeur de l'aine un mouvement très-
« sensible. »

Ces deux moyens de diagnostic, la direction oblique
de l'utérus vers l'ovaire déplacé et le mouvement qu'on
imprime au col de cet organe se propageant jusqu'à la
tumeur inguinale, seraient des signes de la plus haute
importance et tout à fait péremptoires s'ils étaient susceptibles d'être toujours reconnus à l'aide de la palpation
hypogastrique, du toucher vaginal et même du speculum; aussi tous les pathologistes qui ont succédé à Lassus se sont-ils empressés, sans preuve suffisante, d'embrasser sa manière de voir; cependant, quand on pense
que ces deux signes ne furent pour ce célèbre chirurgien
qu'une vue de son esprit et de son raisonnement, puisqu'il ne connaissait que trois cas de hernie de l'ovaire,
celui de Pott (1), celui qui lui fut communiqué par un
de ses amis et celui qu'il observa lui-même chez une petite fille de 4 à 5 ans sur laquelle il n'a certainement pas
pratiqué le toucher, on est étonné de voir la confiance séméiologique qu'on leur a accordée lorsqu'on n'avait
pour les constater que les méthodes de diagnostic habituelles.

Dans les déplacements ovariques qui nous occupent,
le doigt porté dans le vagin pourra bien reconnaître que
le museau de tanche est dirigé du côté opposé à la tumeur inguinale, mais pourra-t-il toujours aussi facilement atteindre le corps de l'utérus et reconnaître sa
direction? Non, parce que le plus souvent, dans ce cas,
cette partie de l'organe est au-dessus de la portée du
doigt, et plus ou moins ramollie et atrophiée, de manière à donner le change. Pourrra-t-il, en imprimant
des mouvements au col, en faire exécuter au corps qui

____

(1) Percival Pott, *OEuvres chirurgicales*, trad. de l'anglais par Lemoine.
Paris, 1777, tome I.

s'étendront jusqu'à la tumeur? Non, parce que, comme les faits anatomo-pathologiques l'ont prouvé, la portion sus-vaginale du col de l'utérus est allongée, amincie et légèrement ramollie; il résulte de ces dispositions physiques, que les mouvements imprimés à la portion vaginale de l'organe ne pourront s'étendre au corps et le déplacer; il faudrait, pour que l'utérus se déplaçât ainsi en masse, presque comme une tige inflexible, qu'il eût conservé toutes ses propriétés normales, et c'est ce qui n'a pas lieu, comme j'ai pu le constater sur deux cas que j'ai observés.

Mais faisons plus, supposons, pour faciliter la manière de voir des pathologistes dont nous combattons l'opinion, que le doigt puisse atteindre le corps de la matrice; croyez-vous qu'il pourra, à travers les culs-de-sac latéraux du vagin qu'il faudra refouler fortement, imprimer à l'utérus, sans de vives douleurs, des mouvements assez étendus pour qu'ils se propagent à l'ovaire hernié et le déplacent d'une manière perceptible? Non. L'intensité de la douleur et le peu de prise que le bout du doigt aurait sur le bord de l'utérus ne le permettraient pas, à moins que les parois vaginales ne fussent très-flasques, presque insensibles, et la femme très-maigre.

Avec l'hystéromètre on reconnaîtra de suite, avec la plus grande certitude et sans faire souffrir la malade, la direction, la situation, l'étendue de la matrice et la position de son fond vers l'ouverture interne des canaux inguinal ou crural, suivant l'espèce de hernie. L'instrument étant introduit jusqu'au fond de l'utérus, on pourrait faire mouvoir facilement la totalité de cet organe, mais surtout son corps, et c'est là l'essentiel, sans que le vagin ou la vessie apporte aucun obstacle à cette manœuvre. Avec cet instrument, ce ne sont pas de simples mouvements de bascule ou de pivotement que l'on peut faire éprouver à la matrice, mais encore de véritables mouvements de déplacement ou de translation, et cela aussi bien en arrière que sur les côtés. Ce déplacement pourra être porté assez loin pour que, le ligament de l'ovaire étant tendu, le mouvement soit communiqué à l'ovaire déplacé. Cette manœuvre pourrait même être accompagnée de douleur dans la tumeur inguinale, ce qui ferait connaître de suite sa continuité avec l'appareil sexuel.

Kiwisch, qui reconnaît l'importance de constater les rapports de l'utérus avec la hernie, les autres signes pour lui étant fallacieux, donne aussi la préférence à la sonde utérine.

Dans ce cas, pour pratiquer l'hystérométrie avec facilité et éviter tout accident consécutif, on devra, pour introduire la sonde, porter sa convexité un peu en arrière et du côté opposé à la tumeur, c'est-à-dire que sa concavité doit être dirigée du côté de l'aine malade. L'instrument ne doit pas être poussé verticalement suivant la ligne médiane, mais bien suivant une ligne oblique de bas en haut; d'arrière en avant et de dedans en dehors. S'il existait deux hernies ovariques, une tumeur dans chaque aine, comme dans le fait observé par Pott, l'utérus serait maintenu en équilibre sur la ligne médiane, mais en antéflexion ou au moins en antéversion ; dans cette circonstance, la sonde ne devra pas abandonner la ligne médiane, sa convexité sera dirigée complétement en arrière, et le manche porté fortement dans le même sens vers le périnée. Pour faire exécuter des mouvements à l'utérus, ce n'est pas avec l'extrémité de l'instrument qu'il faut agir, mais bien avec la convexité de toute la portion de la sonde qui est introduite dans l'organe ; de cette manière, on évite de le froisser, de le piquer ou même de le perforer, s'il était très-ramolli.

II. *Tumeurs des ovaires, des trompes et des ligaments larges de l'utérus*. — Toutes ces tumeurs, si nombreuses et si variées, telles que les épanchements sanguins intra-ovariques, intra-tubaires, tubo-ovariques, intra-ligamenteux, les cysto-sarcomes, la dégénérescence cellulo-vasculaire, les fibroïdes, les encéphaloïdes, les squirrhes, les colloïdes, les ostéides, les ovarites, les abcès, les kystes des ovaires, des trompes, des ligaments larges, ainsi que les grossesses extra-utérines limitées à l'une de ces trois parties ; toutes ces tumeurs ne peuvent, dès le principe, lorsqu'elles se sont développées lentement, graduellement, et c'est ce qui a lieu dans la grande majorité des cas, ou bien lorsqu'elles sont passées à l'état chronique, ne peuvent, dis-je, être distinguées les unes des autres, tant qu'elles n'offrent qu'un médiocre volume qui leur permet d'échapper au mode d'investigation ordinaire ; la ponction exploratrice elle-même, pour savoir si ces tumeurs sont solides ou liquides, ne pourrait à cette époque leur être appliquée.

Les kystes ovariques eux-mêmes ne sauraient cliniquement, c'est-à-dire sur la femme vivante, être distingués des collections kystiques qui se forment autour des ovaires ; aussi examinerons-nous, sous le nom commun de kystes des ovaires, les collections qui se forment dans ces organes et celles qui se développent autour d'eux, telles que les kystes séreux du ligament large, les kystes embryonnaires de ces ligaments qui ont pour point de départ une grossesse extra-utérine arrêtée dès le principe de son évolution. Les kystes péri-utérins qui se manifestent sous la fibro-séreuse de l'utérus et les kystes du corps de Wolff ; d'autre part, des maladies de la matrice peuvent simuler ou compliquer les maladies qui nous occupent et en masquer les expressions symptomatiques.

Les tumeurs des annexes de l'utérus causent des modifications physiques, ont des caractères séméiologiques et déterminent des troubles fonctionnels tout à fait différents, suivant qu'elles sont encore logées dans l'excavation pelvienne, qu'elles sont passées dans la cavité pelvi-abdominale ou s'y sont développées primitivement, ce qui en établit deux grandes classes tout à fait différentes sous le rapport de la symptomatologie.

1° Première classe. — *Tumeurs de l'excavation pelvienne.* — Dans le principe, lorsque les annexes ont conservé leur position naturelle, que ces tumeurs n'ont acquis qu'un volume médiocre et sont libres d'adhérences, il est en général facile, à cause de leur situation, de leur mobilité indépendante, de l'absence de troubles fonctionnels vers les organes voisins, de reconnaître sinon leur nature, du moins qu'elles dépendent de l'une des annexes utérines. Mais fréquemment, avons-nous dit, les ovaires et avec eux les trompes et leurs ligaments péritonéaux sont tombés, avant d'être malades, dans le cul-de-sac postérieur du péritoine, sont accolés ou même adhérents déjà à la face postérieure de l'utérus, ou bien sont très-rapprochés et plus ou moins étroitement unis au bord correspondant de cet organe ; dans ces cas, s'ils deviennent le point du départ d'une tumeur, celle-ci, sans avoir encore acquis un grand volume, pourra en quelque sorte faire corps avec la matrice, simuler à s'y méprendre tout à fait une maladie utérine. Les affections qu'elles simulent habituellement alors sont des antéversions, des retroflexions, des latéro-flexions ou latéro-versions. L'hystérométrie pourra seule, dans ces circonstances, démontrer de suite et très-facilement à quelle affection on a affaire. Bien que peu volumineuses, ces tumeurs pourront encore, dans ces cas, déterminer de véritables versions ou flexions utérines que la sonde seule sera appelée à juger aisément.

Les détails que nous avons donnés à l'occasion des déviations et des courbures de l'utérus nous dispensent d'insister davantage sur ces faits.

Dans quelques circonstances extrêmement rares, il est vrai, on a vu l'ovaire et ses dépendances placés en avant de l'utérus, entre cet organe et la vessie. Ne peut-il pas arriver que dans cette situation il devienne le siége d'un gonflement pathologique qui sera d'autant plus facilement considéré comme une malade de la vessie ou de la matrice que l'affection est plus rare et qu'elle détermine des modifications locales et des troubles fonctionnels qui appartiennent plus à la vessie et à l'utérus qu'à l'ovaire. Le cathétérisme, en montrant que l'utérus est plus ou moins porté en arrière, que sa cavité a conservé ses dimensions et sa sensibilité normales, que le fond de l'organe et l'extrémité de la sonde peuvent être sentis par le rectum, si ce fond est très-incliné en arrière, et s'il l'est peu, par l'hypogastre, derrière la tumeur, que des mouvements de latéralité d'une certaine étendue peuvent être par la sonde imprimés à l'utérus sans causer de mouvement bien sensible à la tumeur, prouvera que celle-ci n'est pas formée par le corps de l'organe gestateur, comme pourraient le laisser croire le toucher et la palpation abdominale.

Quand les maladies des annexes durent depuis long-temps déjà, lorsqu'elles ont acquis un volume assez considérable et remplissent plus ou moins l'excavation du bassin, quel qu'ait été leur point de départ, elles déplacent le plus habituellement l'utérus et, suivant qu'elles ont éprouvé plus ou moins de facilité à se porter dans telle ou telle direction, elles lui font éprouver un véritable mouvement de translation en masse, des déviations ou des incurvations ; si elles sont liquides, comme les kystes, les abcès, ou molles à l'instar des encéphaloïdes et des colloïdes, elles enveloppent l'organe et l'ensevelissent quelquefois dans leurs contours, au point que la palpation et le toucher les plus exercés ne sauraient reconnaître dans cette masse pathologique le corps de la matrice, et indiquer avec précision les déplacements et les déviations qu'il a pu éprouver. Dans ces sortes de tumeurs encore contenues dans l'excavation pelvienne, l'utérus n'est pas ou n'est que très-peu allongé; sa cavité a donc conservé sa longueur normale. La sonde, dans ces diverses circonstances, qui sont loin d'être rares, montre de la manière la plus exacte la situation, la direction, l'étendue de la matrice, ainsi que la part qu'elle prend dans la composition de la tumeur, le rôle plus ou moins important qu'elle joue dans la symptomatologie; et si une action chirurgicale (ponction ou incision) devient nécessaire, elle fait éviter de blesser l'utérus, soit en faisant connaître sa position précise, soit en le déplaçant et en l'éloignant de l'action des instruments. Dans les leçons qui traiteront de la thérapeutique, nous démontrerons par des faits les services que la sonde nous a rendus en pareille circonstance.

2° DEUXIÈME CLASSE. — *Tumeurs des annexes situées au-dessus du détroit supérieur.* — S'il arrive quelquefois que l'ovaire et ses dépendances, transportés au-dessus du détroit supérieur par le corps de l'utérus hypertrophié, développé et dilaté d'une façon permanente ou passagère par une maladie, par une grossesse, deviennent le point de départ de tumeurs qui parcourront toutes les phases de leur évolution dans la cavité pelvi-abdominale, il arrive bien plus fréquemment que les tumeurs des annexes, après être restées pendant un temps plus ou moins long dans l'excavation pelvienne, passent en totalité ou en partie dans la cavité pelvi-abdominale, et là elles se développent à leur aise, refoulent, déplacent les viscères,

remplissent en partie ou en totalité la cavité abdominale.
Dans ce mouvement ascensionnel, si surtout elles passent entièrement dans l'abdomen, elles entraînent avec
elles le corps de l'utérus, allongent cet organe, l'amincis-
sent, l'effilent et souvent même l'aplatissent en augmentant son diamètre transversal. Dans la majorité des
cas, elles ne se bornent pas à faire éprouver à cet organe
une ascension; elles le déplacent latéralement et peuvent
l'incliner successivement en différents sens. Prenons un
exemple pour mieux faire comprendre notre pensée et
les faits que nous avons fréquemment observés à l'aide
du cathétérisme utérin, qui nous a mis à même de suivre
très-exactement ces changements de situation et de direction de la matrice. Supposons qu'il s'agit d'un kyste
de l'ovaire droit : la tumeur, d'abord d'un médiocre volume et placée dans la fosse iliaque droite, plus ou moins
près de la paroi latérale de l'abdomen, entraîne et incline
de son côté le corps de l'utérus, fait éprouver à cet organe un mouvement de bascule en vertu duquel son col
et l'extrémité supérieure du vagin se dirigent du côté
gauche de l'excavation pelvienne. Jusqu'ici nous sommes
d'accord avec les auteurs, mais cela ne sera pas de
longue durée, car bientôt la tumeur, augmentant de volume, se rapproche de plus en plus, par sa partie interne,
de la ligne médiane, refoule la matrice vers cette ligne
et la replace dans sa direction primitive; puis, conti-
nuant à faire des progrès et ne trouvant plus d'espace
libre du côté droit, elle ne tarde pas à se porter du côté
gauche de la cavité abdominale, qu'elle finit par remplir
aussi exactement que si elle eût pris naissance sur l'o-
vaire gauche. A-t-elle pour cela abandonné la matrice à
laquelle elle adhère plus ou moins fortement? Non certes;
elle a transporté le corps de cet organe dans la fosse
iliaque gauche ou vers la partie antérieure gauche de

l'abdomen ; le col utérin, s'il est libre et non fixé par une adhérence ou quelque tumeur intra-pelvienne, s'incline alors à droite. Souvent, avons-nous dit, et les faits que nous avons recueillis, ainsi que ceux qui sont consignés dans les recueils périodiques le démontrent, la tumeur développée dans le cul-de-sac postérieur du péritoine monte directement dans la cavité abdominale sans s'incliner d'une manière sensible d'aucun côté ; l'utérus, adhérent le plus souvent à la partie antérieure et inférieure de la tumeur, est transporté dans l'hypogastre au-dessus du pubis. De plus, il n'est pas très-rare, comme je l'ai déjà fait observer, de voir l'ovaire malade croiser la face postérieure de l'utérus pour aller donner naissance à une tumeur qui se développe dans le bassin ou dans la fosse iliaque, du côté opposé à son siége normal. M. Cruveilhier (1) a aussi observé des cas de ce genre. Enfin, les deux ovaires sont assez fréquemment malades en même temps et le siége de tumeur soit identique, soit de nature différente, comme le démontrent les faits consignés par Morgagni, Osiander, Delpech, Bright, Mayer de Bonn, Cruveilhier, Boivin et Dugès, Boinet, Alquié, Guinard et nous-même (2). Dans ces cas l'utérus transporté dans l'abdomen, enseveli au milieu de la masse morbide, n'a ni position ni direction déterminée, et ses rapports avec les tumeurs varient eux-mêmes chez la même malade, suivant la marche de ces maladies, et les modifications qu'elles éprouvent dans leur volume, leur situation et leur organisation ; vassal ou satellite de ces tumeurs, il les suit en quelque sorte là où il leur plaît, et comme il leur plaît de l'entraîner.

(1) Cruveilhier, *Anatomie pathologique du corps humain* et *Traité d'anatomie pathologique*.

(2) Huguier, *Dissertation sur quelques points d'anatomie, de physiologie et de pathologie*. Thèse pour le doctorat. Paris, 1854.

Dans toutes les circonstances que je viens de signaler, ni le speculum ni le toucher, pas plus que la palpation abdominale, ne nous rendront de grands services ; le plus souvent même, le doigt ne pourra atteindre le corps utérin, et, pût-il arriver jusqu'à lui, il ne saurait reconnaître exactement cet organe, des portions de la tumeur pouvant offrir la même forme et la même consistance que celles de la matrice : il ne pourrait davantage indiquer jusqu'à quelle hauteur remonte cet organe. La sonde indiquera toujours la situation et la direction absolues de l'utérus, sa situation relativement à la tumeur et les rapports plus ou moins intimes qu'il a avec elle. Boivin et Dugès (1) nous rapportent qu'un chirurgien qui, dans une ponction d'un kyste de l'ovaire, n'avait pu préalablement reconnaître la position de la matrice, parça cet organe et produisit une blessure mortelle. Maintenant que l'ovariotomie est à l'ordre du jour, et plus que jamais l'objet d'études sérieuses (2), qui ne comprend les services importants que la sonde peut nous rendre en nous faisant savoir, beaucoup mieux et plus sûrement que le doigt, le degré de fixité ou de mobilité du corps de l'utérus sur la tumeur ovarique, c'est-à-dire les liens plus ou moins étendus qui attachent ces deux parties l'une à l'autre. Que d'extirpations ovariques ont été abandonnées avant d'avoir été terminées, et qui n'eussent pas été entreprises, si auparavant on s'était assuré à l'aide de l'hystéromètre que l'utérus était très-adhérent à la tumeur et confondu avec elle ! Est-ce à

(1) Boivin et Dugès, *Traité pratique des maladies de l'utérus et de ses annexes*. Paris, 1833.

(2) Voyez Kœberlé, *De l'ovariotomie* (*Mémoires de l'Académie de médecine*. Paris, 1863-64, tome XXVI, p. 321, et pl. VI à X). — Fletwood Churchill, *Traité pratique des maladies des femmes*, trad. de l'anglais. Paris, 1865, page 630.

dire que dans toutes ces circonstances difficiles nous voulions proscrire les divers autres modes d'examen? Non, sans doute; nous voulons même qu'ils précè-dent l'hystérométrie et qu'ils se combinent avec elle.

Dans les kystes ovariques qui suppurent, soit qu'ils se soient ouverts spontanément, ou qu'ils aient été ou-verts par le chirurgien, il n'est pas extrêmement rare que la suppuration soit entretenue par une ossification plus ou moins étendue des parois du kyste; dans cette cir-constance, le cathétérisme du foyer purulent peut seul mettre sur la voie de la cause qui entretient la suppu-ration et sur l'indication thérapeutique à remplir.

Jusqu'ici nous ne nous sommes occupés que des cas simples, de ceux où il n'existait qu'une ou deux tumeurs des annexes; et cependant nous avons vu surgir de grandes et de nombreuses difficultés. Que sera-ce, lors-que avec une maladie de l'ovaire ou de ses dépendances il existera une tumeur utérine, une périmétrite, etc.? Je ne crains pas d'avancer que sur vingt cas d'hydropisie de l'ovaire il faut s'attendre à en trouver presque la moitié compliquée de périmétrite chronique ou de ma-ladies utérines; celles qu'on observe le plus souvent sont les tumeurs fibreuses intra ou extra-utérines. Dans ces cas complexes, que de fois la sonde n'a-t-elle pas guidé ou retenu notre main, qui sans elle se serait en-gagée dans une voie funeste!

Quand l'hydropisie de l'ovaire offre un volume consi-dérable, renferme 20, 25, 35 litres de liquide et quel-quefois plus, que l'abdomen est régulièrement dilaté et fortement distendu, est-il toujours possible, à l'aide des caractères donnés par les auteurs et qui sont générale-ment suffisants, de distinguer cette maladie d'une ascite? Non, parce qu'à part le grand volume du ventre, sa régularité, sa distension, et souvent l'impossibilité d'y sentir aucune tumeur, des adhérences entre le kyste et les intestins, entre ceux-ci et la paroi abdominale où les organes contenus dans l'excavation pelvienne, peuvent changer la situation de la matité et de la sonorité des parties. Que d'erreurs de diagnostic ont été commises à cet égard, même par les praticiens les plus habiles, qui connaissent très-bien les caractères qui différencient ordinairement les deux affections, erreurs qui ont été commises parce que ces caractères faisaient défaut.

Dans d'autres circonstances, qui sont malheureusement trop fréquentes, avec une tumeur de l'ovaire ou de tout autre organe abdominal, il existe une ascite considérable qui, à cause de l'extrême tension du ventre ou de l'épaisseur de la couche d'eau interposée à la paroi abdominale et à la tumeur, s'oppose à la reconnaissance de celle-ci, et l'on est porté à croire à l'existence d'une simple ascite !

Dans le premier cas, on saura à l'aide de l'hystéromètre que l'on a affaire à une hydropisie de l'ovaire et non à une ascite, à ce que le corps de l'utérus sera enlevé dans la cavité abdominale, offrira une cavité beaucoup plus longue qu'à l'état normal, et que souvent il se présentera dévié ou fléchi ; dans l'ascite qui ne dépend pas d'une lésion utéro-ovarique, aucun de ces caractères, de ces changements éprouvés par l'utérus n'existe; cet organe est plutôt abaissé et raccourci

Chez deux malades atteintes de kyste de l'ovaire volumineux qui remplissait entièrement la cavité abdominale au point de rendre la matité générale, même vers le flanc et le milieu de l'abdomen, j'ai vu deux praticiens célèbres rester dans le doute, jusqu'à ce que par la sonde je leur eusse démontré l'ascension et l'allongement de la matrice, et leur eusse fait sentir à travers la paroi abdominale le fond de l'organe et l'extrémité de l'instrument à neuf centimètres au-dessus du pubis.

Dans trois nécropsies, j'ai trouvé l'abdomen tellement rempli jusque dans ses plus petites anfractuosités par de grands kystes ovariques, que des appendices ou des prolongements de ceux-ci faisaient hernie, chez un sujet, dans la poitrine, par une éraillure du diaphragme ; chez le second, par l'anneau ombilical, formant, comme dans certains cas d'ascite, une petite tumeur fluctuante et transparente; enfin, chez le troisième, qui est bien ancien, car il remonte à 1830, l'appendice d'un très-grand kyste de l'ovaire droit, après avoir dilaté le canal crural, venait faire saillie à la cuisse en soulevant les vaisseaux cruraux.

Dans le cas signalé plus haut, où une tumeur ovarique et une ascite existent à la fois, la sonde, en nous montrant que l'utérus est allongé, élevé et dévié, nous fera reconnaître non-seulement qu'on n'a pas affaire à une ascite simple, mais à une ascite qui coexiste avec une tumeur du système utéro-ovarique. Dans ce cas encore, en admettant que le refoulement brusque et sec du liquide puisse permettre la constatation d'une tumeur abdominale, il resterait à déterminer si cette tumeur dépend ou non de l'appareil sexuel; la sonde seule pourra le plus souvent juger la question par des caractères positifs ou négatifs. Il est bien entendu qu'il s'agit de tumeurs placées au-dessus du détroit supérieur.

Cependant je suis loin de prétendre que le cathétérisme lèvera toujours les doutes et fera constamment savoir si une tumeur abdominale dépend oui ou non de l'appareil utéro-ovarique : une pareille assertion serait promptement démentie par les faits observés sur les malades et l'anatomie pathologique.

Relativement à l'influence que les tumeurs des annexes passées dans la cavité pelvi-abdominale exercent sur la situation, la direction, la longueur de l'utérus et de sa cavité, il faut admettre au moins trois variétés. Dans la première, la matrice est fortement fixée dans le petit bassin par des adhérences médiates ou immédiates, des indurations, des hypertrophies du péritoine et même des vaisseaux, qui l'unissent à la vessie, au rectum, aux parois de l'excavation pelvienne, et l'empêchent de céder à la traction exercée sur elle par la tumeur. Dans la deuxième, l'organe gestateur reste fixé dans le petit bassin et est soustrait aux tractions par la partie inférieure de la tumeur qui n'a pu franchir le détroit supérieur, soit à cause de son volume, soit à cause des adhérences qu'elle a contractées avec les parties voisines. Dans la troisième enfin, l'utérus étant uni inférieurement à un vagin long et à parois molles et relâchées suit facilement et sans distension la partie inférieure de la tumeur jusqu'au détroit supérieur et reste dans cette situation tant que la masse pathologique trouve de l'espace libre autour d'elle; mais une fois cet espace comblé par son accroissement journalier, la réaction des parois abdominales force cette tumeur à se développer, par sa partie inférieure, vers l'excavation pelvienne et le détroit inférieur où elle trouve le moins de résistance; elle abaisse alors la matrice vers l'ouverture vulvaire et peut même la précipiter en partie ou en totalité au dehors. Dans ces trois variétés, l'organe gestateur reste toujours à la portée du doigt, et comme sa cavité n'est pas allongée, le cathétérisme ne fournit que des caractères négatifs.

II. — TUMEURS INTRA-PELVIENNES PÉRI-UTÉRINES

Les unes se développent dans l'excavation du bassin, dépendent des organes qui avoisinent la matrice, du tissu cellulaire qui l'unit à ces organes, ou bien elles

viennent des parois du petit bassin ; les autres ont pris
naissance dans l'abdomen, puis, peu à peu, sous l'influence de leur poids et des contractions des parois abdominales, elles se sont portées dans la cavité pelvienne
autour de l'utérus, avec lequel elles ont pu contracter
des adhérences, si pendant leur existence sont survenues
des péritonites ou des périmétrites qui ne sont habituellement que des péritonites utéro-vésico-rectales.

I. *Tumeurs péri-utérines.* — Les tumeurs intra-pel-
viennes, qui n'appartiennent pas, à proprement parler, à
l'utérus ni à ses annexes, et qui pour cela prennent en
anatomie pathologique le nom de *péri-utérines,* sont très-
souvent, dans la pratique, fort difficiles à distinguer des
affections utéro-ovariques, vésicales et même rectales ;
c'est qu'en effet, très-fréquemment, elles frappent en
même temps sur ces trois appareils, en troublent les
caractères physiques et fonctionnels.

Une courte énumération de ces affections fera de suite
comprendre dans combien de circonstances le clinicien
peut se trouver embarrassé pour déterminer la maladie
à laquelle il a affaire et la part que prend dans cette
affection chacun des trois principaux organes contenus
dans l'excavation pelvienne.

Sans parler du phlegmon péri-utérin, de la pelvimétrite (1), qui forment fréquemment autour de l'utérus une
sorte d'empâtement plus ou moins résistant et douloureux, ces tumeurs peuvent être des concrétions osseuses
ou calcaires, des tubercules, des fibroïdes, des cancers
squirrheux, encéphaloïdes ou colloïdes, des kystes séreux, hydatiques, purulents, de véritables abcès, des
collections péritonéales circonscrites séreuses ou séro-

---

(1) Ce n'est ici ni le lieu ni le moment de discuter si ces deux expressions doivent être considérées comme synonymes d'une même affection, ou
représenter chacune une maladie différente.

purulentes, des grossesses extra-utérines, des tumeurs vasculaires sanguines, des épanchements de sang dits tumeurs hématiques péri-utérines, sans énumérer celles fournies par le rectum, la vessie et les parois du bassin.

Ces affections, limitées à l'excavation pelvienne, n'allongent pas ou n'allongent que très-peu le corps de l'utérus, ne le transportent pas dans la cavité abdominale; elles le laissent presque toujours accessible au toucher: les plus grands changements de position qu'elles lui font éprouver sont des déplacements par pression suivant les diamètres antéro-postérieur ou transversal du bassin. Si c'est un mouvement en masse, l'organe est plus ou moins rapproché du pubis, du sacrum ou de l'un des côtés de l'excavation, suivant le point où la tumeur a pris naissance. Si c'est un mouvement partiel, l'utérus devient le siége d'une déviation ou d'une flexion. Aux articles consacrés aux déviations et aux flexions de toute espèce, nous avons suffisamment démontré les services que peut rendre la sonde utérine et la manière de l'employer, pour ne pas y revenir; dans ceux que nous consacrerons aux troubles des fonctions vésicales et aux fistules péri-utérines, nous montrerons de quelle utilité peut être le cathétérisme de la matrice et des foyers purulents, pour éviter des erreurs graves. Pour le moment, nous ne nous occuperons spécialement que des tumeurs péritonéales séreuses ou séro-purulentes et des hématocèles.

Souvent le médecin est appelé auprès d'une femme qui porte une tumeur liquide molle, fluctuante ou d'apparence fluctuante, qui a pris naissance au voisinage de la matrice, après de légères pelvimétrites qui sont passées inaperçues, d'autres fois, après des accidents inflammatoires ou menstruels, et dans d'autres cas, sans le moindre accident préalable, tumeur qui a transporté

l'utérus vers un des points de la circonférence de l'excavation pelvienne ou a enveloppé plus ou moins exactement ce viscère, de façon à le soustraire à la palpation
et au toucher le mieux pratiqués. Comment alors recon-
naîtra-t-il sans la sonde la position, la direction de la
matrice? Comment pourra-t-il imprimer des mouvements
particuliers au corps de cet organe pour constater ses
rapports, ses connexions avec la tumeur? Pour s'assurer
que celle-ci n'est pas formée par le corps de la matrice
même, dilaté, aminci par la rétention dans sa cavité de
sang, de mucus ou de pus? Quel est, aujourd'hui, le chirurgien qui serait assez imprudent pour porter sur cette
tumeur un instrument piquant ou tranchant sans s'être
auparavant assuré de l'état et de la situation exacte du
corps de l'organe gestateur?

Dans les hématocèles péri-utérines qui, lorsqu'elles
ne sont pas la conséquence d'une grossesse extra-utérine (Gallard), sont si fréquemment le résultat d'une
oblitération ou d'une coarctation de la voie de la
matrice par une adhérence des parois, une pseudo-
membrane, une tumeur utérine, une tuméfaction du
tissu de l'organe, ou bien par une simple flexion, comme
nous l'avons démontré par maints exemples et comme
l'ont parfaitement et surabondamment prouvé MM. Bernutz et Goupil (1); dans ces cas, dis-je, comment pourra-
t-on, sans le cathétérisme, reconnaître l'espèce d'hématocèle à laquelle on a affaire et le mode de traitement
qui doit être employé? C'est à ce cathétérisme explorateur et souvent dilatateur que beaucoup de femmes ont

____

(1) Bernutz, *Mémoire sur les accidents produits par la rétention du flux
menstruel* (*Archives génér. de méd.*, juin, août, décembre 1848, février
1849, 4ᵉ série, tome XVII, p. 129 et 433; tome XVIII, p. 405, et tome XIX,
p. 186.) — Bernutz et Goupil, *Clinique médicale sur les maladies des femmes*, Paris, 1860.

dû la santé et la vie. C'est encore à l'aide de la sonde que nous avons reconnu que des hématocèles que nous avions ouvertes par le vagin avaient eu pour point de départ une grossesse extra-utérine, l'instrument nous ayant fait rencontrer dans le foyer sanguin des parties dures et sonores qui n'étaient que des fragments de squelette. Le premier fait de ce genre que j'aie observé date de juillet 1849 ; la femme est encore aujourd'hui bien portante ; elle n'a jamais eu d'enfant depuis.

Quant aux tumeurs qui viennent des parois du bassin, ce n'est que longtemps après leur naissance et lorsqu'elles se sont avancées de la circonférence au centre, qu'elles finissent par rencontrer l'utérus et le refouler sur le point opposé. Dans ce cas, le cathétérisme utérin ne fournit que des caractères négatifs qui ne sont pas toujours à négliger ; mais il peut arriver que ces masses pathologiques enveloppent l'utérus, lui impriment une flexion plus ou moins étendue et deviennent la cause d'une oblitération ou d'un rétrécissement de sa cavité : dans ces circonstances, la sonde pourra encore être utile, soit pour savoir la situation de l'organe gestateur, soit pour rétablir le cours de sa cavité et donner issue aux matières retenues.

II. *Tumeurs abdominales*. — Plusieurs tumeurs qui sont nées dans l'abdomen ou à la face interne de ses parois, au-dessus de la cavité du grand bassin, telles que des hydropisies circonscrites ou enkystées du péritoine, de l'épiploon, des kystes sous-péritonéaux développés entre la séreuse et les parois musculaires, des kystes des reins, de la rate, des cancers encéphaloïdes de ces organes, ont été prises assez souvent, non par des médecins ordinaires et légers, mais par des hommes habiles et attentifs, pour des tumeurs de l'utérus ou de ses annexes, et le plus souvent pour des kystes de l'ovaire. Il n'est pas jusqu'à la rétention de l'urine dans un uretère énormément dilaté qui n'ait été l'occasion d'une semblable erreur.

Dans le principe, lorsque ces tumeurs n'ont encore qu'un volume peu considérable, on peut, à l'aide de la palpation sus-pubienne et du toucher vaginal, s'assurer qu'elles n'ont aucun rapport direct ou indirect avec l'appareil utéro-ovarique; mais plus tard, lorsque par leur énorme volume, leur poids et la contraction des parois abdominales, elles sont descendues dans la cavité pelvienne et quelquefois presque vers les culs-de-sac péritonéaux, une contiguïté médiate ou immédiate s'établit entre les organes sexuels et la partie inférieure de ces tumeurs, qui ressemblent alors à celles qui, nées des organes générateurs, sont passées dans la cavité abdominale; le diagnostic devient bien plus difficile, la main qui palpe la région hypogastrique ne peut plus, en déprimant la paroi abdominale, s'interposer aux organes sexuels et à la tumeur; le toucher ne peut s'assurer si l'utérus a conservé sa longueur normale, il ne peut faire éprouver à cet organe des mouvements étendus et isolés ; la sonde, au contraire, en nous faisant connaître que la longueur de la matrice n'a éprouvé aucun changement, que sa mobilité est étendue en tous sens, et qu'elle est indépendante de la tumeur qui reste immobile, lève la plupart des doutes. La certitude est encore plus grande lorsque, déplaçant la tumeur abdominale d'un côté à l'autre du ventre, l'utérus et la sonde restent immobiles. Ainsi donc : une grande mobilité de l'utérus, une mobilité indépendante, une cavité utérine dont la longueur est normale, voilà trois caractères que l'hystéromètre saisit de suite, et qui distinguent les tumeurs abdominales descendues dans le bassin de celles qui, passées dans l'abdomen, appartiennent aux organes sexuels. La valeur de ces trois signes distinctifs n'a pas été seulement établie par nos propres recherches, mais encore par celles de Simpson, de Kiwisch, de T. S. Lee (1) et de Ch. West (2).

III. — ATRÉSIE ET RÉTRÉCISSEMENT DE L'EXTRÉMITÉ SUPÉRIEURE DU VAGIN, TUMEURS CONSÉCUTIVES.

Que ce rétrécissement soit le résultat d'un vice primordial, ou qu'il soit acquis à la suite d'un accouchement ou d'une action chirurgicale, cautérisation, excision, etc., toujours est-il qu'il peut, dans certaines circonstances, nuire aux fonctions de la génération et nécessiter l'usage de la sonde ; pour juger de son étendue, de son intensité et de sa hauteur, la sonde à boule et la sonde dilatatrice peuvent alors être utiles. Dans certains cas, ces rétrécissements ne se bornent pas à être un obstacle à l'acte sexuel, mais encore ils peuvent être l'occasion d'une rétention du mucus utéro-vaginal et du sang menstruel, au point de donner naissance à une tumeur d'un volume variable, qui pourra refouler l'utérus en haut et le dévier dans un sens ou dans un autre et simuler une maladie de cet organe.

En 1859, je fus appelé par un de mes anciens internes, le docteur Delaunay, auprès d'une de ses malades qui, atteinte d'une tumeur utérine, éprouvait des douleurs violentes dans le bassin et dans le bas-ventre. Cette dame était à l'époque menstruelle depuis deux jours ; les règles s'étaient supprimées la veille au soir, à la suite d'une lotion un peu fraîche. C'était à partir de ce moment que les douleurs qu'elle éprouvait depuis quarante-huit heures étaient devenues beaucoup plus intenses. Par la palpa-

(1) Safford Lee, *On the Tumors of the Uterus*. London, 1847.
(2) West, *Diseases of Women*.

tion sus-pubienne, je reconnus une tumeur assez ferme, élastique, du volume d'une orange, placée derrière et un peu au-dessus du pubis, se prolongeant suffisamment en arrière pour que je ne pusse en atteindre les limites. Par le toucher vaginal, je reconnus que le vagin était court et limité par une tumeur élastique, à demi fluctuante et régulière; quel que fût le soin avec lequel je cherchai le col, je ne pus le rencontrer. Par le toucher rectal, je sentis la même tumeur qui remontait assez haut pour que je ne pusse en atteindre le sommet; poussée en haut et en avant par le doigt, cette tumeur éprouvait des mouvements perceptibles pour la main appliquée à l'hypogastre.

Jusque-là, je dus donc partager l'opinion du médecin de la malade, mais ce n'était qu'un diagnostic incomplet qui ne pouvait être terminé que par l'application du speculum et peut-être par l'hystérométrie. Au fond du speculum, le vagin se terminait par un cul-de-sac irrégulier qui ne rappelait en rien les dispositions du col, même le plus anormal; l'extrémité de l'instrument dirigée en différents sens ne nous en apprit pas davantage. En avant et vers le milieu d'une dépression irrégulière, nous vîmes l'apparence d'une petite ouverture dans laquelle l'extrémité de l'hystéromètre put pénétrer. Presque aussitôt je sentis l'instrument s'avancer facilement et se mouvoir aisément en tous sens; un léger écoulement séro-sanguin se fit par cette ouverture. Sitôt que l'hystéromètre fut enlevé, je lui substituai uue sonde dilatatrice, qui nous permit de donner sans effort et presque sans douleur à cette ouverture une étendue d'un centimètre et demi. Il s'écoula alors un demi-verre environ d'un liquide formé par du sang, des caillots et du mucus. La tumeur s'affaissa et perdit sa tension; les douleurs se calmèrent. Le troisième jour, la dilatation était assez grande pour permettre l'introduction de l'extrémité du doigt indicateur dans la cavité que je trouvai formée par l'extrémité supérieure du vagin. Le col de l'utérus était sain et dans sa position normale. Un caillot qui avait obstrué le rétrécissement du vagin avait été la cause de la formation de la tumeur et de tous les accidents ultérieurs.

Kiwisch (1) dit avoir observé des cas de ce genre; il conseille l'exploration la plus minutieuse avec la sonde. Sans être suivis du développement de semblables tumeurs, les rétrécissements consécutifs de l'extrémité supérieure du vagin sont souvent accompagnés d'accidents dysménorrhéiques extrêmement douloureux, contre lesquels le meilleur moyen à employer est le cathétérisme dilatateur.

TREIZIÈME LEÇON

Du cathétérisme pendant la grossesse et l'accouchement.

I. — GROSSESSE EXTRA-UTÉRINE

Messieurs, dans les grossesses extra-utérines, tant que le fœtus vit et qu'il n'y a pas une indication à agir chirurgicalement, il faut bien se garder de pratiquer le cathétérisme de l'utérus, qui ne nous apprendrait rien, si ce n'est que la cavité utérine est agrandie, que la matrice est hypertrophiée, faits que l'anatomie pathologique a depuis longtemps démontrés. Ce cathétérisme, qui n'aurait aucune utilité, pourrait être suivi de métror-

(1) Kiwisch, page 151.

rhagie, de déchirure, de décollement de la muqueuse
utérine, qui est alors très-vasculaire, épaissie et ramollie,
de métrite, de métro-péritonite, ou d'une congestion qui
pourrait amener une rupture des veines utéro-ovariques
ou causer la rupture du kyste fœtal dans l'abdomen.
Nous ne pouvons donc partager l'opinion de Kiwisch (1),
qui conseille, lorsqu'on a la certitude que le fœtus est
vivant et n'est pas placé dans la cavité de la matrice, de
s'assurer avec la sonde de la perméabilité et de l'augmentation de volume de cet organe. Il n'en est plus de
même lorsque le fœtus est mort et que l'art chirurgical
doit intervenir ; il peut alors être nécessaire de pratiquer le cathétérisme afin d'éviter de blesser l'utérus dont
la situation peut être méconnue. Nous verrons, en parlant des fistules péri-utérines, les circonstances dans
lesquelles un kyste fœtal, ouvert dans le vagin ou sur
tout autre point, peut réclamer l'usage de la sonde.

A la fin d'une grossesse extra-utérine bien constatée
ou que l'on a cru avoir bien constatée, si l'enfant vit et
si la femme éprouve de vives douleurs d'expulsion, il
sera bon, avant d'avoir recours à une opération chirurgicale quelconque, si on la juge indispensable, de pratiquer préalablement le cathétérisme utérin : 1° pour s'assurer qu'il n'y a pas erreur de diagnostic et que la
grossesse est bien en réalité extra-utérine; en supposant
qu'on se soit trompé, l'introduction d'une sonde souple
et douce ne pourrait, à cette époque, avoir aucun inconvénient. La grossesse utérine peut en effet être tellement
anormale, qu'elle puisse offrir tous les caractères d'une
gestation extra-utérine. J'ai rencontré, il y a dix ans, un
cas de ce genre que j'avais pris pour une grossesse extra
utérine; trois des plus célèbres accoucheurs de Pari

____

(1) Kiwisch, t. II, p. 286;

auxquels j'avais fait voir la malade, partageaient mon avis; ce fut seulement quelques heures avant l'accouchement que les doutes se dissipèrent. 2° La sonde, en indiquant l'étendue, la direction et la situation de l'utérus, empêchera de le blesser pendant l'opération.

II. — GROSSESSE UTÉRINE NORMALE

Dans la grossesse utérine normale et reconnue comme telle, on devra toujours, pendant le cours de son développement, même lorsqu'elle est arrivée à terme et que rien d'extraordinaire ne se manifeste, se garder avec soin de pratiquer le cathétérisme de la matrice. Je ne comprends pas comment Kiwisch, professeur d'accouchements, de pathologie et de thérapeutique de maladies des femmes, a pu dire (1), en parlant des résultats les plus importants obtenus par l'emploi de la sonde utérine : « L'usage de la sonde employée avec tous les mé« nagements nécessaires peut être important aussi pour « reconnaître la grossesse dans les premiers mois, puis« que tout le canal cervical est ordinairement, surtout « chez les primipares, plus ou moins agglutiné par une « masse glutineuse et obstrué. Aussi est-ce donner « une preuve de la non-existence de la grossesse, preuve « qui a une valeur absolue, de démontrer que l'accès « est parfaitement libre et que la longueur des cavités « cervicale et utérine est normale. » Il est vrai qu'il dit plus loin qu'il ne faut y avoir recours que dans les cas urgents qu'il ne spécifie pas, « et qu'il faut s'en abste« nir chez les femmes enceintes qui ont déjà eu plu« sieurs grossesses et chez lesquelles la sonde rencontre « un accès plus facile pour pénétrer dans la portion « cervicale et peut causer très-aisément l'avortement. »

(1) Kiwisch. Prag, 1851, t. I.

Malgré cette restriction, il n'en conseille pas moins (1) d'avoir recours à la sonde pour savoir s'il y a une grossesse ou une tumeur ovarique simulant la grossesse. Voici en quels termes il s'exprime : « Lorsqu'une « tumeur de l'ovaire est située, ainsi qu'il arrive assez « souvent, sur la ligne médiane du bas-ventre, qu'elle « prend une forme ovoïde, qu'elle n'est pas extrême- « ment dure et inégale, qu'elle s'accompagne d'une « aménorrhée, que les seins se gonflent en même temps « et qu'ils sécrètent même du lait, que la portion vagi- « nale est raccourcie et que l'état général et l'aspect de « la malade sont bons, ce qui est fréquent, le diagnostic « est loin d'être sans difficulté, surtout lorsque des ac- « couchements à terme ont complétement fait perdre « aux parties sexuelles l'aspect qu'elles ont dans la jeu- « nesse et qu'elles sont un peu gonflées par de l'œdème. « Dans des cas de ce genre, l'exploration avec la sonde « peut donner sur l'état des malades des renseigne- « ments très-évidents, puisqu'on trouve l'utérus plus ou « moins allongé par la tumeur de l'ovaire, etc. » C'est justement dans ces cas de tumeurs pelvi-abdominales qui présentent tant d'analogie avec la grossesse, qu'il est important de ne pas avoir recours au cathétérisme utérin, puisqu'en ajournant de quelque temps le diagnostic, on arrive à une certitude complète sans exposer la malade à un avortement et à toutes ses conséquences.

Cependant, aux règles et aux préceptes les plus sages, les plus absolus, il peut y avoir des exceptions. Il n'est pas extrêmement rare qu'une femme devienne enceinte, bien qu'elle soit atteinte d'un cloisonnement de l'extré-mité supérieure du vagin n'offrant qu'un petit pertuis, d'un rétrécissement plus ou moins considérable de l'ex-

_____
(1) Kiwisch, t. II, p. 544.

trémité utérine de ce conduit ou de l'un des orifices du col de l'utérus ; dans d'autres circonstances, plus rares encore il est vrai, un rétrécissement ou même une oblitération complète du col de la matrice a pu se développer pendant la gestation, comme le prouvent les faits rapportés par Lauverjat, Smellie, Martin, M. Caffe, Kiwisch, et ceux observés et publiés par M. Depaul dans un excellent travail ex professo. Dans tous ces cas, qu'ils soient ou non soupçonnés avant le terme de la grossesse, il faut attendre, sauf urgence, pour se livrer à un examen complet, que le travail soit commencé et qu'il continue avec régularité ; alors, après avoir pratiqué le toucher avec la plus grande attention sur tous les points accessibles à l'extrémité du doigt, après avoir exploré avec le plus grand soin la partie postérieure et supérieure de la tumeur que forme, dans le vagin, le segment inférieur de l'utérus, pour s'assurer qu'on n'a pas affaire à une déviation ou à une obliquité du col en haut et en arrière, il faut appliquer le speculum pour chercher à découvrir une ouverture ou une dépression qui aurait échappé au doigt. Si on aperçoit un orifice, il est nécessaire d'y introduire une sonde, un stylet ou même une bougie à ventre, pour connaître la hauteur, le diamètre et le degré de résistance de cette coarctation. Si l'on ne voit aucune ouverture, on sonde avec l'extrémité de l'instrument, dont le volume doit varier, tous les enfoncements, les fentes, les dépressions linéaires, triangulaires ou en étoile que l'œil peut découvrir, parce que c'est souvent au fond de ces dépressions que se trouve un pertuis qui fait communiquer l'utérus avec le vagin. Ce n'est qu'après une exploration ainsi pratiquée, et en tenant compte de l'état de sécheresse du vagin, de l'absence de l'écoulement des eaux de l'amnios et du mucus glaireux du col, que l'on pourra se prononcer sur l'existence d'une oblitération complète de l'extrémité supérieure du conduit vulvo-utérin, ou de celle de l'ouverture inférieure du col. Mais un cas bien plus difficile pour le diagnostic peut se présenter, c'est celui d'oblitération complète de l'orifice supérieur du col, l'orifice inférieur et la cavité cervicale restant libres, comme M. Depaul en a observé un exemple. Tout ici concourt à égarer le jugement du praticien : l'œil et le doigt reconnaissent le museau de tanche et son orifice vaginal, des glaires muqueuses ou mucoso-sanguinolentes peuvent s'en écouler et humecter les parois vaginales comme dans l'état normal ; la sonde seule, ou des stylets bien maniés, peuvent reconnaître de suite s'il y a un rétrécissement ou une oblitération complète de cet orifice ; en admettant même que l'extrémité du doigt puisse être introduite par l'orifice vaginal dilaté jusque dans la cavité du col, elle ne reconnaîtrait qu'un obstacle, qu'une oblitération, mais elle ne saurait indiquer si l'oblitération est complète ou non ; aussi, M. Depaul lui-même, malgré sa grande habitude du toucher, n'assura-t-il qu'il y avait oblitération complète qu'après avoir pratiqué le cathétérisme. « Une sonde utérine fut substituée au doigt et « poussée dans toutes les directions, mais elle ne put « franchir l'obstacle. Il en fut de même d'un stylet beau-« coup plus fin. Après avoir renouvelé plusieurs fois « toutes ces tentatives, et toujours avec le même résul-« tat, je priai M. le docteur Beylard et plusieurs des « assistants d'examiner à leur tour, ce qu'ils firent avec « grand soin, et tous purent constater l'oblitération de « l'orifice interne. »

Comme, au reste, dans ce cathétérisme de diagnostic, la sonde doit toujours être maniée avec douceur et ne doit jamais être introduite dans l'ouverture qu'elle peut rencontrer, au delà de un ou deux centimètres, il ne peut, en aucune circonstance, en résulter d'inconvé-nients.

Chez certaines femmes, pendant la grossesse, il se manifeste une *métrorrhée séreuse* plus ou moins abondante qui, après avoir duré pendant un certain temps, s'arrête tout à coup, devient, par l'accumulation du liquide, la cause d'une dilatation considérable de l'utérus et d'accidents qui menacent tout à la fois la vie de la mère et de l'enfant. D'autres fois, sans métrorrhée préalable, il se développe, entre l'œuf et la face interne de la matrice, une collection séro-muqueuse très-abondante appelée *fausses eaux*, qui donne à l'utérus et à l'abdomen un volume tel, que le ventre ressemble quelquefois, par son développement, à celui d'une femme atteinte d'ascite la plus abondante. Si, dans l'un ou l'autre cas, des accidents sérieux résultaient de cette énorme distension et venaient à menacer les jours de la femme, ne vaudrait-il pas mieux pratiquer le cathétérisme utérin avec une sonde évacuatrice un peu volumineuse, afin de juger la question de diagnostic, et de faire écouler le liquide, s'il était placé entre l'œuf et l'utérus, que de laisser marcher les accidents, ou de perforer d'emblée la poche des eaux amniotiques, pour obtenir un accouchement prématuré? Dans de semblables occurrences, si l'on s'était trompé sur le siége de la collection, ou si la sonde promenée avec prudence entre l'œuf et la matrice n'a pas rencontré la collection du liquide, le pis qui puisse arriver, ce serait d'avoir sollicité les contractions utérines et l'accouchement prématuré que par la perforation primitive des membranes on eût rigoureusement déterminé. Mais aujourd'hui que nous savons que l'œuf n'adhère véritablement par des liens vasculaires à l'utérus que par sa portion placentaire, rien ne prouve qu'un avortement doive être rigoureusement la conséquence de l'introduction passagère d'une sonde entre l'œuf et l'utérus, et pourvu qu'elle n'atteigne pas l'adhérence utéro-placentaire.

En parlant des accidents du cathétérisme utérin, nous montrerons que cette opération a quelquefois été pratiquée par erreur chez des femmes enceintes, sans le moindre accident et sans que la grossesse ait cessé de parcourir ses phases normales. Mais si l'on ne s'était pas trompé sur le siége de la collection séreuse, n'est-il pas très-probable qu'après l'évacuation du liquide par la sonde les accidents cesseraient et que la gestation continuerait à suivre son cours? C'est aussi l'opinion de MM. Chassinat (1) et Plouviez. La supposition que nous faisons est non-seulement rationnelle et probable, mais encore un fait incontestable, qui a d'autant plus de valeur qu'il remonte à une époque déjà éloignée et bien antérieure à l'invention du cathétérisme de la matrice, prouve qu'elle peut se réaliser. Brüning, en 1773, en a rapporté un cas trop intéressant pour ne pas en donner ici une courte analyse (2).

Une femme de trente ans, bonne constitution, enceinte pour la troisième fois, presque au début de cette grossesse, est prise d'ascite, qui acquiert bientôt un assez grand développement. Après différents remèdes, cette maladie éprouve des phases d'accroissement et de diminution alternatives; enfin, elle diminue notablement. Alors on sentit une tumeur assez volumineuse dans l'abdomen; c'était l'utérus chargé du produit de la conception. La malade était arrivée au sixième mois de la grossesse, quand Brüning la vit. C'était bien, en effet, l'utérus qui distendait l'abdomen; mais il était plus rond, plus égal qu'il n'est quand il est distendu par un œuf sain. Il y avait

(1) Chassinat, *Sur la métrorrhée séreuse des femmes enceintes.* Paris, 1858.

(2) Brüning, *Nova acta physico medica naturæ curiosorum.* 1773, t. V, obs. 35.

œdème des grandes lèvres; l'orifice utérin était clos et obstrué par une matière visqueuse; la compression des voies urinaires par l'utérus rendait le cathétérisme vésical nécessaire déjà depuis plusieurs jours. On pensa qu'avec la grossesse il y avait en même temps accumulation d'eau dans la cavité utérine. Désirant vivement s'en assurer, l'auteur introduisit avec précaution dans le vagin un doigt pour lui servir de conducteur, puis il fit glisser sur ce doigt un cathéter à travers l'orifice de l'utérus. Il sortit alors 10 *livres d'un liquide jaunâtre* qui était accumulé dans la cavité de l'organe. Un bandage de corps fut appliqué sur l'abdomen, et le repos fut prescrit à la malade. Le lendemain, la miction était redevenue naturelle : *on retira environ la même quantité d'eau que la veille, à l'aide de la sonde*, mais la malade fut prise de frissons, d'efforts de vomissement, d'anxiété, de sueur froide et visqueuse. On arrêta l'écoulement du liquide ; des linges chauds furent appliqués sur le ventre ; on administra quelques toniques, et l'on prescrivit le repos. Le lendemain, on retira encore environ 2 livres d'un liquide visqueux, d'odeur nauséabonde. Le ventre resta volumineux comme il convenait à cette époque de la grossesse. Bientôt la femme sentit les véritables mouvements de son enfant; ils devinrent même sensibles à la main. La grossesse arriva heureusement à son terme, et l'accouchement eut lieu spontanément; l'enfant naquit vivant et bien constitué.

Rien ne manque à cette observation, qui est des plus favorables à l'opinion que nous émettons ici. La malade, qui depuis plusieurs jours ne pouvait plus uriner sans être sondée, urine spontanément après l'opération; les mouvements de l'enfant, qu'on n'avait pas encore perçus, sont bientôt sentis par la femme et même par la main du praticien; enfin, la grossesse suit son cours naturel.

Je sais bien que les détracteurs du cathétérisme ne manqueront pas de dire que les accidents que la malade a éprouvés après la seconde évacuation furent la conséquence de l'action de la sonde; à quoi nous répondrons que, s'il en eût été ainsi, les accidents eussent dû à plus forte raison se montrer ou se renouveler après le troisième cathétérisme évacuatif qui fut pratiqué le lendemain, qui ne donna issue qu'à deux livres de liquide et dans lequel, à cause de cette faible proportion de l'eau, la sonde dut être davantage en contact avec les parois de l'utérus et de l'œuf; cependant il n'en fut rien. Les troubles fonctionnels qu'éprouva la malade furent des accidents de syncope semblables à ceux qu'on observe quelquefois après la ponction abdominale, lorsqu'on évacue subitement une grande quantité de liquide; ce qui le prouve encore, c'est leur courte durée et la facilité avec laquelle ils se dissipèrent sous l'influence des toniques.

III. — ACCOUCHEMENT

Quand une tumeur développée aux dépens de la portion cervicale de l'utérus est restée pendant toute la grossesse dans l'excavation pelvienne, elle s'oppose souvent à la dilatation et au raccourcissement de haut en bas du col, de sorte que cette partie conserve pendant le dernier mois de la gestation et pendant le travail de la parturition, non-seulement la longueur qu'elle a à l'état de vacuité, mais encore toute la longueur anormale que la tumeur lui a fait accidentellement acquérir. Le premier cas de ce genre que j'aie observé remonte à 1844, lorsque j'étais chargé, à l'hôpital de Lourcine, du services des femmes en couche. C'était sur une femme qui succomba presque subitement à une rupture de l'utérus. Dans un cas semblable, une fois le travail commencé, avant de recourir à aucune opération chirurgicale, application de forceps, débridement du col, incision ou extirpation de la tumeur, il sera nécessaire de pratiquer le cathétérisme afin de bien connaître la longueur du col, la largeur de sa cavité, la hauteur de son orifice supérieur, le degré de sa dilatation, les rapports de celui-ci avec la tumeur et les limites supérieures de celle-ci. Faute de prendre connaissance de ces faits, on s'expose à pratiquer une opération incomplète ou inutile qui aggrave la position déjà si critique de la malade. Le cathétérisme devra, dans cette circonstance, être pratiqué avec une sonde métallique aussi volumineuse que possible et à courbure variable. Plus tard, en parlant du traitement, nous reviendrons sur ce fait et nous le compléterons.

Enfin, lorsque la mort réelle ou apparente vient frapper une femme pendant le cours de la grossesse et que le médecin ne croit pas dans sa conscience devoir pratiquer l'opération césarienne, soit parce qu'il n'a pas la certitude absolue de la mort de la mère, soit parce qu'il doute de la vie de l'enfant ou parce que celui-ci n'est pas viable, si la famille réclame impérieusement le baptême pour ce dernier, c'est au cathétérisme utérin pratiqué avec une sonde creuse qu'il devra recourir pour administrer ce sacrement. C'est la pratique qui fut conseillée, il y a près de vingt ans, par l'Académie de Belgique, et c'est celle qui fut de nouveau recommandée, il y a quatre ans, par MM. Gallard et Bonnet, professeur, d'accouchements à l'école de médecine de Poitiers : « Point « n'est besoin, disait M. Gallard, de l'opération césa- « rienne pour baptiser, après la mort de la mère, un en- « fant vivant mais non viable. On peut introduire une « sonde dans l'utérus et faire parvenir ainsi jusqu'à l'en- « fant l'eau du baptême. » C'est ce procédé que conseille également le docteur Espiau de Lamaestre, quand dans le cas de non-viabilité de l'enfant on n'a pas la certitude de la mort de la mère. Comme dans cette circonstance, moins que dans aucune autre, il n'est permis de se jouer

de la tranquillité et du bonheur de la famillè, le médecin devra, quelle que soit sa manière de voir en religion,
faire tout son possible pour pratiquer l'opération convenablement et ne pas se contenter d'un simple simulacre ;
il cherchera donc, avant d'introduire la sonde, à déchirer avec l'ongle les membranes afin de mettre l'eau du
sacrement en contact immédiat avec une partie quelconque du corps de l'enfant, et, si faire se peut, avec la tête.
S'il n'a pu introduire le doigt dans le col jusqu'aux membranes, il cherchera à les déchirer avec l'extrémité de
la sonde avant d'injecter l'eau. Pour cette opération,
notre sonde évacuative, garnie de son mandrin, serait des
plus commodes. (Voy. pl. I, tableau synoptique des sondes, n°s 29 et 30.)

Lorsque nous examinerons les accidents qui peuvent
se manifester après l'emploi de la sonde et quand nous
nous occuperons du cathétérisme comme moyen de traitement, nous compléterons ce qui nous reste à dire sur
l'usage de la sonde pendant la grossesse et l'accouchement.

QUATORZIÈME LEÇON

Du cathétérisme après l'accouchement.

Messieurs, on ne saurait trop se garder de pratiquer,
sans une absolue nécessité, l'hystérométrie quelque temps
après l'accouchement, parce qu'après cette grande fonction le tissu utérin infiltré, congestionné et ramolli, se
prête trop facilement à des lésions que pourrait déter-

miner l'extrémité de la sonde ; de plus, la surface interne du corps de l'utérus (1), dépourvue de sa membrane muqueuse, devenue sensible, floconneuse, inégale dans une certaine étendue, et hérissée de détritus placentaires, est beaucoup plus exposée aux froissements et aux déchirures qu'en toute autre circonstance, parce que à cette époque aussi la femme est beaucoup plus exposée à la métrite à la péritonite et à toutes les graves conséquences qui en découlent, qu'à tout autre moment de la vie. Aran avoue qu'en pratiquant le cathétérisme utérin chez une femme accouchée depuis quelques semaines à peine, il perfora l'utérus ; heureusement il ne s'ensuivit aucun accident. Je m'étonne donc comment un des accoucheurs les plus célèbres de notre siècle, Simpson, avec son esprit élevé et indépendant, ait pu conseiller le cathétérisme utérin après l'accouchement dans le but unique d'éclairer la justice. Voici comment il s'exprime à cet égard : « Immédiatement après l'ac-
« couchement, la cavité de l'utérus mesure de 6 à 8
« pouces ; je l'ai vue mesurer de 8 à 9 pouces chez trois
« femmes qui toutes trois succombèrent. L'utérus di-
« minue ensuite graduellement, et au bout de quatre à
« cinq semaines, rarement plus, il a repris ses dimen-
« sions normales. Dans deux cas où il fallut légalement
« constater les signes de l'accouchement au septième
« jour, la cavité mesurait encore 4 et 5 pouces. Dans un
« troisième cas, deux médecins firent un rapport dans
« lequel ils disaient que tous les signes de l'accouche-
« ment existaient, sauf l'existence d'une tumeur utérine
« au-dessus du pubis, et ils croyaient que la flaccidité de

---

(1) Je dis *la surface interne du corps,* parce qu'il n'y a que la muqueuse de cette partie, et non celle du col, qui se détache et tombe avec les membranes de l'œuf au moment de la parturition. C'est là un fait d'anatomie physiologique qui n'est peut-être pas encore assez généralement connu.

« l'utérus ou sa situation trop profonde empêchaient de
« le sentir. Huit jours après, je vis l'accusée, et à l'aide
« de la sonde je m'assurai que la cavité utérine mesurait
« quatre pouces, et j'amenai l'utérus en avant, de façon
« qu'on pût parfaitement le sentir hypertrophié. Cela
« compléta le diagnostic légal. Dans d'autres circon-
« stances, la sonde peut au contraire montrer qu'une tu-
« meur qui existe au-dessus du pubis n'est pas l'utérus.
« Dans ces cas douteux, on pourrait répéter le cathété-
« risme de temps à autre, et voir ainsi si l'utérus est soumis
« à un travail de retrait. On voit aisément le parti qu'on
« tirerait de la sonde dans un cas d'accouchement si-
« mulé. » Si Simpson, avec sa grande expérience, son
habileté et sa grande habitude de manier la sonde, a pu
dans cette circonstance pratiquer le cathétérisme sans
nuire aux femmes qu'il avait à examiner, il est fort à
craindre que les choses ne se passeraient pas toujours
de même si l'opération était exécutée par un jeune praticien ou par un médecin qui, bien qu'instruit et expérimenté, manquerait d'habitude à cet égard. Il faut donc
bien se garder d'élever en règle et d'établir en principe
la conduite de Simpson qui, je n'en doute pas, pourrait
avoir les résultats les plus désastreux, et quel que soit
le juste pouvoir accordé aux magistrats pour arriver à la
connaissance de la vérité, nous ne pouvons accepter que
ce pouvoir puisse être assez grand pour contraindre le
médecin expert à pratiquer une opération qui peut, dans
les conditions où elle est réclamée, compromettre la
santé et même la vie d'une accusée.

Il n'en serait plus de même si, après un accouchement
ou un avortement, il se manifestait dans le bassin ou
dans la région pelvi-abdominale une tumeur qui simulât
l'utérus au point de laisser de l'incertitude sur sa nature, et si surtout une opération chirurgicale devenait

nécessaire. Il n'est pas rare, en effet, après l'accouchement, mais surtout après l'avortement provoqué ou non,
de voir des abcès, des collections séreuses péritonéales
circonscrites ou une rétroflexion se manifester et nécessiter une intervention chirurgicale. Dans ces cas alors,
il pourra être utile de bien s'assurer à l'aide de la sonde
que la tumeur n'est pas formée par l'utérus et quelle est
la situation qu'occupe cet organe, si par le toucher on
n'a pu la déterminer d'une manière précise. Plusieurs
fois, dans ces circonstances, le cathétérisme m'a été de
de la plus grande utilité. Écoutons ce que dit Simpson
sur ce point de pathologie obstétricale : « Les accou-
« cheurs ne semblent pas avoir reconnu la nature de
« certaines tuméfactions chroniques qui occupent la
« région hypogastrique chez des femmes récemment ac-
« couchées et qui ne sont autre chose que l'utérus
« lui-même ayant conservé un volume notablement
« augmenté. Cela tient probablement, ajoute-t-il, à
« l'absence de moyens propres à constater cette augmen-
« tation. » Puis il cite l'exemple d'une dame qui, rétablie d'une fièvre puerpérale violente, portait, quelques
semaines après son accouchement, une tumeur volumineuse qui remplissait le bassin et la fosse iliaque droite.
Aucune trace de tumeur n'existait avant l'accouchement.
« Au premier abord, on se demandait si on avait affaire
« à une tumeur fibreuse enflammée, à une affection de
« l'ovaire ou à un phlegmon de la fosse iliaque. La sonde
« introduite dans le col s'enfonce de plusieurs pouces
« jusqu'au sommet de la tumeur, et on en sentait facile-
« ment la pointe à travers la paroi abdominale. La tu-
« meur n'était autre chose évidemment que l'utérus qui,
« sauf son énorme volume, était sain. Il n'avait pas subi
« le retrait habituel après l'accouchement, et cela sans
« doute sous l'influence de l'accès puerpéral. Cette tu-

« meur se dissipa promptement à l'aide d'un traitement
« antiphlogistique. »

« Dans un autre cas, la sonde nous aida au diagnostic
« d'une tout autre manière : deux mois après la déli-
« vrance, il existait des symptômes d'inflammation sub-
« aiguë et mal définie du côté de la région utérine, une
« tumeur arrondie et circonscrite existait dàns le bassin
« et faisait saillie d'un pouce environ au-dessus du dé-
« troit supérieur. L'introduction de la sonde fut difficile,
« parce que le col était très-éloigné de la vulve. Dès
« qu'elle fut introduite, on put en sentir la pointe au
« sommet de la tumeur en question et s'assurer que
« cette tumeur n'était autre chose que l'utérus qui avait
« conservé ses dimensions, mais qui était déplacé et
« avait perdu sa mobilité. Restait à trouver la cause de
« ce déplacement. Nous découvrîmes une tumeur fluc-
« tuante située entre l'utérus et le rectum. Une ponc-
« tion donna issue à du pus. La malade guérit; tou-
« tefois l'utérus conserva sa fixité. »

Dans ce cas, le cathétérisme utérin n'apprit à Simpson
qu'une chose : c'est que la partie supérieure de la tumeur qui était dans le bassin et dépassait le pubis, était
formée par l'utérus et non par la tumeur pelvienne elle-
même, ce qui était déjà beaucoup, en enseignant que
cette affection ne devait pas être attaquée à l'aide d'un
instrument piquant ou tranchant, par la région sus-pubienne; et en supposant, comme Simpson le fait lui-
même remarquer avec raison, qu'on voulût traiter ces
sortes de collections purulentes péri-utérines de la manière que conseille Martin (de Montpellier) qui recommande de les ouvrir au moyen d'applications de caustiques à la région hypogastrique, sur le point le plus
saillant de la tumeur, cette conduite pourrait, dans certains cas, manquer le but qu'on se propose, ou être fatale,

puisque c'est l'utérus lui-même qu'on attaquerait?

Lorsque, pour une cause quelconque, on est obligé de pratiquer le cathétérisme de l'utérus après l'accouchement, on devra procéder avec grande douceur, s'arrêter au moindre obstacle et s'attacher à le surmonter ou à le contourner en imprimant à la sonde des mouvements doux et variés. On se servira d'une sonde aussi volumineuse que possible, arrondie à son extrémité; il ne faudrait pas toutefois que le volume fût tel que l'instrument eût de la peine à passer par les orifices utérins. On ne devra pas omettre de couvrir les membres et l'hypogastre de la malade, afin qu'elle n'éprouve aucun refroidissement; on lui fera garder le lit immédiatement après l'avoir examinée.

QUINZIÈME LEÇON

Fistules et foyers suppurants péri-utérins. — Troubles fonctionnels de la vessie.

I. — FISTULES ET FOYERS SUPPURANTS PÉRI-UTÉRINS

Messieurs, sans parler des fistules recto-vaginales pour lesquelles tous les praticiens ont recours au cathétérisme avec un stylet ou une sonde quelconque, afin de connaître leur largeur, leur longueur, leur direction, le point sur lequel elles s'ouvrent et aboutissent, ainsi que l'état des parties environnantes, l'utérus et les culs-de-sac utéro-vaginaux sont souvent le siége de diverses fistules qui peuvent réclamer l'usage de la sonde.

I. *Fistules vésico-vaginales.* — Est-il aujourd'hui un chirurgien qui tenterait de pratiquer l'opération inventée, modifiée et exécutée plusieurs fois avec succès par M. Jobert, de Lamballe (1), contre la fistule vésico-vaginale, sans avoir préalablement sondé cette fistule, pour savoir si elle consiste en une simple perforation, si elle a un trajet plus ou moins étendu, quels sont l'épaisseur et l'état de ses bords? Qui ne sait qu'il est de ces fistules dont l'ouverture vaginale étroite échappe au toucher et à la vue, lorsque surtout elle est masquée par un pli ou un rétrécissement du vagin? Dans cette circonstance, il n'est pas rare que la sonde soit le seul moyen qui puisse, en se promenant sur différents points du vagin et en effaçant ses replis, découvrir cette ouverture, qui assez souvent, au moment de l'examen, ne laisse échapper aucun liquide. Pour mon compte, j'ai ainsi découvert des fistules méconnues par plusieurs praticiens qui avaient considéré le suintement urinaire par la vulve comme le résultat d'une incontinence d'urine. Lorsque l'ouverture fistuleuse n'est pas assez grande pour laisser passer l'extrémité de l'indicateur, c'est encore la sonde qui, par son volume plus ou moins considérable, nous apprend le diamètre de la solution de continuité.

II. *Fistules vésico-utérines.* — Si la sonde peut être utile dans le diagnostic des fistules vésico-vaginales, elle est autrement importante dans celui des fistules vésico-utérines, qui laissent ordinairement échapper moins souvent et moins abondamment l'urine que les premières et peuvent par cela seul être plus difficiles à reconnaître ; de plus, les malades continuent habituellement à rendre, et quelquefois à volonté, une certaine quantité d'urine par l'urèthre, ce qui concourt à les tromper ainsi que le médecin, qui peut et doit alors supposer, jusqu'à un exa-

_____

(1) Jobert (de Lamballe), *Traité des fistules vésico-utérines.* Paris, 1853.

men approfondi, que le liquide qui souille les organes vient de la cavité utérine, d'un kyste ovarique, tubaire ou péri-utérin, ou bien, et c'est la supposition la plus naturelle, s'il a pu examiner le liquide chimiquement, que la malade est atteinte d'incontinence incomplète, affection si commune chez la femme ; aussi la connaissance de cette espèce de fistules est-elle une conquête toute moderne. Pour retirer, dans cette circonstance, tout le bénéfice possible du cathétérisme utérin, il faut le pratiquer avec la sonde creuse exploratrice et évacuative, un peu plus courbée que la sonde ordinaire.

Ces fistules vésico-utérines ne s'ouvrent pas toutes dans l'utérus de la même façon, ni sur le même point. Les unes, et ce sont les plus nombreuses, aboutissent à l'orifice vaginal de la matrice, au-devant de la lèvre postérieure ou de ses vestiges, la lèvre antérieure ayant été détruite entièrement par la gangrène ou réduite à deux petits mamelons latéraux entre lesquels se trouve l'ouverture fistuleuse, accessible au doigt et à l'œil. Le cathétérisme par la voie vagino-utérine, uni au cathétérisme vésical, ne devient alors nécessaire que si le doigt ne peut passer par la fistule pour juger le diamètre de celle-ci et l'étendue de la cavité vésicale.

Dans d'autres circonstances, les restes de la lèvre antérieure forment un mamelon plus ou moins irrégulier et volumineux placé au-devant ou au-dessous de l'ouverture fistuleuse, qu'il masque entièrement et dérobe aussi bien à la vue qu'au toucher. Il faut dans ce cas, pour trouver et apercevoir l'orifice de la fistule, relever, détourner ce mamelon avec l'extrémité de la sonde qui, dirigée ensuite en avant, s'engage bientôt dans la vessie, où elle rencontre le cathéter introduit par l'urèthre. On a encore la preuve que la sonde utérine est dans la cavité vésicale et non dans un clapier voisin, lorsque l'urine s'écoule immédiatement par l'ouverture dans laquelle l'instrument vient s'engager. Quelquefois la sonde introduite dans la vessie peut, après quelques recherches, être engagée dans la fistule et venir se montrer au fond du vagin au milieu des restes du col; dernièrement encore cette manœuvre a parfaitement réussi à M. Jobert dans un cas qu'il a opéré avec un plein succès. — Dans d'autres circonstances plus rares, il est vrai, la fistule s'ouvre dans la cavité même du col, au-dessus de son orifice inférieur non déchiré, de sorte que ni l'œil, ni le doigt, ni la sonde dirigée par la vessie, en supposant qu'elle s'engage dans la fistule, ne peuvent la découvrir sans le cathétérisme utérin. A l'aide de la sonde utérine, dont le bec très-recourbé est, sitôt introduit dans l'orifice du col, dirigé et poussé en haut et en avant, ou bien en avant et sur les côtés, on ne tarde pas à rencontrer la fistule dans laquelle l'instrument pénètre pour passer dans la vessie, où il rencontre la sonde qui a été introduite par l'urèthre. Quelquefois on est averti de la communication du col de l'utérus avec la cavité vésicale par l'écoulement d'une certaine quantité d'urine soit par l'orifice de la matrice, soit par le canal de la sonde, au moment où celle-ci pénètre dans le réservoir vésical.

Si le cathétérisme de la fistule n'est pas possible par la voie utérine, on tâche de l'exécuter par la vessie; après quelques tâtonnements, il arrive quelquefois qu'en portant en haut et en arrière l'extrémité de la sonde, dont la concavité est dirigée vers le col utérin, cet instrument s'engage par la fistule dans la cavité cervicale du col où il vient butter et s'arrêter contre la paroi postérieure de l'organe. La sonde utérine, étant ensuite introduite dans la matrice à une hauteur de 2 ou 3 centimètres, rencontre la sonde vésicale; le frottement des deux métaux et les mouvements que ces instruments peuvent réciproquement s'imprimer, ne laissent aucun doute. Dans ce cas, il vaut mieux commencer le cathétérisme par introduire d'abord la sonde jusque dans la cavité utérine, puis la confier à un aide qui la maintient dans cette position, pendant que le chirurgien cherche à introduire la sonde vésicale dans la fistule. Dans cette espèce de fistule, le cathétérisme utéro-vésical n'est pas seulement utile pour mettre hors de doute l'existence de la maladie, il sert aussi à faire connaître l'étendue, la direction, la situation de la fistule et la distance à laquelle elle se trouve de l'orifice inférieur du col, notion de la plus haute importance pour diriger et employer convenablement les divers moyens thérapeutiques qui sont à notre disposition.

III. *Fistules diverses*. — Indépendamment de ces fistules, il en est d'autres qui viennent s'ouvrir dans les culs-de-sac du vagin, autour du museau de tanche, et qui sont la conséquence d'abcès, de tumeurs sanguines, de kystes ovariques, péri-utérins, embryonnaires, ouverts spontanément ou artificiellement. Dans ces cas, il est urgent, si surtout on n'a pas assisté à l'évolution, à la marche de la tumeur et à son ouverture spontanée dans le vagin, de recourir au cathétérisme de la fistule pour connaître l'étendue, la direction de la poche purulente, sa situation, ses rapports avec l'utérus et les autres parties environnantes. Et comme dans la plupart de ces affections il reste dans le petit bassin, ou au niveau du détroit supérieur, une tumeur mal circonscrite, empâtée, plus ou moins confondue avec l'utérus, il est bon de pratiquer le cathétérisme utérin pour savoir la part que la matrice prend dans la composition de la masse pathologique et ses rapports avec elle.

Lorsqu'il devient nécessaire de débrider ces fistules pour laisser écouler facilement les liquides et autres matières plus ou moins solides contenues dans le foyer, ou de faire dans celui-ci des injections, il faut, si l'on veut que ces opérations soient bien faites, sonder préalablement les trajets fistuleux, pour connaître leur direction et leur longueur, c'est-à-dire l'épaisseur des parties molles qui séparent la cavité pathologique de la cavité vaginale. Sans cela, on s'expose à faire des débridements incomplets, ou à manquer entièrement l'injection, le bistouri ou la canule n'ayant pas été portés jusque dans le foyer, mais seulement dans la partie inférieure du trajet de la fistule. D'autres fois le canal fistuleux est anguleux et flexueux au point qu'on ne peut introduire un instrument dans le foyer qu'après avoir étudié et redressé ce canal avec la sonde : que de fois il m'a été nécessaire d'en agir ainsi pour des foyers que j'avais ouverts moi-même, et dont je ne pouvais plus retrouver la voie à cause des changements survenus dans la direction, la position et la forme des parties, à mesure que le foyer revenait sur lui-même !

Dans les kystes ovariques qui suppurent et convertis depuis un temps plus ou moins long en fistules, il n'est pas extrêmement rare que la suppuration soit entretenue par l'ossification des parois du kyste ou par la présence de simples plaques calcaires développées dans l'épaisseur de ces parois; le cathétérisme de ces foyers ovariques peut seul mettre sur la voie de la cause qui entretient la suppuration et sur l'indication thérapeutique à remplir. Si nous ne craignions d'allonger outre mesure ce travail, nous rapporterions des faits qui prouvent l'utilité de ce cathétérisme.

Les kystes embryonnaires ou fœtaux qui se sont ouverts spontanément dans le vagin, ou bien auxquels on a pratiqué une ouverture par cette voie, restent longtemps fistuleux et souvent méconnus, lorsque la grossesse extra-utérine s'est arrêtée dans les premiers mois de son évolution (1). Ces sortes de tumeurs ressemblent trop aux kystes ordinaires (2) et à certaines tumeurs sanguines péri-utérines (3), pour que le praticien n'éprouve pas de l'embarras, quand surtout il n'a pas assisté au développement de la maladie. Dans ces cas, le cathétérisme de la poche fœtale par la fistule fait reconnaître dans cette cavité la présence d'un corps étranger et fréquemment celle de substances dures, inégales, sonores, qui ne sont autres que les os du squelette heurtés par la sonde. Ce cathétérisme a encore pour avantage de redresser, d'agrandir la fistule, et de permettre à une petite portion du détritus placentaire ou fœtal de s'y engager et de venir se montrer dans le vagin. Je me rappelle qu'un jour, en sondant un semblable kyste avec une sonde d'argent un peu volumineuse, un pied d'un embryon de deux mois et demi à trois mois s'engagea dans le vagin par l'ouverture de la fistule, au moment même où l'extrémité de la sonde en fut retirée. Je saisis ce pied avec une pince, je débridai avec un long bistouri utérin boutonné, et j'amenai au dehors, avec la plus grande facilité, le petit embryon tout entier. Après cette petite opération, la guérison de la malade fut très-prompte ; une autre fois, ce fut une mèche de

(1) Je ne parle pas des grossesses extra-utérines qui ont parcouru les diverses phases de leur évolution ; rarement elles échappent au diagnostic du médecin attentif et exercé ; encore faut-il que la malade ne cherche pas à le tromper, et qu'il soit consulté en temps opportun. Que de grossesses extra-utérines, parvenues à terme, n'ont été reconnues que par la sortie spontanée de quelque portion du squelette du fœtus, que ce soit par l'abdomen, le vagin ou le rectum !

(2) Huguier, Discussion de l'Académie impériale de médecine sur le traitement des kystes de l'ovaire (*Bulletin de l'Acad.*, du 11 novembre 1856, tome XXII, p. 103).

(3) Gallard, *Des hématocèles péri-utérines spontanées* (*Arch. gén. de méd.* octobre 1860).

cheveux qui s'engagea par l'ouverture fistuleuse, sitôt
que la sonde fut retirée.

II. — TROUBLES FONCTIONNELS DE LA VESSIE

Quelquefois il arrive, comme nous allons le démontrer, que des troubles fonctionnels de la vessie et même
de tout l'appareil urinaire dépendent uniquement d'une
affection des organes sexuels ; si donc les accidents vésicaux persévèrent et résistent à un traitement rationnel,
il sera bon, non-seulement d'examiner l'utérus, mais
encore d'avoir recours au cathétérisme utérin pour savoir au juste si ces troubles ne dépendraient pas d'une
affection utérine qui nous aurait échappée. Si la malade
dont Levret et Lassus (1) ont rapporté la malheureuse
fin eût été soumise au cathétérisme utérin avant de lui
pratiquer l'opération de la taille pour un calcul vésical,
lorsqu'elle n'était atteinte que d'une antéversion qui
faisait que le corps de l'utérus pesait sur la vessie et venait faire saillie dans cet organe, l'histoire n'aurait pas
eu à enregistrer une grave et regrettable erreur. Ce fait
est loin d'être le seul de ce genre.

Une jeune fille de Varsovie, âgée de cinq ans, mourut
d'une rétention d'urine. A l'autopsie, qui fut pratiquée
par un lithotomiste, la vessie fut trouvée saine, et la
matrice dilatée contenant une pierre de couleur blanche, plus grosse qu'un œuf de pigeon. Le chirurgien
assure que cette pierre et la matrice, par la compression
qu'elles exerçaient sur la vessie, avaient empêché l'urine
de sortir et causé la mort de la malade (2).

En 1686, mourut à Lille, une femme de soixante-douze

____

(1) Voyez aussi Capuron, *Maladies des femmes*, p. 102.
(2) *Ephemerides Naturæ curiosorum*, 65ᵉ observ.

ans qui, pendant seize ans avant sa mort, avait éprouvé de la difficulté à uriner, des douleurs intolérables aux lombes, au pubis et au périnée; on examina la vessie et les reins sans y trouver le moindre calcul ou gravier. En faisant ces recherches, on s'aperçut par hasard que la matrice, qui avait d'abord paru squirrheuse, renfermait une grosse pierre qui remplissait toute sa cavité, considérablement dilatée par ce corps étranger. La première couche de cette pierre était d'une matière friable qui se détachait aisément; l'intérieur était plus solide, mais très-poreux (1).

Un fait non moins curieux est rapporté par Édouard Hody (2). Une femme, âgée de cinquante-sept ans, qui n'avait eu qu'un enfant à l'âge de trente ans, s'était plainte, pendant plusieurs années, d'une fréquente difficulté d'uriner, d'aller à la selle, et d'une pesanteur continuelle sur les parties extérieures de la génération; à son autopsie, qui eut lieu en janvier 1725, on trouva dans le bassin une matière osseuse d'un volume considérable qui était renfermée dans la matrice, et tellement cimentée avec elle, qu'elle ne semblait faire qu'une seule et même pièce. Lorsque toute la masse pathologique fut détachée, Hody remarqua qu'elle n'était ossifiée qu'à sa surface, dans l'épaisseur d'une pièce de vingt-quatre sous : immédiatement au-dessous de l'ossification était de la chair ferme, dont la dureté diminuait à mesure qu'elle approchait du centre de la masse. A n'en pas douter, cette masse d'apparence osseuse n'était autre qu'une tumeur fibreuse utérine ossifiée à sa surface.

Ai-je besoin de faire observer que si ces femmes eussent été soumises au cathétérisme utérin qui eût fait connaître l'affection dont elles étaient atteintes, plusieurs

_____

(1) *Nouvelles de la république des lettres,* juillet 1686, p. 787.
(2) Hody, *Philosophical Transactions,* 1736.

d'entre elles eussent pu être arrachées à une mort certaine ?

Ant. Louis, le célèbre secrétaire de l'Académie royale de chirurgie, avait aussi remarqué que, dans les corps étrangers intra-utérins, les concrétions calcaires utérines, les fonctions des parties voisines et de la vessie sont aussi et même plus troublées que celles de l'utérus, et il conseille d'avoir recours au toucher et à l'introduction d'une sonde dans la matrice avant de se prononcer sur le siége et la nature de l'affection.

Aujourd'hui que des faits nombreux de physiologie et de pathologie nous ont démontré que dans les maladies du système utéro-ovarique la vessie est assez souvent le siége d'une irritation directe ou réflexe, caractérisée par des besoins fréquents et quelquefois incessants d'uriner, des ténesmes, des douleurs plus ou moins vives dans la miction, sans troubles bien sensibles dans les fonctions des organes sexuels, le praticien ne serait pas pardonnable si, avant de diriger contre ces accidents un traitement énergique sur la vessie, il ne s'assurait, par tous les moyens possibles, de l'état de l'utérus et de ses annexes.

TROISIEME PARTIE

INCONVÉNIENTS ET ACCIDENTS

QUI PEUVENT ÊTRE LA SUITE

DU CATHÉTÉRISME UTÉRIN

SEIZIÈME LEÇON

Considérations générales.

Messieurs, après avoir passé en revue les maladies de l'appareil utéro-ovarique et les différentes affections péri-utérines dans lesquelles le cathétérisme peut rendre d'éminents services pour arriver à la connaissance des divers états pathologiques et des indications thérapeutiques qu'ils présentent, sans omettre les précieuses données qu'il peut fournir au pronostic, il nous reste, pour compléter l'examen de la nouvelle méthode d'exploration, à l'envisager sous une autre face, triste, il est vrai, mais que le praticien ne doit pas moins connaître, afin de s'éviter des mécomptes et de pénibles regrets. Il eût fallu être bien dépourvu d'expérience et bien peu versé dans la connaissance de l'organisation de l'appareil utérin, des lois physiologiques qui le régissent, de ses irradiations et de son influence sur toute l'économie, pour avoir pensé que le cathétérisme de la matrice, à l'exclusion

des autres cathétérismes, uréthral, nasal, etc., ne serait
jamais accompagné ni suivi d'inconvénients et d'accidents. *A priori*, nous savions qu'un corps étranger dur,
résistant, manié avec plus ou moins de douceur et de
prudence, ne serait pas toujours sans accidents, mis en
contact avec une membrane qui, par la nature, a été
destinée à n'avoir de rapports qu'avec ses propres produits ou des substances souples, douces et molles pour
lesquelles elle a la plus grande affinité, soit que ces
substances arrivent par le col, soit qu'elles soient versées
par les trompes. Eussions-nous oublié pour un instant
cette grande loi de physiologie, que les phénomènes qui
se passent quand les muqueuses uréthrale, nasale, la-
ryngienne, oculaire, sont mises en contact avec un corps
étranger, nous l'eussent de suite rappelée. Était-ce là un
motif suffisant pour y renoncer, en face des avantages
qu'on pourrait en retirer ? Non sans doute ; mais c'était
une raison pour l'étudier avec persévérance, douceur et
patience, pour se livrer avec plus de soin que jamais aux
recherches anatomo-pathologiques qui devaient en faciliter, en perfectionner l'exécution, faire éviter les écueils
et multiplier les cas de son application. Est-ce que les
autres méthodes d'investigation, même les plus simples,
percussion, auscultation, toucher, speculum, n'ont pas
leurs inconvénients et leurs dangers? Cependant elles
ont pris droit de domicile dans la science, bien qu'elles
ne soient que des modes d'investigation, tandis que le
cathétérisme de la matrice est tout à la fois un moyen
de diagnostic et de traitement.

Des antagonistes, des adversaires passionnés de la
sonde utérine (1) élevèrent, accumulèrent des objections,

---

(1) Il est bien entendu qu'il s'agit ici de l'hystéromètre, et non des redresseurs intra-utérins à demeure.

et rangèrent même parmi les accidents qu'elle est susceptible de déterminer plusieurs des indications séméiologiques qu'elle nous fournit; on entendit un de nos maîtres les plus vénérés, confondant le redresseur intra-utérin à demeure avec la simple introduction passagère d'une sonde dans l'utérus, lire à l'Académie de médecine (1) une observation contre le cathétérisme utérin, tandis que tout, dans cette observation, démontrait l'innocuité du cathétérisme, comme nous le prouverons plus loin.

Les adversaires de la sonde utérine, se fondant sur quelques faits fort heureusement très-rares, ont dit d'une manière générale : le cathétérisme utérin est une opération grave, qu'il faut réserver pour quelques cas exceptionnels. Puis, pour justifier leur assertion, ils ont pris soin d'énumérer seulement quelques-unes des affections de la matrice pour le diagnostic desquelles la sonde leur a paru indispensable ; à cet égard, ils ont montré l'insuffisance de leurs lumières et leur incompétence, comme le prouve l'examen des nombreuses maladies dont nous avons passé en revue le diagnostic. Pour prouver la gravité de l'opération, ils ont fait une longue liste des inconvénients et des accidents qui peuvent en être la conséquence, liste que nous examinerons avec détail, en discutant et en pesant sans passion chacune des objections et chacun des faits qui la composent, sans en omettre ou sans en laisser aucun dans l'ombre.

Examinons d'abord la question en général. Si le cathétérisme utérin était une opération aussi grave que quelques personnes le prétendent, elle n'eût certainement pas fait un chemin si rapide et l'on n'eût pas vu, en France comme à l'étranger, la plupart des gynécologistes

____

(1) Cruveilhier, *Cathétérisme utérin (Bulletin de l'Académie de médecine,* 1853-1854, t. XIX, p. 357).

les plus distingués, pour ne pas dire tous, l'employer presque comme méthode générale. Si je parlais de l'opinion de Simpson, qui en fait usage dans un grand nombre de circonstances, sans jamais avoir parlé de ses dangers, on me répondrait peut-être : Cela n'a rien d'étonnant, Simpson étant un des inventeurs du cathétérisme. Voulez-vous connaître l'opinion des principaux gynécologistes anglais qui n'ont rien inventé à cet égard, mais qui se sont souvent servis de la sonde? Écoutez ce que dit Fletwood Churchill (1) : « Dans ces derniers temps, « la sonde utérine ainsi que plusieurs autres instruments « inventés par Simpson ont donné lieu à tant de discussions, « que tout naturellement on devrait s'attendre à ce que « j'exprimasse ici toute ma pensée sur la valeur de cet « instrument. Je dirai donc que dans des mains expéri- « mentées la sonde de Simpson rend les plus grands ser- « vices ; mais il faut ajouter en même temps que, maniée « sans précaution, elle peut produire des accidents très- « graves… ; l'emploi inopportun ou brutal de cet instru- « ment peut amener les plus funestes accidents. » Il blâme fortement les redresseurs intra-utérins. Voici ce que dit à son tour Ch. West (2), le seul auteur anglais qui rende justice à Samuel Lair, comme inventeur du cathétérisme utérin : « Dans la plupart des cas, la sonde occasionne « une certaine douleur qui n'est jamais bien vive et qui « est presque toujours de courte durée. Dans aucun cas « qu'il m'ait été donné d'observer, je n'ai vu de consé- « quences malheureuses de l'emploi de cet instrument, « bien que je sache que la brusquerie et la témérité « aient trouvé moyen de le rendre nuisible, aussi bien

(1) Fletwood Churchill, *Traité pratique des maladies des femmes*, trad. par Wieland et Dubrisay. Paris, 1865, p. 16.
(2) Ch. West, *Lectures on the Diseases of Women*, professées à l'hôpital Saint-Barthélemy, 2ᵉ édition, London.

« du reste que tous ceux qui ont jamais été inventés. »
Après avoir examiné les services rendus par la sonde dans
les métrorrhagies, les tumeurs pelviennes, les flexions
de l'utérus, il ajoute : « Je ne veux pas maintenant entrer
« dans plus de détails sur ce sujet, *j'aurai plus tard*
« *mainte occasion* de recourir à ce moyen précieux de
« diagnostic. Certes, la sonde utérine ne trouve pas par-
« tout son application, et, lorsqu'on l'emploie, elle ne lève
« pas toutes les difficultés, mais je ne me rappelle pas un
« seul cas dans lequel un diagnostic reposant sur les don-
« nées du cathétérisme se soit trouvé par la suite erroné. »

Thomas Safford Lee, dans un magnifique mémoire (1),
a ainsi formulé sa manière de voir sur le sujet qui nous
occupe : « Je puis attester les avantages de ce moyen
« de diagnostic, ayant l'habitude d'en constater souvent
« toute l'efficacité dans ces cas où aucun autre moyen de
« diagnostic ne saurait être aussi satisfaisant. Mais on
« doit apporter un grand soin dans l'usage qu'on en fait,
« car j'ai vu l'emploi intempestif de la sonde provoquer
« plus d'une fois l'avortement. Après des manipulations
« brutales avec cet instrument, j'ai vu survenir deux fois
« une violente péritonite. »

En Allemagne, Kiwisch regarde le cathétérisme de
l'utérus comme un des éléments les plus précieux du
diagnostic des maladies de la matrice, des annexes de
cet organe, des tumeurs du bassin et de la partie inférieure de l'abdomen. Il pense que la plupart des accidents causés par la sonde utérine sont dus bien plus à
l'inhabileté des opérateurs qu'à l'instrument lui-même.

Scanzoni (2), l'élève et le continuateur de Kiwisch, qui

<hr>

(1) Safford Lee, *On the Tumors of the Uterus and its appendages*. London, 1847.

(2) Scanzoni, *Traité pratique des maladies des organes sexuels de la
femme*, traduit de l'allemand. Paris, 1858.

dans les généralités de son livre semble faire assez bon marché des services que la sonde peut rendre, est, comme on peut le voir en lisant son ouvrage avec atten-tion, un des praticiens de l'Allemagne qui emploient le plus cet instrument. Chaque fois que dans la description des vices de conformation du vagin, de l'utérus, des maladies de cet organe et de ses annexes, le diagnostic présente des difficultés, c'est la sonde qu'il propose pour les résoudre. Voyez ce que nous en avons dit en faisant l'histoire du cathétérisme.

En Norvége, le docteur Faye, professeur d'accouche-ments à la Faculté de médecine de Christiania, a très-fréquemment recours à la sonde, comme moyen de dia-gnostic et de traitement, mais surtout comme moyen de diagnostic; il ne lui fait aucun reproche.

En France, depuis 1843, époque à laquelle j'ai dé-couvert et fait connaître le cathétérisme de l'utérus, tous les auteurs qui ont écrit sur les maladies des or-ganes génitaux de la femme ont rangé le cathétérisme parmi les méthodes générales d'examen et ont démontré, dans la description spéciale des maladies, le parti qu'on peut, d'après chacun d'eux, en retirer, et les reproches qu'on a adressés à la sonde ne les ont nullement arrêtés, comme on peut s'en convaincre en lisant les ouvrages d'Aran (1), d'Alfred Becquerel (2), de MM. Nonat (3), Bernutz et Goupil (4), Gaube (5). Ce dernier, qui est un élève de M. Depaul, qui lui a même dédié sa thèse, et ne peut en conséquence être taxé de partialité envers la

(1) Aran, *Leçons cliniques sur les maladies de l'utérus.* Paris, 1858.
(2) Becquerel, *Traité clinique des maladies de l'utérus.* Paris, 1859.
(3) Nonat, *Traité des maladies de l'utérus.* Paris, 1860.
(4) Bernutz et Goupil, *Clinique médicale sur les maladies des femmes.* Paris, 1860-1862.
(5) Gaube, *Sur le cathétérisme utérin.* Thèse pour le doctorat, 1854.

sonde utérine, après avoir examiné les deux faits de métro-péritonite observés par MM. Broca et Geuneau de
Mussy, dit : « Si des faits semblables s'étaient produits
« en certaine quantité, on devrait rejeter complétement
« l'usage de la sonde utérine ; mais une remarque nous
« paraît nécessaire. Depuis quelques années, l'usage de
« la sonde utérine s'est généralement répandu ; on en
« fait dans les hôpitaux de Paris un emploi journalier ;
« nous pouvons même le dire, on en fait quelquefois
« abus, et cependant on ne connaît jusqu'à présent que
« les deux cas de métro-péritonite mortelle que nous
« venons de citer. Pour nous, nous ne l'avions jamais vue
« déterminer des accidents inflammatoires graves, et
« nous étions habitué à la regarder comme un instru-
« ment *presque innocent* ; nous en sommes même à nous
« demander si on ne devrait pas considérer ces faits,
« surtout celui rapporté par M. Gueneau de Mussy,
« comme de ces cas malheureux qui se produisent dans
« le traitement le plus simple, phlébotomie, cathé-
« térisme de l'urèthre, etc. »

Plus loin nous examinerons les deux faits de MM. Broca
et Gueneau de Mussy, et nous verrons si on doit les rapporter et les interpréter comme l'a fait M. Depaul (1).

Dans une excellente thèse (2), on peut voir le parti
que M. Félix Guyon, chirurgien de la Maternité, a su
retirer de la sonde pour le diagnostic de ces maladies.

Dans une note envoyée à l'Académie de médecine, le
docteur Pédelaborde (3) prouve que le cathétérisme de

---

(1) Depaul, Rapport à l'Académie de médecine (*Bulletin de l'Acad. de
méd.* Paris, 1853-54, t. XIX, p. 628).

(2) F. Guyon, *Sur les tumeurs fibreuses de l'utérus.* Thèse de concours
pour l'agrégation. Paris, 1860.

(3) Pédelaborde, *Relation de plusieurs cas de déviation de la matrice,
suivis d'application du cathétérisme du col* (*Bulletin de l'Académie de
médecine,* 19 avril 1859, t. XXIV, p. 745).

l'utérus est des plus innocents, lorsque les malades ne font pas d'imprudence. Sur six malades dont il rapporte les observations, le cathétérisme utérin fut pratiqué soixante-deux fois sans le moindre accident, à l'exception d'un seul, à la suite duquel la malade fit une grande imprudence, comme on peut en juger par l'analyse du fait.

VIe OBSERVATION. — Madame C. ..., vingt-deux ans, nullipare, névropathie attribuée par deux médecins à une antéversion. Elle est sondée, et l'utérus redressé pendant quelques instants. Malgré la défense du médecin, elle fait immédiatement deux heures de marche pour rentrer chez elle. Cependant, tout se passa fort bien ; elle revint huit jours après réclamer une nouvelle opération, que je lui appliquai avec la même répugnance que précédemment. Cette femme fit le même trajet (deux heures de marche à pied), qui la fatigua plus que la première fois ; néanmoins, cinq jours après, elle n'y pensait plus, quand elle fit encore une marche de plusieurs heures pour aller à l'église du hameau et en revenir. Dans la nuit, elle fut prise de symptômes inflammatoires du côté du bassin. Les soins les mieux dirigés (peut-être mal suivis par la malade) ne purent conjurer l'abcès péri-utérin que je constatai dans une consultation à laquelle je fus appelé. La suppuration fut longue ; mais, en définitive, la malade a parfaitement guéri de cet abcès.

Conclusion. — Il résulte de ces observations que le cathétérisme, si souvent employé par moi, a été toujours exempt de tout inconvénient tant que les malades se sont soumises à un repos de plusieurs heures après l'opération, ainsi que je le recommande constamment... La seule malade qui n'a pas pu se rendre à mes observations a éprouvé les accidents qui se sont terminés par un abcès péri-utérin (observ. 6) ; ce qui prouve, en définitive, que l'opération en elle-même, faite avec les précautions commandées par une opération quelconque, est innocente, et qu'elle ne saurait être rendue responsable des accidents qui pourraient survenir par l'inobservance des précautions que la prudence et l'expérience demandent.

On peut même se demander si en réalité cette inflammation péri-utérine terminée par suppuration a été déterminée par le deuxième cathétérisme, car elle ne s'est manifestée que cinq jours après l'opération et à la suite d'une marche forcée.

Si maintenant nous examinons les vingt observations rapportées dans le mémoire que Valleix (1) a lu à l'Académie de médecine en 1854 et qui fut, avec l'observation de M. Broca (2), l'occasion de la discussion mémorable qui eut lieu à cette époque, nous voyons que sur les vingt malades dont il est question le cathétérisme utérin a été pratiqué quatre-vingt-quatorze fois, soit seul, comme moyen de diagnostic et de traitement, soit avant l'introduction du redresseur intra-utérin, pour émousser la sensibité de l'utérus et l'habituer au contact permanent d'un corps étranger (le pessaire intra-utérin). Sur ces quatre-vingt-quatorze cathétérismes, pas un seul n'a été accompagné ou suivi d'accidents sérieux; seulement, sur la malade qui fait le sujet de la quinzième observation et qui fut cathétérisée quatre fois, il est dit que les premiers cathétérismes étaient douloureux. Et il faut bien, en effet, que ces nombreux cathéterismes, pratiqués par Valleix sur vingt malades, aient eu une parfaite innocuité, car M. Depaul, qui a analysé, critiqué et commenté ces faits, sur lesquels même il a pris des renseignements particuliers, ne signale dans son rapport, où toutes ces observations sont analysées, aucun accident qui ait été le fait du simple cathétérisme; cependant il dit en parlant du quatrième fait : « Un simple cathétérisme prolongé près « de vingt minutes suffit pour produire *de la cour-* « *bature, de légers frissons et des règles très-abondantes,* « *très-douloureuses et avancées de trois jours.* » Cela ne

(1) Valleix, *Bulletin de l'Acad. de médecine.* Paris, 1853-54, tome XIX, p. 379.

(2) Broca, *Note sur un cas de mort survenu à la suite du cathétérisme utérin* (*Bulletin de l'Acad. de méd.* Paris, 1853-54, tome XIX, p, 352).

m'étonne nullement ; on ne peut caractériser du nom de *cathétérisme simple* l'action de la sonde dans l'utérus pendant vingt minutes employées à redresser et à maintenir de force cet organe qui était, dans ce cas, tout à la fois atteint d'antéversion, de latéro-version gauche, sans parler de la métrite granuleuse du col et de l'hypertrophie du corps qui existaient concurremment. Il y avait donc un état pathologique très-complexe de cet organe qui devait le disposer à l'irritation.

Je voulais faire le même relevé sur les cinq observations que renferme le mémoire que M. Gaussail (1) a envoyé à l'Académie au moment de la discussion ; quelques recherches que j'aie faites, il m'a été impossible de me le procurer. Mais, à n'en pas douter, par l'analyse qu'en a donnée M. Depaul dans son rapport, le cathétérisme a dû être pratiqué bien des fois, et cependant le savant rapporteur ne signale aucun accident qui ait été le résultat du cathétérisme simple pratiqué par M. Gaussail ; il fait seulement observer, à l'occasion des troisième et quatrième observations, que l'introduction des instruments et les manœuvres ont été très-douloureuses, mais malheureusement il ne distingue pas ce qui appartient à la sonde de ce qui appartient au redresseur intra-utérin, qui a été employé en même temps.

Sur les trois faits de redressement mécanique de la matrice envoyés par M. Piachaud à la Société de chirurgie en 1854, et dont M. Debout a été nommé rapporteur, celui-ci signale l'inutilité et les dangers du redresseur intra-utérin, mais il ne mentionne aucun accident comme ayant été la conséquence des cathétérismes qui ont précédé l'introduction et le séjour du redresseur. Il est

____

(1) Gaussail, *Bulletin de l'Acad. de médecine.* Paris, 1853-54, tome XIX, p. 521, 822 et 828.

vrai que M. Depaul, qui, dans son rapport à l'Académie
sur le travail de Valleix, s'est servi des faits de M. Piachaud, accuse la sonde d'avoir causé sur la troisième
malade « *de vives douleurs* dans le bas-ventre. »

M. Depaul a encore rapporté plusieurs observations
qui appartiennent à divers praticiens et dans lesquelles
on voit que le pessaire intra-utérin a déterminé des accidents, tandis que le cathétérisme, pratiqué un plus ou
moins grand nombre de fois chez les mêmes malades,
avait été de la plus parfaite innocuité.

M. Velpeau, dans la séance académique du 4 juillet
1854 (1), affirme que sur plusieurs centaines de fois où
il a porté dans la cavité du col, dans l'orifice supérieur
et dans la cavité du corps même de la matrice, des
instruments pour dilater l'orifice cervical, cautériser
l'intérieur de l'organe ou y faire des injections, « sans
« avoir jamais produit d'accidents véritablement graves,
« trois ou quatre fois les femmes ont éprouvé des co-
« liques, quelques angoisses, des nausées, des appa-
« rences de péritonite, accidents qui ont fini par se
« calmer et qui n'ont amené la mort de personne. »

M. P. Dubois, qui, comme on peut le voir dans le discours qu'il a prononcé à l'Académie, le 28 juin 1854 (2),
a employé très-fréquemment la sonde utérine, ne signale aucun accident qui ait été la suite de l'introduction de cet instrument. Enfin je signalerai l'excellent
travail de M. Picard (3), dans lequel on voit que l'auteur
s'est très-souvent servi de la sonde utérine, sans avoir
eu d'accident digne d'être mentionné.

Pour nous, qui depuis vingt-deux ans avons fait un

(1) Velpeau, *Bulletin de l'Acad. de médecine*. Paris, 1853-54, tome XIX,
p. 861.
(2) P. Dubois, *Ibid.*, p. 825.
(3) Paul Picard, *Des inflexions de l'utérus*. Paris, 1862.

usage fréquent de la sonde, tant dans notre service de l'hôpital que dans notre clientèle particulière, pour un grand nombre de maladies différentes de l'utérus et de ses dépendances, nous sommes à même d'affirmer que les accidents sérieux et graves qui accompagnent ou suivent le cathétérisme sont excessivement rares, lorsque cette opération est pratiquée avec toutes les précautions, les notions convenables, dans un moment opportun, et qu'on ne laisse pas les malades commettre d'imprudence après son application. C'est pour avoir en quelque sorte agi au hasard, sans connaissance de cause, sans avoir étudié les modifications que la manœuvre de l'instrument doit éprouver dans telle ou telle circonstance, pour ne pas avoir manœuvré avec douceur et avoir manqué de patience, que des praticiens ont vu se manifester des accidents qu'on n'eût dû jamais observer. Des chirurgiens sont allés jusqu'à répéter le cathétérisme plusieurs jours de suite chez des malades qui, avec leurs affections utérines, étaient déjà atteintes de maladies des annexes et même de périmétrite chronique. Qu'y a-t-il d'étonnant qu'elles aient été alors frappées de métro-péritonite mortelle? Est-ce la sonde qu'il faut accuser en pareille circonstance, ou celui qui s'en est intempestivement et trop fréquemment servi?

Chaque fois qu'un moyen nouveau surgit dans la science, beaucoup de personnes s'empressent d'y recourir sans étudier les cas auxquels il convient, ni la manière de l'employer; alors surviennent les mécomptes et les accidents, et comme on ne veut pas avouer son impéritie, sa maladresse ou son imprévoyance, on rejette les insuccès et les revers sur le moyen lui-même, qu'on se hâte de proscrire; arrivent ensuite les envieux, qui cherchent à lui porter le dernier coup. Le temps seul finit par faire justice de ces attaques, et si la découverte est véritablement utile, elle survit et ne tarde pas à prendre place dans le domaine scientifique : c'est ce qu'a fait le cathétérisme de l'utérus.

DIX-SEPTIÈME LEÇON

Objections spéciales et réponses.

Les reproches qu'on a adressés à l'hystérométrie sont d'être une opération assez souvent difficile, de causer fréquemment de la douleur, des accidents nerveux, des accès de fièvre intermittente, un écoulement sanguin, une métrite ou métro-péritonite, d'avoir été plusieurs fois la cause d'avortement et de la perforation de l'utérus. Ces reproches, présentés ainsi en masse, sont exacts et seraient bien faits pour faire abandonner la sonde utérine, s'ils étaient aussi fréquents et aussi importants que quelques détracteurs de cet instrument le prétendent, et s'ils ne pouvaient être évités par une manœuvre prudente, réservée, précédée par une exploration locale des parties, un commémoratif détaillé et un examen sur l'état actuel des fonctions utéro-ovariques. Ce qui prouve qu'ils peuvent être évités, c'est que depuis plusieurs années qu'on a appris à manier la sonde, à connaître ses indications et ses contre-indications, ces accidents sont moins nombreux et moins graves, et qu'on ne les a pas vus se renouveler entre les mains des mêmes opérateurs, bien qu'ils n'aient pas abandonné l'usage de cet instrument. Pour apprécier ces reproches à leur juste valeur, nous allons les passer successivement en revue

et les juger avec d'autant plus d'impartialité et de sévé-
rité, que nous y sommes plus intéressés ; nous tâcherons
en même temps de faire connaître la manière de les
éviter.

I. — DIFFICULTÉ DE L'OPÉRATION

L'hystérométrie est une opération très-généralement
facile et fort simple, plus facile même que le cathétérisme uréthro-vésical, nasal et de la trompe d'Eustache.
Elle n'est difficile que pour ceux qui n'ont pas suffisamment étudié la disposition normale de la cavité cervicale,
de l'orifice supérieur du col et l'anatomie pathologique
des maladies utérines ; à ceux-là nous dirons de s'abstenir de cette opération et de toute autre, avant d'avoir
acquis les notions nécessaires. Elle n'est vraiment difficile que quand le museau de tanche est dirigé en haut
et en avant, vers le bord supérieur du pubis, ou en haut
et en arrière, vers la base du sacrum. Si en pareille circonstance on ne peut accrocher et abaisser le col pour
y introduire le bec de la sonde, on renonce à l'opération,
voilà tout ; on est seulement privé des notions qu'elle
pourrait fournir.

L'extrémité de la sonde s'embarrasse quelquefois dans
les plicatures, les enfoncements de l'arbre de vie, ou
même dans les follicules muqueux, lorsque par hasard
ceux-ci sont largement ouverts. D'autres fois elle s'arrête au-dessous de l'orifice supérieur plus ou moins rétréci, oblitéré ou spasmodiquement resserré ; si, après
avoir fait éprouver à l'instrument les manœuvres que
nous avons décrites dans le manuel opératoire, varié le
volume des sondes, s'être servi de bougies élastiques
fines et à ventre, on ne réussit pas, il ne faut ni forcer

ni s'opiniâtrer; le lendemain ou après les règles, on réussira. Si on échoue de nouveau, comme toutes les manœuvres ont été faites avec ménagement et douceur, et qu'elles se sont passées dans la cavité du col qui, dans les circonstances normales, est insensible ou presque insensible, il n'en résultera ni inconvénient ni accident. Je n'ai jamais vu un seul accident causé par la sonde, tant qu'elle n'avait pas pénétré dans la cavité du corps de l'organe; c'est aussi l'opinion de M. Bennet. La difficulté ou l'impossibilité de pénétrer dans la cavité du corps de la matrice ne peut donc être considérée comme un inconvénient ou un accident du cathétérisme; elle est au contraire, lorsque cette opération a été pratiquée suivant les règles, un caractère séméiologique précieux qui nous fait reconnaître que la voie utérine n'est pas libre, que l'un des orifices est rétréci ou oblitéré, que l'organe estle siége d'une flexion ou de toute autre affection; elle explique et sert à faire reconnaître la nature de certaines tumeurs formées par le corps de l'utérus dilaté lui-même par une rétention quelconque, air, sang, mucus ou pus; elle explique certaines aménorrhées ou dysménorrhées, etc., etc.

II. — DOULEUR

C'est une grande erreur de prétendre que le cathétérisme est le plus ordinairement douloureux : lorsqu'il est pratiqué avec douceur, que la sonde passe librement et que l'utérus est sain, la malade s'en aperçoit à peine. C'est seulement quand l'extrémité de la sonde est arrivée au fond de l'organe que l'on détermine à volonté une douleur plus ou moins forte, suivant le degré de pression que l'on exerce sur cette partie; je dis à volonté,

parce que c'est souvent un moyen de savoir que l'hystéromètre est arrivé au fond de la cavité. D'autres fois la
malade éprouve une sensation pénible, désagréable,
étrange ; mais ce n'est pas une douleur à proprement
parler, ou ce n'est qu'une douleur peu intense qui est
loin d'égaler celle que l'on détermine habituellement
chez les personnes auxquelles on pratique pour la première fois le cathétérisme uréthro-vésical ou nasal.
Certaines femmes pusillanimes, craintives et irritables,
accusent pendant l'opération une douleur qui est plutôt
apparente que réelle, et il est bien important pour le praticien de ne pas s'y laisser prendre, afin de ne pas porter
un faux diagnostic et de savoir ce qu'il peut entreprendre sur l'utérus. Pour cela il faut, lorsque l'examen est
terminé, que la patiente est remise de son émotion, lui
demander si véritablement elle a souffert ; le plus souvent elle vous avoue qu'elle a eu plus de peur que de
mal, beaucoup même ont honte de leurs plaintes exagé-
rées. Il est important de bien se renseigner à cet égard,
parce que en effet, si le cathétérisme n'a pas été douloureux ou s'il ne l'a été que peu, vous pouvez être certains
qu'il n'existe ni métrite parenchymateuse, ni métrite
muqueuse. Plusieurs malades éprouvent véritablement
une douleur plus ou moins vive et que je pourrais appeler quelquefois syncopale : soyez sûrs qu'il existe alors
l'un des états inflammatoires que nous venons d'indiquer, une hyperesthésie ou une névralgie utérine. Il y a
plus : cette douleur factice, que j'appellerais volontiers
séméiotique, peut quelquefois par son irradiation aux
annexes, à l'une d'elles ou aux lombes, indiquer quelle
est la partie qui souffre avec l'utérus et participe à son
état morbide. Kiwisch et M. Nonat ont fait la même remarque. Reste donc, comme véritable accident du cathétérisme, la douleur plus ou moins vive que peut causer

l'inexpérience ou la brusquerie ; cette dernière peut toujours être évitée, et la première, par des études à l'amphithéâtre ou au lit des malades, sous des maîtres instruits, peut être considérablement atténuée.

III. — ACCIDENTS NERVEUX

Quant aux accidents nerveux, tels que spasmes, accès hystériformes, nausées, vomissements, ils sont très-rares, légers et passagers ; jamais je ne leur ai vu prendre de caractère sérieux ; ils ne se manifestent que chez des malades très-nerveuses et chez lesquelles le toucher, le speculum ou la simple palpation des parois abdominales en déterminent de semblables. J'ai vu dernièrement encore une malade chez laquelle le toucher ou le spéculum ne pouvaient être appliqués sans causer des nausées, des haut-le-corps, des vomissements. Les simples rapports sexuels déterminaient chez elle les mêmes phénomènes. Comme en général l'hystérométrie est précédée de l'application du toucher et du speculum, c'est autant et plus peut-être à ces deux modes d'examen qu'il faut rattacher ces légers accidents nerveux qui accompagnent quelquefois l'introduction de la sonde dans l'utérus. Cependant nous reconnaissons que la sonde peut à elle seule déterminer un accès d'hystérie, mais non causer cette maladie ; loin d'être, dans cette circonstance, un accident de l'opération, cet accès est un signe diagnostique précieux, qui nous apprend presque toujours que l'hystérie dont est atteinte la malade est la conséquence non d'une lésion du système nerveux central ou général, mais bien d'une affection de l'utérus,

IV. — FIÈVRE INTERMITTENTE

Est-il vrai que le passage de la sonde utérine ait jamais causé de véritables accès de fièvre intermittente comparables aux accès de fièvre que détermine quelquefois le cathétérisme uréthral? Pour mon compte je n'en ai jamais observé et je n'en connais pas d'exemple rapporté dans la science, à moins qu'on ne veuille considérer comme tels *la courbature, les légers frissons, les règles abondantes et douloureuse et en avance de trois jours*, qui se manifestèrent chez la quatrième malade de Valleix après un cathétérisme prolongé près de vingt minutes. Il ne viendra à l'esprit de personne de comparer ces phénomènes à ceux d'une fièvre à accès, et M. Depaul (1), qui les a rappelés, ne s'y est pas trompé ; au reste, comme je l'ai dit plus haut, ce sont là des accidents qui ne peuvent être mis sur le compte d'un cathétérisme simple.

V. — ÉCOULEMENT SANGUIN

Il fallait véritablement éprouver le besoin de faire des objections, des reproches à l'hystérométrie, pour ranger parmi les accidents qu'elle est susceptible de causer le léger suintement sanguin ou l'écoulement de quelques gouttes de sang qui l'accompagne dans plusieurs circonstances et, dans des cas exceptionnels, celui équivalant à une ou deux cuillerées à café. En aucun cas je n'ai vu un écoulement sanguin tant soit peu abondant et

(1) Depaul, *Bulletin de lAcadémie de médecine.* Paris, 1853-54, t, XIX, p. 628,

digne de fixer l'attention du praticien autrement que par
sa valeur diagnostique. « L'introduction de la sonde, » dit
Aran, « peut être suivie d'écoulement d'une petite quan-
« tité de sang, mais jamais elle n'a produit de véritables
« hémorrhagies. » Est-ce que tous les jours le toucher
et le speculum, même appliqués avec le plus grand ménagement, ne sont point suivis d'un suintement sanguin
ou même d'un écoulement de sang plus ou moins abondant sans que, et avec raison, vous concluïez contre ces
deux modes d'exploration? Vous en faites au contraire,
et à juste titre, un caractère très-précieux de diagnostic;
il en est et il doit en être de même de l'hystérométrie.
J'ai démontré dans la seconde partie de ces leçons combien ce léger écoulement sanguin, qui ne peut être nuisible, est utile pour éclairer certaines questions de séméiologie. Chaque fois que la sonde aura pénétré sans
effort, sans avoir rencontré d'obstacle et sans que vous
ayez froissé les parties, ce que vous serez toujours à
même d'apprécier, si elle revient couverte de sang ou
s'il s'en écoule immédiatement après sa sortie, soyez
persuadés que la membrane muqueuse est ulcérée, ramollie ou couverte de fongosités, ou bien atteinte d'une
affection cancéreuse ramollie et ulcérée à sa surface.
Que de fois, d'après ce moyen, j'ai porté des diagnostics
qui ont été confirmés par l'autopsie ou par le traitement!
Disons cependant que, dans le cas de métrorrhagie abondante, il faut s'abstenir du cathétérisme, dans la crainte
d'augmenter la perte de sang. On devra dans ce cas, si
l'opération est jugée nécessaire pour connaître la cause
de l'hémorrhagie, attendre que celle-ci soit considérablement diminuée ou momentanément disparue. Si dans
une semblable occurrence on pratiquait le cathétérisme
et qu'il fût suivi d'une perte abondante, ce n'est pas l'o-
pération qu'il faudrait blâmer, mais l'opérateur.

DIX-HUITIÈME LEÇON

Objections spéciales et réponses (suite).

VI. — ACCIDENTS INFLAMMATOIRES (MÉTRITE, PÉRITONITE)

En est-il toujours de même des accidents inflammatoires tels que métrite, métro-péritonite ? Non. Je pense en effet qu'une métrite légère ou plus ou moins intense peut être causée par cette opération, surtout lorsqu'elle est pratiquée dans des circonstances inopportunes, lorsqu'elle a duré trop longtemps et qu'elle a été mal et brusquement exécutée, ou répétée plusieurs jours de suite sur la même malade. J'ai vu des métrites, mais je n'en ai jamais observé de graves et de mortelles. On en a vu survenir lorsqu'on a voulu redresser l'utérus avec l'extrémité de la sonde seulement, ou amener quand même le fond de cet organe, toujours avec cette même extrémité, à l'hypogastre, pour pouvoir le palper facilement. Bien que l'on comprenne aisément qu'une métro-péritonite grave et même mortelle puisse être, dans certaines circonstances, déterminée par un simple cathétérisme, j'ai été assez heureux jusqu'à ce jour pour n'en avoir jamais observé, et je ne pense pas qu'il faille redouter ce terrible accident autant que les faits rapportés à à l'Académie par MM. Cruveilhier (1) et Depaul (2) sembleraient au premier abord le prouver, faits qui, comme on va le voir, sont loin d'avoir la valeur et la signification

(1) Cruveilhier, *Bulletin de l'Académie de médecine.* Paris, 1853-54, t. XIX, p. 557.

(2) Depaul, *Bulletin de l'Académie de médecine,* t. XIX, p. 628.

qu'on leur a accordées. Nous commencerons par celui
de M. Cruveilhier, qu'il est facile de mettre de suite hors
de cause.

Le fait du savant professeur, intitulé : *Cathétérisme
utérin suivi de mort*, n'appartient nullement au cathétérisme, mais au redressement de la matrice par le pessaire
intra-utérin de Valleix (appelé à tort par M. Cruveilhier,
sonde utérine), laissé à demeure à diverses reprises pendant plusieurs heures de suite. En voici l'analyse abré-
gée, mais très-exacte.

Une jeune dame du département de l'Oise, atteinte de
stérilité et d'une antéversion, est soumise par le médecin
de son pays à l'introduction de la sonde utérine de Simpson, ingénieusement modifiée par Valleix (cela veut dire
le redresseur intra-utérin). L'introduction causa des
douleurs extrêmement vives. La jeune femme persévéra
et garda l'instrument. M. Cruveiliher ne dit pas pendant
combien de temps. Elle se refusa, à cause des douleurs
qu'elle avait éprouvées, à une nouvelle application, bien
que la première n'ait laissé aucune mauvaise suite. Pour
être entre des mains plus expérimentées, elle vient à
Paris et se confie aux soins de M. Valleix. Jusque-là la
santé générale n'avait pas été troublée par les tentatives
antérieures, à ce point que la veille de son départ pour
Paris elle était allée au bal, où elle avait beaucoup dansé.
Après la première introduction des instruments faite par
Valleix, bien qu'elle ait été beaucoup moins douloureuse que celle faite par le premier médecin, arrivent un
malaise épigastrique, des nausées, un ballonnement du
ventre, des angoisses qui l'obligèrent à retirer l'instrument après plusieurs heures. A partir de ce moment, la
santé générale se dérange, on introduit encore quatre
fois l'instrument, qui, à cause des mêmes accidents, ne
peut être supporté que plusieurs heures chaque fois. La

mère de la jeune femme, voyant sa fille dépérir de jour en jour, se décide à la ramener chez elle. A son arrivée, le médecin de la famille constate tous les symptômes d'une métro-péritonite à laquelle la malade succomba six semaines après. Ce fait tout entier retombe donc sur le compte du redressement intra-utérin prolongé, et il ne fut nuisible qu'à partir de la deuxième introduction opérée par Valleix. On ne comprend pas pourquoi M. Cruveilhier l'a intitulé : *Cathétérisme utérin suivi de mort.*

Il n'en est pas de même des deux faits de MM. Broca (1) et Gueneau de Mussy, qui appartiennent en réalité au cathétérisme utérin : celui de M. Gueneau, au cathétérisme explorateur diagnostique, et celui de M. Broca, au cathétérisme curatif. Il est certain que si ce savant chirurgien se fût contenté du cathétérisme explorateur, la mort de sa malade n'aurait pu être attribuée par personne à la sonde utérine, comme nous le démontrerons plus bas, après avoir rapporté fidèlement l'observation que nous devons à l'obligeance de M. Broca, qui a bien voulu nous remettre le travail original, la copie qui avait été lue à l'Académie ayant été perdue. Nous ne nous bornerons pas à donner un simple extrait, comme on l'a fait ailleurs, certains passages qui ont été omis pouvant servir à élucider la question. Nous soulignerons les mots et les passages qui ont été omis.

M. Broca avait soumis en même temps trois malades au même traitement ; il le suspendit sur les deux premières, quand il vit des accidents arriver à la troisième. Voici le fait.

____

(1) Broca, *Bulletin de l'Académie de médecine,* tome XIX, p. 552.

raissant avoir un âge plus avancé, qui avait eu trois enfants, et qui était accouchée pour la dernière fois il y avait dix ans, fut admise à l'hôpital de Lourcine, le 4 octobre 1853. Quoique maigre et flétrie *par la souffrance*, sa santé générale paraissait assez bonne, et elle affirmait n'avoir jamais eu de maladie grave. *Mais il est probable, comme on le verra plus loin, qu'elle fournit sur ce point un renséignement inexact.* Elle fait remonter à une année les premières atteintes du mal qui l'ont conduite à l'hôpital. Les règles se supprimèrent tout à coup à cette époque et n'ont jamais reparu depuis. En même temps apparurent des douleurs vives *hypogastriques avec cris*, s'irradiant dans la région supérieure des cuisses, des troubles de la digestion, *perte d'appétit, coliques fréquentes*, de la constipation habituelle que les purgatifs eux-mêmes avaient de la peine à vaincre, et des besoins d'uriner beaucoup plus fréquents que d'habitude. Elle affirme avoir beaucoup maigri depuis cette époque et se dit très-souffrante. *Ces souffrances sont presque continuelles, ce qui l'a décidée à entrer à l'hôpital.*

Examiné par le vagin, l'utérus fut trouvé en antéversion très-prononcée. Le speculum embrassa difficilement le col, qui était gros, granuleux; son orifice laissait écouler une quantité assez considérable de matière glaireuse et purulente. *Pendant les trois premiers jours, la malade fut tenue au lit et prit des bains; les douleurs se calmèrent un peu sous l'influence de ces moyens.*

Le 7 octobre, la sonde est introduite pour la première fois, et elle pénètre à une profondeur de 6 centimètres 1/4. La matrice fut ensuite facilement ramenée à sa direction normale et maintenue telle pendant cinq minutes; la malade n'accusa aucune douleur.

Le lendemain 8, on répéta la même manœuvre, il en fut de même.

Le 9 est un dimanche, la malade est à la messe : je ne la vois pas.

Le 10, le cathétérisme redresseur est pratiqué pour la troisième fois et prolongé pendant cinq minutes. La malade assure qu'elle se sent notablement améliorée *et qu'elle souffre beaucoup moins qu'à l'époque où elle est entrée à l'hôpital.*

Le 11, l'introduction de la sonde provoque une légère douleur; pendant le mouvement destiné à produire le redressement, la malade se plaint de souffrir dans le ventre et surtout à l'hypogastre; c'est pourquoi je retire l'hystéromètre au bout de deux à trois minutes.

Le 12, *la journée d'hier a été assez bonne; pendant la nuit la ma-*

lade a éprouvé quelques petites douleurs dans le ventre et à l'hypogastre ; il n'y a pas de fièvre. Le soir, les douleurs ont pris une grande intensité, il y a de la fièvre et quelques nausées. On applique des sangsues sur le bas-ventre.

Le 13, l'état s'est encore aggravé, la nuit a été sans sommeil, nausées, vomissements de matières bilieuses, constipation, pouls à cent pulsations, trente sangsues, un bain, diète absolue.

Le 14, *les symptômes sont un peu amendés. La douleur abdominale est moindre, mais les vomissements persistent. (Onctions mercurielles sur l'abdomen.)* Dans la journée, il survient un léger suintement de sang par le vagin, il ne dure que quelques heures.

Le 15, amélioration notable, plus de fièvre, *les douleurs abdominales ont disparu et la palpation du ventre n'est pas pénible ;* elle provoque encore, cependant, un peu de douleur au niveau de l'ovaire droit ; aucune tumeur appréciable. Vomissement chaque fois qu'une gorgée de tisane est avalée ; cataplasme, petits morceaux de glace *pour calmer le vomissement.*

Le 17, *tous* les symptômes inflammatoires ont disparu ; la pression abdominale, même assez forte, ne provoque aucune douleur ; *la peau est fraîche, le pouls est lent et régulier.* Cependant des douleurs intermittentes, revenant plusieurs fois par heure, semblent partir de l'utérus et s'irradient dans tout le ventre ; des vomissements fréquents persistent, *ils sont précédés d'une sensation très-semblable à celle de la boule hystérique. Il semble à la malade qu'un corps volumineux remonte brusquement de l'hypogastre à l'épigastre, et parfois même ce corps remonte jusqu'à la gorge. Dans l'un et l'autre cas, cette sensation est promptement suivie de vomissement ou au moins de nausée. Les matières vomies sont verdâtres. Le toucher vaginal, le toucher rectal permettent de constater que l'utérus est toujours en antéversion ; mais on a beau presser avec le doigt sur le col ou le corps de cet organe, on ne cause pas de douleur. On ne trouve aucune tumeur fluctuante.* Cet état persiste les jours suivants et s'aggrave même en ce sens que les cris de douleur deviennent de plus en plus fréquents.

A partir du 17 jusqu'au 25, jour de la mort de la malade, M. Depaul a supprimé tous les détails qui vont suivre, et qui démontrent que la mort a été causée par un étranglement interne.

L'estomac rejette, aussitôt qu'il les a pris, les aliments, la tisane

et tous les médicaments ; à peine supporte-t-il de temps en temps
une cuillerée d'eau pure. La malade maigrit, dépérit rapidement ;
elle se plaint sans cesse ; les crises de douleur, qui reviennent toutes
les dix minutes, lui arrachent des cris et la privent absolument de
sommeil. On emploie inutilement contre ces accidents les narco-
tiques et les antispasmodiques.

20 octobre. — La malade n'a pas été à la selle depuis le début
des accidents. Elle a pris plusieurs fois des lavements émollients
qui ont été rendus promptement, sans fèces véritables. Aujourd'hui,
on a administré un lavement purgatif qui n'est même pas rendu.

21 octobre. — Les phénomènes précédemment décrits continuent ;
l'abattement est extrême, la face terreuse, les traits altérés par la
douleur ; le pouls est petit, le ventre ballonné. Les nausées et les
vomissements continuent toujours ; les matières vomies sont peu
abondantes, et présentent une couleur verdâtre. Le toucher vaginal
donne les mêmes résultats que précédemment. (Calomel, 1 gramme ;
lavement antispasmodique.) La malade, peu d'instants après, vomit
le calomel.

Le soir, on la met dans une baignoire, une douche froide est dirigée sur le ventre et l'épigastre pendant quatre à cinq minutes.
Cette médication produit une impression assez vive. La malade est
reportée dans son lit ; on la réchauffe promptement. Les accidents
continuent sans aucune modification.

22 octobre. — L'aggravation des symptômes a fait de nouveaux
progrès : la prostration est extrême, la face livide, la voix éteinte.
Les vomissements sont plus abondants qu'ils ne l'avaient été jusqu'ici ; les matières vomies sont jaunâtres, présentent une faible
odeur stercorale, et mettent hors de doute l'existence d'un obstacle
à la circulation des fèces. Bouche sèche, soif vive, peau sèche, extrémités froides. Mictions fréquentes et abondantes. Les facultés
intellectuelles sont parfaitement conservées. (Quinine, glace.)

La malade succombe le 23, à dix heures du matin, après une
longue et douloureuse agonie.

Autopsie. — Le crâne n'est pas ouvert. Les organes thoraciques
ne présentent rien qui mérite d'être signalé. L'extrémité droite du
côlon transverse est unie à la paroi abdominale antérieure par des
adhérences larges, épaisses, résistantes, indices évidents d'une péritonite ancienne ; quelques autres adhérences moins épaisses,
mais aussi anciennes, existent au niveau de la partie adjacente du
grand épiploon, dont le bord inférieur est uni aux adhérences utéro-

intestinales. L'estomac, le duodenum, le jejunum et l'iléum sont
très-distendus jusqu'à environ 60 centimètres de la valvule iléo-
cœcale (c'est-à-dire presque la totalité de l'intestin grêle) ; à ce niveau, l'intestin adhère au bord supérieur de l'utérus et se rétrécit
rapidement ; au-dessus, il a 16 centimètres de circonférence ; au-
dessous, il est réduit au volume du doigt indicateur. Tout le gros
intestin, jusqu'au côlon descendant, est fortement revenu sur lui-
même, et vide ; à partir de ce point, le calibre, quoique diminué,
ne l'est pas au même degré.

Les parois de la portion de l'intestin située au-dessous de l'adhérence sont décolorées, mais saines d'ailleurs ; au-dessus, au contraire, et jusqu'au duodenum, qui est sain, il y a des traces évidentes de la congestion, et même de l'inflammation. L'épaisseur est
double à la partie inférieure ; là aussi, à partir de l'adhérence,
dans l'étendue de 30 centimètres, existe une couleur violacée uniforme qui diminue à mesure qu'on s'élève, et qui disparaît après
avoir passé par des degrés divers.

La cavité du péritoine ne renferme aucun liquide ; il n'y a aucune fausse membrane récente, et, à part les adhérences anciennes dont il a été question, on peut dire que le péritoine est
sain.

La vessie est saine ; il en est de même du vagin.

L'utérus est en antéversion : à l'entour de son orifice existent de
nombreux follicules gros comme des têtes d'épingles. La cavité du
col est parfaitement saine ; il en est de même de celle du corps,
excepté vers le fond et à droite, où l'on aperçoit une coloration violacée ; à ce niveau, la muqueuse est lisse et ne présente ni déchirure ni ramollissement.

A gauche, le ligament rond, l'ovaire et la trompe sont sains ;
mais, à droite, ces deux organes sont profondément altérés. La
trompe droite est tellement développée, qu'au premier abord on
pourrait la prendre pour une anse intestinale de petit volume ; elle
suit une direction particulière et décrit une courbe en fer à cheval ;
par sa face concave et par sa face inférieure elle adhère au péritoine utérin, et, au niveau de sa terminaison, elle adhère à la fois
au rectum et à l'utérus. Toutes ces adhérences sont courtes, résistantes, et paraissent remonter à une époque déjà éloignée : quant
à l'ovaire droit, il est impossible d'en retrouver la trace.

La cavité de cette trompe renferme une quantité assez considérable de pus couleur chocolat ; elle est close de toutes parts, et ne

communique ni avec l'utérus ni avec le péritoine. Ses parois sont épaisses et résistantes (1 millimètre 1/2).

Au niveau de l'angle de l'utérus, et près de l'insertion de la trompe droite, existe une petite collection purulente très-rapprochée de la surface péritonéale ; le pus est blanchâtre, épais.

Indépendamment des adhérences anciennes dont nous avons déjà parlé, on en trouve d'autres formées par un suc gélatineux grisâtre, demi-transparent, non encore organisé. En d'autres termes, il y a les preuves évidentes de deux péritonites, l'une déjà ancienne, et l'autre d'origine naissante.

Après avoir lu cette observation avec soin et impartialité, après avoir pris connaissance des passages qui ont été omis par M. Depaul (1), à partir du 17 octobre jusqu'au 25 de ce mois, jour du décès de la malade, il ne viendra à l'esprit d'aucun praticien d'attribuer la mort de cette femme à la métro-péritonite que l'on dit avoir été causée par le cathétérisme du 11 octobre. En effet, à partir du 14, les symptômes de l'inflammation, combattus énergiquement, commencent à diminuer, mais les vomissements persistent ; le 15, l'amélioration continue, il n'y a plus de fièvre, les douleurs abdominales disparaissent et la palpation du ventre n'est pas pénible, excepté cependant au niveau de l'ovaire droit, où elle cause *un peu de douleur*. Les vomissements deviennent plus fréquents (on cherche à les calmer par de la glace). A partir du 17, tous les symptômes inflammatoires ont disparu, la pression abdominale, même assez forte, ne provoque aucune douleur ; la peau est fraîche, le pouls est lent et régulier ; le toucher vaginal et le toucher rectal exercés, même avec force, sur le col de l'utérus et sur le corps de l'organe, ne causent aucune douleur. Les symptômes dus à l'étranglement interne deviennent de plus en plus manifestes et intenses, et

______
(1) Depaul, *Bulletin de l'Académie de médecine*, t. XIX, p. 708.

M. Broca ne s'y trompe pas, car à partir du 15 le traitement qu'il fait suivre à la malade cesse d'être antiphlogistique, pour être dirigé jusqu'à la fin contre l'é-
tranglement. Le titre même de son observation montre
le fond de sa pensée à cet égard : « Antéversion, applica-
« tion de la sonde utérine réitérée chaque jour pendant
« cinq minutes. Le cinquième jour, péritonite, *puis étran-*
« *glement interne suivi de mort.* » Notez, de plus, qu'il
ne dit pas, comme on lui a fait dire, métro-péritonite,
mais *péritonite.* M. Broca nous a en effet affirmé qu'il
n'avait observé aucun caractère de métrite, et que la malade avait succombé aux accidents causés par l'étranglement. M. le docteur Gaube (1), qui ne connaissait
l'observation de M. Broca que par le résumé qu'en a
donné M. Depaul, attribue, comme ce dernier, la nouvelle péritonite au cathétérisme; mais il ajoute que
cette inflammation était guérie lorsque la malade a
succombé à l'étranglement. Voici comment il s'exprime :
« Chez une femme qui avait déjà été atteinte d'une péri-
« tonite, le cathétérisme utérin est devenu le point de
« départ d'une métro-péritonite nouvelle qui, facilement
« guérie, n'en a pas moins laissé après elle des adhé-
« rences intestinales, rapidement suivies de tous les
« phénomènes de l'étranglement interne et de la mort. »
Nous allons démontrer dans un instant que ces adhérences intestinales existaient depuis longtemps.

Ainsi donc, nul doute, la mort a été déterminée par
un étranglement interne; mais cet étranglement, comme
Valleix l'a fait observer avec raison, existait déjà à un
certain degré depuis longtemps, depuis un an probablement, époque à laquelle la malade éprouva une brusque
suppression de règles et les symptômes d'une métro-

---

(1) Gaube, *Sur le cathétérisme utérin.* Thèse pour le doctorat.

péritonite ; seulement il était incomplet et était à un étranglement réel et définitif ce qu'est l'engouement à une hernie qui est à la veille de s'étrangler complétement : d'où les troubles de la digestion, perte d'appétit, coliques fréquentes, constipation habituelle que les purgatifs même avaient de la peine à vaincre, la maigreur, le visage flétri et les souffrances continuelles qui décidèrent la malade à entrer à l'hôpital. A l'autopsie, plus de doute possible, des adhérences épaisses, fermes, résistantes, unissent la partie inférieure de l'iléon à la partie postérieure et supérieure de l'utérus ; elles forment deux écharpes ou deux demi-anneaux qui rétrécissent l'intestin en deux points qui laissent entre eux une anse intestinale très-rétrécie, le bord inférieur du grand épiploon est lui-même adhérent aux fausses membranes utéro-intestinales (détails donnés par M. Broca ; ils ne se trouvent pas dans le résumé de M. Depaul). Il est impossible de soutenir que ces adhérences aient été causées par la nouvelle métro-péritonite, car il est dit, dans la description de l'autopsie : « *Il n'y a aucune fausse membrane récente, et, à part les adhérences anciennes dont il a été question, on peut dire que le péritoine est sain.* » Cependant, en terminant l'observation, on ajoute : « Indépendamment des adhérences anciennes dont nous avons déjà parlé, on en trouve d'autres formées par un suc gélatineux, grisâtre, transparent, non encore organisé. » Il est évident que ce ne sont pas là de véritables adhérences, mais de simples agglutinations produites par un suc qui n'a rien de comparable aux fausses membranes résistantes et organisées qui rétrécissent l'intestin en l'unissant à l'utérus, conjointement au grand épiploon.

Le double rétrécissement de l'intestin n'était pas la seule lésion qui existât chez cette femme avant le cathé-

térisme ; il existait encore une inflammation chronique
des annexes utérines du côté droit avec destruction, disparition de l'ovaire correspondant. La trompe était tellement développée, qu'au premier abord on eût pu la
prendre pour une anse intestinale ; elle formait un fer à
cheval ; par sa concavité elle adhérait au péritoine utérin
et par sa terminaison elle s'unissait à la fois au rectum
et à l'utérus. Toutes ces adhérences sont courtes, résistantes et paraissent remonter à une époque déjà éloignée.
Cette trompe renferme une quantité assez considérable
de pus couleur chocolat. Elle est close de toutes parts ; ses
parois sont épaisses et résistantes. Près de son insertion
à l'utérus existait une petite collection purulente sous-
péritonéale, décrite ainsi par M. Broca : « L'abcès était,
« sous le péritoine, gros comme une noisette. Il avait des
« parois épaisses, et mon impression était que c'était un
« ancien abcès sous-péritonéal. » Lors même que l'auteur de l'observation ne nous eût pas assuré qu'il consi-
dérait ces lésions des annexes droites comme déjà anciennes, quel est l'anatomo-pathologiste qui oserait,
d'après les caractères qu'elles offrent, les rattacher à une
péritonite qui n'a duré que quatre jours, du 12 au 16 octobre? Le 15, les douleurs, la fièvre, avaient même disparu, et il ne restait, notez ceci, à la palpation du ventre,
aucune souffrance, si ce n'est un peu de douleur au niveau
de l'ovaire droit, douleur qui s'explique parfaitement
par les altérations anatomo-pathologiques qui existent
de ce côté. Cette péritonite, au reste, a été légère, car
elle a promptement cédé au traitement, et n'a produit
qu'une injection de la portion intestinale dilatée et
un suc gélatineux, sans épanchement séro-purulent ni
purulent, même dans le cul-de-sac postérieur du péritoine, comme cela s'observe ordinairement dans les péritonites intenses.

Toujours est-il qu'une péritonite a existé et qu'elle s'est manifestée après le quatrième redressement de l'utérus. Il ne nous reste qu'à rechercher avec soin quelle a été la cause de cette inflammation péritonéale. Devons-nous, avec M. Depaul, la rattacher à l'action de la sonde contre les parois utérines, action qui aurait déterminé une métrite occupant, au début, les parties voisines de l'angle droit de l'utérus et se serait étendue au péritoine? Notre savant collègue se fonde, pour établir cette opinion, sur trois caractères : 1° une coloration violacée de la membrane muqueuse au fond et à droite de l'utérus ; 2° au-dessous de cette teinte violacée, l'existence, dans l'épaisseur même du tissu utérin, d'une petite collection purulente très-rapprochée de la surface péritonéale ; 3° sur ce que, de plus, la trompe du même côté renfermait une quantité assez considérable de pus. Ces trois caractères ainsi présentés, et bien que habilement groupés, sont loin d'avoir, comme nous allons le démontrer, la valeur que M. Depaul leur accorde.

1° Pour ce qui est de la coloration violacée de la membrane muqueuse vers le fond et à droite de l'utérus, rien ne prouve qu'elle ait été la conséquence d'un froissement de cette membrane par la sonde ; puisqu'à ce niveau *la muqueuse était lisse et ne présentait ni déchirure ni ramollissement.* Très-fréquemment, en effet, nous trouvons à la surface interne d'utérus sains de ces taches violacées plus ou moins étendues bien qu'on n'ait introduit, du vivant du sujet, aucun corps étranger dans la cavité utérine. Habituellement ces taches, lorsque la muqueuse est elle-même lisse, polie, ni excoriée, ni ramollie, comme cela avait lieu ici, tiennent à une simple hyperémie passive et sont ordinairement la conséquence d'une affection plus ou moins ancienne de l'une ou des deux annexes, qui gêne la circulation veineuse, et c'est ce qui avait lieu également chez la malade de M. Broca ; de plus, la trompe droite, dilatée, était recourbée en bas et en arrière sur la face postérieure de l'utérus, et allait par son extrémité gagner le rectum auquel elle adhérait ; elle comprimait donc et recourbait les veines qui sortent de l'angle droit de l'utérus et en gênait la circulation.

2° C'est par une erreur bien involontaire sans doute que M. Depaul dit qu'au-dessous de cette coloration violacée, dans l'épaisseur même du tissu utérin, on constata une petite collection purulente. Non, les choses n'étaient pas ainsi disposées : la petite collection du volume d'une noisette était tout à fait sous-péritonéale, et le tissu propre de l'utérus qui la séparait de la tache violacée était, comme nous l'a assuré tout récemment encore M. Broca, tout à fait sain. Ce petit abcès était en face de la coloration violacée, mais non au-dessous d'elle, ce qui est bien différent. Dans la métro-péritonite aiguë qui s'est promptement terminée par la mort, lorsqu'on trouve sous le péritoine et même dans l'épaisseur des ligaments larges de petites collections purulentes, elles forment habituellement de petites plaques plus ou moins irrégulières et mal circonscrites, ayant des parois extrêmement minces ou n'en ayant pas du tout. La collection purulente de notre malade n'offrait aucun de ces caractères, elle était sphérique, soulevait le péritoine, avait le volume d'une noisette et des parois épaisses : et l'auteur de l'observation pense que c'était un ancien abcès sous-péritonéal. D'après cette opinion, mais surtout d'après la situation et les caractères de cette petite collection, il n'est guère possible de la rattacher à une prétendue métrite interne aiguë et de la citer comme étant une preuve de cette maladie qui se serait propagée au péritoine.

3° Il en est de même des altérations trouvées sur la trompe droite, telles que dilatation considérable, épaississement de ses parois, adhérences résistantes à l'utérus et au rectum. De plus, l'ovaire droit n'a pu être retrouvé par M. Broca lui-même, anatomiste distingué. Qui donc rattacherait ces lésions à une métro-péritonite récente, lors même que l'observation ne dirait pas que « toutes ces adhérences sont courtes, résistantes, et pa-« raissent remonter à une époque déjà éloignée? » C'est aussi à droite que l'on trouve des adhérences anciennes qui unissent le grand épiploon et l'extrémité droite du côlon transverse à la paroi antérieure de l'abdomen. Dans une métro-péritonite récente partant de la surface interne de l'organe, on trouve la membrane muqueuse ordinairement plus ou moins congestionnée, injectée, tuméfiée et quelquefois ramollie ; dans les ligaments larges, on observe le plus souvent des amas ou des petites collections de pus, le long de leur bord utérin, dans le tissu cellulaire qui unit les deux lames péritonéales, autour des vaisseaux veineux et lymphatiques, si ce n'est même dans ces vaisseaux. Le tissu propre de l'organe est plus ou moins injecté, rosé, pointillé de sang à la coupe. Mais, dans ce cas-ci, rien, absolument rien de semblable n'existait. *La cavité du col est parfaitement saine, il en est de même de celle du corps, excepté au fond et à droite, où l'on aperçoit une coloration violacée ;* des coupes du tissu propre de l'utérus n'y font découvrir aucune altération (Broca). Les annexes gauches sont saines. En présence de ces faits négatifs, nous nous demandons sur quelles données scientifiques anatomo-pathologiques ou symptomatologiques M. Depaul a pu fonder son opinion. L'anatomie pathologique la rejette d'une manière absolue, et il en est de même de la séméiologie. Des douleurs spontanées ou déterminées par la pression ont toujours existé dans le ventre, à l'hypogastre ou au niveau de l'ovaire droit, là précisément où existait l'inflammation chronique de l'annexe; jamais, derrière le pubis, le toucher vaginal ni le toucher rectal réitérés ne causèrent de douleur; les mictions étaient fréquentes, mais il n'est point dit qu'elles étaient douloureuses, comme on l'observe souvent dans la métro-péritonite procédant de l'utérus. A partir du 17, il n'y a plus de douleur continue ni de douleur à la pression abdominale, même forte; il n'y a plus du tout de fièvre, etc.; seulement, il y a des douleurs intermittentes revenant plusieurs fois par heure, qui semblent partir de l'utérus et s'irradient dans tout le ventre. Ces dernières douleurs étaient évidemment la conséquence des vomissements devenus de plus en plus fréquents et énergiques, et elles devaient naturellement partir de l'utérus pour s'irradier dans tout le ventre, puisque le bord inférieur du grand épiploon et les deux rétrécissements de l'intestin adhéraient fortement à la partie postérieure et supérieure de la matrice. Si la péritonite récente n'a pas été déterminée par une métrite causée elle-même par l'action de la sonde, quelle en a donc été la cause? Fut-elle le résultat d'une imprudence commise par la malade pendant son traitement et pendant la journée du 10 qui précéda le dernier cathétérisme accompagné et suivi de douleurs? C'est possible, d'autant plus que les autres cathétérismes avaient été tout à fait inoffensifs et même suivis d'une amélioration très-manifeste. A cet égard, nous sommes réduits à de simples conjectures. L'observation laisse sous ce rapport une lacune; on ne dit pas si la malade, après le cathétérisme, garda le lit, si elle se livra dans la journée à quelque exercice plus ou moins fatigant ou violent.

Fut-elle la conséquence du simple redressement de l'utérus et de son déplacement, opérés tous les jours pendant cinq minutes, déplacement dans lequel les adhérences qui unissaient cet organe au grand épiploon et à l'intestin malade ont dû nécessairement être plus ou moins tiraillées et froissées, ainsi que les annexes droites qui étaient le siége d'une inflammation chronique? Les mouvements imprimés à l'utérus pour le ramener à sa situation et à sa direction normales devaient être d'autant plus étendus, et par conséquent nuisibles, que l'antéversion était très-prononcée. Il est très-probable que telle fut la cause et le mécanisme du développement de cette péritonite qui semble être partie du voisinage des adhérences et des rétrécissements intestinaux, car on dit dans les détails de l'autopsie qu'à partir de l'adhérence qui rétrécissait le tube digestif et l'unissait à l'utérus toute la portion de l'intestin placée au-dessus de l'adhérence jusqu'au duodenum *offre les traces évidentes de la congestion et de l'inflammation.* Nulle part ailleurs il n'est question de ces traces d'inflammation sur aucune partie ; on mentionne seulement le suc gélatineux grisâtre, demi-transparent, sans indiquer les organes sur lesquels il se trouvait. Cette péritonite aurait été alors tout à fait semblable à celles qu'on observe quelquefois, quand on réduit un utérus prolapsé qui a perdu son droit de domicile, ou lorsque l'on redresse et maintient redressé à l'aide d'un pessaire cet organe anté ou rétroversé et uni aux parties voisines par des adhérences plus ou moins nombreuses et étendues? La science est pleine de faits semblables, et il n'est aucun praticien un peu exercé qui n'ait eu occasion d'en observer. Dans ces cas, la péritonite se développe d'emblée sans métrite intermédiaire. S'il en fut ainsi, et nous avons tout motif de le supposer, la sonde utérine n'a été pour rien dans le développement de la péritonite qui, en augmentant les rétrécissements et en paralysant la contractilité de l'intestin, a déterminé l'étranglement suivi de mort. Tout alors s'explique, les symptômes aussi bien que les lésions cadavériques, et si l'habile rapporteur de l'Académie se fût renseigné auprès de l'observateur de tous les faits relatifs à ce cas malheureux, il n'eût pas avancé que la sonde utérine avait déterminé une métrite qui s'était propagée au péritoine; ou tout au moins il se serait tenu dans une prudente réserve.

Quant à la malade de M. Gueneau de Mussy, on comprend comment M. Depaul, d'après la simple note qu'il avait reçue, ait accusé le cathétérisme d'avoir déterminé la péritonite qui mit fin à l'existence de cette malheureuse femme; mais on verra, après avoir pris une connaissance exacte du fait, qu'il n'en est rien, et afin que le public médical puisse juger lui-même la question avec connaissance de cause, nous allons rapporter fidèlement la note que M. Depaul a lue à l'Académie (1) et l'observation détaillée que je dois à l'obligeance et aux sentiments d'équité de M. Gueneau de Mussy.

NOTE LUE A L'ACADÉMIE PAR M. DEPAUL.

« Une femme de chambre était affectée de douleurs lombo-inguinales telles, qu'elle fut obligée de suspendre son service et de réclamer mes soins. Elle ne pouvait marcher longtemps et surtout se tenir debout, sans éprouver des exacerbations et des souffrances qui lui arrachaient des cris. Je l'examinai et je constatai *un abaissement de l'utérus avec rétroflexion et érosion granulée du col.* Je la fis entrer dans mon service à l'hôpital Saint-Antoine. — L'érosion fut d'abord traitée par la cautérisation; puis, voyant que les douleurs persistaient, j'essayai, sans obtenir de soulagement, des injections, des bains minéraux, etc.; alors je me décidai à recourir au

____

(1) Depaul, *Bulletin de l'Académie de médecine,* t. XIX, p. 695.

pessaire Simpson ; mais auparavant je voulus, suivant le précepte, pratiquer le cathétérisme utérin ; je me servis de l'hystéromètre de M. Huguier, et quand il fut introduit, il me fut facile de redresser l'utérus : l'opération fut peu douloureuse et il ne s'écoula qu'une toute petite goutte de sang. Peu d'instants après, la visite de la salle étant finie, je revins auprès de la malade et elle me dit qu'elle éprouvait de la fatigue et de la douleur au ventre : je prescrivis un bain. Le soir, la douleur était vive.

« Le lendemain matin, les douleurs continuent et s'accompagnent d'un peu d'accélération du pouls. Des lavements laudanisés furent prescrits ; mais les douleurs persistèrent et prirent bientôt le caractère de celles qui appartiennent à une péritonite. Celle-ci fut énergiquement combattue par les évacuations sanguines et les mercuriaux ; mais la malade succomba au bout de trois ou quatre jours.

« L'autopsie ayant été interdite par la famille, je me bornai à extraire l'utérus par le vagin, suivant la méthode de Récamier : un flot de sang et de pus s'écoula du ventre quand on pénétra dans le péritoine. L'utérus était parfaitement sain ; la muqueuse en était pâle, ferme et complétement intacte. Dans chacune des trompes il y avait un petit épanchement sanguin. »

Voici maintenant l'observation détaillée du même fait, qui m'a été remise par M. Gueneau de Mussy.

« Mon cher confrère, vous m'avez demandé l'observation d'une malade qui a succombé dans mon service après avoir été soumise au cathétérisme utérin. Je satisfais avec d'autant plus de plaisir à votre désir, que ce fait a été présenté à l'Académie d'une manière incomplète par mon excellent ami M. Depaul. J'étais aux Eaux-Bonnes quand il m'a demandé des renseignemets sur ce sujet. Je n'avais pas sous les yeux les notes que j'avais recueillies. J'ai écrit à la hâte ce que je me rappelais, quatre ou cinq ans après l'événement, au milieu des occupations excessives de la médecine thermale. Je me suis mal fait comprendre et je saisis avec empressement l'occasion de rectifier des inexactitudes dont toute la responsabilité retombe sur moi, bien entendu, et non sur mon ami M. Depaul.

« Je reçus à l'hôpital Saint-Antoine en 1852, une femme de chambre à laquelle j'avais déjà donné quelques conseils dans la maison où elle était employée. Depuis plusieurs années, elle éprouvait des douleurs dans les reins et dans les cuisses.

« Vers le milieu de février, ces douleurs acquièrent une violence extrême en se localisant dans la fesse et dans la cuisse du côté droit ; ces douleurs présentaient le caractère lancinant s'exaspérant par les mouvements passifs ou volontaires, et étaient assez intenses pour arracher des cris à la malade.

« Conduit par ces symptômes à la présomption d'une affection utérine, je pratiquai le toucher, qui me donna les résultats suivants : le col était grenu et derrière lui on sentait, par le toucher vaginal et rectal, une tumeur qui me parut être le corps de l'utérus en rétroflexion.

« Je soumis cette malade à des frictions calmantes, l'usage de bains émollients, je fis appliquer des vésicatoires volants sur les principaux foyers de la douleur. Celle-ci se calma, mais la marche était promptement suivie d'une fatigue douloureuse. Les bains alcalins furent alors mis en usage et produisirent une amélioration sensible. La malade songeait à quitter l'hôpital, quand les accidents reparurent.

« Je la soumis à un nouvel examen et, pratiquant le toucher pendant que j'appuyais une main sur l'hypogastre, je constatai au-dessus du pubis et à droite de la ligne médiane une tumeur arrondie recevant directement et exactement les mouvements imprimés au col utérin, transmettant à celui-ci de la même manière ceux qu'on lui communiquait par la pression hypogastrique ; je me demandai alors si mon premier diagnostic n'était pas erroné, si cette rénitence sentie derrière le col ne pouvait pas être constituée par une tumeur annexée à l'utérus. Dans ce cas, ce dernier organe, contrairement à ma première impression, eût conservé sa rectitude normale au lieu d'être infléchi, et eût offert seulement une légère augmentation de volume et une obliquité de haut en bas et de droite à gauche. Il était d'ailleurs très-mobile et sans adhérence anormale avec les organes pelviens.

« Pour éclairer cette question, je résolus de pratiquer le cathétérisme utérin, et j'éprouvai d'autant moins d'hésitation à y recourir, que je l'avais déjà fait un grand nombre de fois, sans avoir eu jamais à lui imputer aucun accident. Je n'avais pas l'intention de faire usage du redresseur, comme l'a compris mon excellent ami M. Depaul, ayant toujours été très-opposé à l'emploi de cet instrument. Je fis donc venir la malade pour subir l'examen au speculum,

et après avoir constaté un léger engorgement du col avec une érosion superficielle, j'introduisis la sonde utérine. A un centimètre
environ du méat, elle rencontre une faible résistance qui fut sur-
montée sans effort ; après quoi l'instrument put pénétrer à la profondeur de six centimètres environ ; une gouttelette de sang s'é-
chappa de l'orifice au moment où je le retirai.

« Cet examen me laissa dans le doute ; j'avais négligé de toucher
par le rectum pendant que j'introduisais le cathéter ; l'obstacle qui
l'avait un moment arrêté m'avait offert si peu de résistance, que
je n'étais nullement convaincu qu'il dût être attribué à l'inflexion
du col ; l'interne du service, dans le désir bien naturel d'éclairer
cette question importante, soumit la malade à de nouvelles explorations, la toucha debout et couchée, par le vagin et par le rectum,
pendant que je continuais la visite. Cet examen durait depuis dix
minutes lorsque je le fis cesser, m'apercevant que la malade accu-
sait de la fatigue et de la douleur qui ne différait pas sensiblement
d'ailleurs de celle qu'elle avait ressentie dans les examens précédents. Je la fis reconduire à son lit, lui prescrivis une friction
calmante et un bain. Le lendemain, elle se leva et se promena. Le
surlendemain elle en fit autant, malgré quelques légères douleurs
et une petite perte. Le troisième jour, les douleurs augmentèrent ;
le quatrième, elles acquirent assez d'intensité pour mettre obstacle
au sommeil. Pour la première fois je constatai de la fièvre ; le
ventre était tendu, très-sensible à la pression, dans la fosse iliaque
droite principalement. Le plus léger mouvement provoquait des
cris. La malade n'avait eu d'ailleurs ni frissons, ni nausées, ni vomissements ; le pouls faible, dépressible, battait environ cent huit
fois par minute. L'ensemble de ces phénomènes me fit penser
qu'une inflammation péritonéale accompagnait ces douleurs qui
avaient pu être confondues jusque-là avec celles que la maladie
éprouvait depuis longtemps et auxquelles on s'était contenté d'opposer des bains, des applications topiques calmantes et émollientes.
La fièvre, la tension du ventre leur donnaient une autre significa-
cation. Cependant la faiblesse du pouls, l'état chloro-anémique
très-accentué qui existait chez cette femme, le développement très-
modéré de la réaction fébrile, contre-indiquaient l'emploi des émis-
sions sanguines. Je fis appliquer un vésicatoire sur le ventre ; des
onctions mercurielles belladonées furent étendues tout autour, un
quart de lavement laudanisé fut prescrit pour le soir ; dans la
journée on administra, en douze doses, un gramme de calomel, et

il fut convenu que si le pouls se développait on ferait une saignée.

« Cinquième jour, la malade a eu des évacuations abondantes, le ventre est ballonné, la physionomie profondément altérée, la face est pâle, grippée, l'écoulement sanguin qui s'était montré quelques jours auparavant n'a pas reparu. On continue le calomel ; le vésicatoire, qui n'a pas pris, doit être réappliqué.

« Sixième jour, les douleurs sont moindres, mais l'abattement augmente, les yeux sont profondément enfoncés dans les orbites, la voix est éteinte, caverneuse.

« Vers le septième ou huitième jour, la fréquence du pouls atteignit le chiffre de cent vingt pulsations, le ballonnement devint énorme, au point de produire de la dyspnée.

« Quelques vomissements eurent lieu les jours suivants ; enfin la la malade succomba le onzième ou douzième jour. L'autopsie nous fut interdite. Je fis alors retirer l'utérus par le vagin ; l'ouverture de la cavité abdominale donna issue à une énorme quantité de pus mêlé de sang qui venait de la cavité péritonéale. L'utérus, à part le léger engorgement du col, ne présentait aucune altération appréciable. On ne constatait ni congestion, ni lésion de la membrane muqueuse ; une seule petite arborisation de deux ou trois millimètres existait sur la paroi postérieure. Partout ailleurs, son tissu était blanchâtre, ferme et sain. Le corps était en rétroflexion ; il était facile de le ramener à la direction verticale, mais il s'infléchissait immédiatement en arrière, dès qu'on l'abandonnait à lui-même. On n'avait pu extraire que l'ovaire gauche ; le droit était resté dans le bassin. Dans l'ovaire gauche, nous constatâmes la présence de plusieurs kystes sanguins, dont l'un avait le volume d'une amande.

« Quelle avait été la cause de cette péritonite ? Était-ce le cathétérisme ? Je ne le crois pas. La cavité utérine n'offrait aucune lésion ; le tissu de l'utérus était ferme, pâle et sain : je ne comprendrais pas comment la sonde eût pu provoquer une inflammation du péritoine, sans exciter dans l'utérus lui-même aucune action morbide, sans y laisser aucune trace de lésion.

« D'où venait ce sang mêlé à la suppuration péritonéale ? Ne peut-on pas supposer que dans l'ovaire droit existait un kyste de même nature que ceux que nous avions constatés dans l'ovaire gauche, et que la rupture de ce kyste avait été le point de départ de la périonite ? On expliquerait ainsi cette tumeur constatée au niveau du ligament large du côté droit, et qui n'était évidemment pas formée par le fond de l'utérus, puisque celui-ci, fortement rétrofléchi, constituait la tumeur située derrière le col. La localisation des douleurs dans la cuisse et la fesse droites viendrait à l'appui de cette supposition. Si on admet cette hypothèse, qui ne me paraît pas dénuée de vraisemblance, supposera-t-on que le cathétérisme a produit dans l'ovaire un mouvement fluxionnaire qui a favorisé la rupture du kyste? Je ne le pense pas. Si quelque cause extérieure a concouru au développement de la péritonite, il faudrait bien plutôt accuser, suivant moi, cet examen imprudemment prolongé pendant une dizaine de minutes, et qui provoqua des douleurs que le cathétérisme n'avait point éveillées.

« Voilà, mon cher confrère, mon impression bien sincère sur le fait en question. Ce fait m'a ému assez douloureusement pour que je l'aie souvent médité, pour que j'aie souvent pesé dans ma conscience la part qui pouvait être faite au cathétérisme dans le développement des accidents qui ont suivi cette exploration et qui ont eu une si funeste terminaison.

« Je le répète, je ne crois pas qu'il faille ici incriminer cette opération, je ne crois pas qu'elle ait été la cause de la péritonite.

« Agréez, mon cher confrère, etc. »

Après cette note si explicite, nous ne ferons aucune réflexion sur ce fait; nous ferons seulement remarquer que M. Gueneau de Mussy déclare s'être servi un grand nombre de fois de la sonde utérine, sans avoir jamais eu à lui imputer aucun accident.

Ainsi donc, de ces trois faits de métro-péritonite mortelle que le savant rapporteur de l'Académie attribuait au simple cathétérisme utérin, il n'en reste pas un seul que l'on puisse consciencieusement considérer comme ayant été déterminé, d'une manière certaine, par cette opération.

Cependant, nous sommes loin de nier que cela ne puisse avoir lieu, car il est des femmes tellement disposées à la métro-péritonite, que la moindre action chirurgicale sur l'utérus, le toucher ou la palpation hypogastrique exercés avec ou sans ménagement, est suivie de cet accident; et, chose remarquable et tout à fait malheureuse, parce que le praticien se trouve désarmé, c'est fréquemment chez les femmes étiolées, affaiblies et rendues chloro-anémiques par la maladie, que ce terrible accident se manifeste le plus souvent. On peut, avec Aran, se poser la question suivante : « Est-ce bien à la sonde qu'il faut les rapporter (ces « accidents)? L'application de la sonde n'est-elle pas « plutôt la cause occasionnelle qui a fait éclater la mala- « die dont tous les éléments étaient en quelque sorte « préparés? Un fait que j'ai recueilli dernièrement, et que « je vous ferai connaître en son temps, me porte à croire « que, dans l'immense majorité des cas, les choses se « passent ainsi, et que le cathétérisme utérin ne joue « pas d'autre rôle que celui rempli dans des cas sembla- « bles par une injection utérine ou même par une sim- « ple injection vaginale qui font éclater, à un moment « donné, une métrite ou une métro-péritonite (1). »

Pour éviter les accidents inflammatoires qui pourraient être déterminés par le cathétérisme explorateur, celui-ci devra toujours être de courte durée, de une à deux mi- nutes au plus ; on devra le pratiquer de préférence im- médiatement après les règles, parce que, à cette époque, l'utérus est moins facile à s'irriter, sa voie est plus large, plus facile à parcourir, et l'on n'a pas la crainte de porter l'instrument dans un utérus dilaté par un commence- ment de gestation. On déplacera le moins possible la matrice avec l'instrument seul ; on devra aider celui-ci du doigt, si ce déplacement est nécessaire, on l'exécu- tera avec toute la portion de l'instrument introduite dans l'utérus et non-seulement avec son extrémité, comme je l'ai vu faire aux personnes qui n'ont pas l'habitude de manier cet instrument.

(1) Aran, *Méthode et moyens d'exploration*, p. 70.

S'il est important, au point de vue du diagnostic, d'amener l'utérus à l'hypogastre, pour pouvoir l'explorer, le palper et reconnaître l'extrémité de la sonde à travers la paroi abdominale, il faut que la main qui palpe agisse avec une extrême douceur et beaucoup de légèreté, et que ce soit, autant que cela peut se faire, l'opérateur lui-même qui exerce cette palpation, parce que, responsable de ses actes, il saura toujours éviter de comprimer et de froisser le tissu utérin entre la paroi abdominale et le bec de la sonde. Quelquefois, dans les consultations avec plusieurs collègues, on est obligé de faire palper l'utérus et sentir le bout de l'instrument aux consultants; il faut alors que le chirurgien ne perde pas de vue la main de ses confrères, qu'il la guide, si faire se peut, qu'il leur recommande d'agir avec la plus grande douceur. Il est des personnes qui ont des mains de fer; je me rappelle que dans une consultation avec deux de mes collègues, l'un d'eux, malgré toutes mes recommandations, posa si brusquement la main sur l'hypogastre, qu'il arracha un cri aigu à la malade. Pour éviter cet inconvénient, j'ai l'habitude de placer d'abord la main du consultant sur le bas-ventre, en lui recommandant de ne faire aucun mouvement, puis je lui amène l'utérus sous la main. Malheureusement, l'état de la matrice ne permet pas toujours d'agir ainsi, et l'on est quelquefois dans la nécessité de déprimer l'hypogastre pour porter la main vers l'organe. Si l'utérus ne se laisse pas déplacer et redresser sans effort, il faut bien se garder d'insister et d'employer la force; c'est qu'alors l'organe est fixé par des adhérences que l'on pourrait irriter, distendre outre mesure ou déchirer, sans parler du froissement, de la contusion et peut-être de la déchirure que la sonde pourrait déterminer sur la membrane muqueuse utérine.

On évitera de pratiquer le cathétérisme plusieurs jours de suite, si surtout il existe une métrite ou une pelvi-métrite chroniques que l'on pourrait faire passer ainsi à l'état aigu; il sera donc bon, en général, d'observer les malades pendant plusieurs jours et de bien les examiner par tous les moyens possibles, afin de s'assurer qu'il n'y a pas de contre-indication au cathétérisme. Il faut également éviter, à moins d'une nécessité absolue, de sonder la veille des règles et pendant leur durée, la matrice étant alors plus sensible et plus susceptible de s'enflammer, comme le prouvent les inflammations spontanées qui surviennent souvent à cette époque. Il faudra également se garder de le pratiquer avec un instrument non approprié, qui serait trop petit ou trop volumineux. J'ai vu un de mes collègue des hôpitaux, ancien élève de Récamier, le pratiquer avec la curette de ce praticien et la faire agir dans l'utérus comme dans un vase inerte; je ne pus m'empêcher de faire observer à mon collègue que je serais fort étonné que sa malade ne fût pas atteinte de métrite après cette opération ainsi pratiquée; c'est ce qui eut lieu en effet; heureusement, elle fut promptement combattue et n'eut pas de suite grave.

VII. — AVORTEMENT

Un reproche réel que l'on peut faire au cathétérisme utérin, c'est de pouvoir être une cause d'avortement. Cet accident est arrivé à Valleix, à M. Nonat et à moi-même en 1853. Chacun de nous avait été trompé, à dessein, par les renseignements que les malades nous avaient fournis afin d'arriver au but qu'elles ont malheureusement atteint. Pour la malade qui me concerne, elle assurait que ses règles étaient très-régulières, qu'elle n'éprouvait aucun retard, qu'elle était séparée de son mari depuis plus de six mois, et elle repoussait avec indignation la supposition d'une grossesse possible. J'eus le tort d'ajouter foi à ses assertions et aux renseignements que des personnes fort honorables qui me l'avaient recommandée me donnèrent sur son compte. On n'eut connaissance de sa fausse-couche que par le sang qu'elle perdit, le sixième jour, dans le cabinet d'aisances.

Il est donc de la plus haute importance, avant d'introduire une sonde dans l'utérus, de bien s'assurer, par tous les moyens possibles, qu'il n'y a pas un commencement de grossesse, et, s'il vous reste le moindre doute dans l'esprit sur l'exactitude et la sincérité des renseignements donnés par les malades, il faut remettre le cathétérisme à la prochaine apparition des règles, et vous assurer par vous-même si vous n'êtes pas dupe d'un simulacre de menstruation.

Il ne faut pas non plus perdre de vue qu'une tumeur, un cancer du col ou du corps de l'organe gestateur, une tumeur plus ou moins considérable des annexes, peuvent exister simultanément avec une grossesse, de sorte que la question de la gestation doit toujours être posée, tant que la femme est dans la période sexuelle, avant de se servir de la sonde. Tant de femmes, surtout dans les grandes cités, ont de si grands intérêts à surprendre la confiance que le médecin leur accorde, qu'on ne saurait trop se tenir en garde contre leurs récits. Si avec instance et juste raison nous avons blâmé l'usage de la sonde dans une grossesse utérine normale, il faut cependant que l'on sache qu'il ne suffit pas, fort heureusement, d'avoir introduit une sonde dans un utérus gravide pour voir, certainement et fatalement, un avortement s'ensuivre. Cazeaux, à l'occasion de nos conversations sur l'hystérométrie, m'a assuré que, trompé par une de ses clientes qui ne se croyait pas enceinte, il pratiqua chez elle le cathétérisme, ce qui n'empêcha pas la grossesse d'arriver à son terme, et l'accouchement d'être heureux. M. le professeur Tardieu, dans une savante et judicieuse étude (1), rapporte que le docteur Oldham (2), voulant déterminer un avortement artificiel dans un cas de rétrécissement extrême du vagin, introduisit, au troisième mois de la grossesse, une sonde utérine dans l'intérieur de la matrice, et lui fit exécuter quelques mouvements de rotation sans obtenir autre chose qu'un écoulement blanchâtre, et quelques douleurs dans les reins et dans le bas-ventre La grossesse continua ; il fut obligé, pour arriver à son but, d'employer l'électro-magnétisme, et, enfin, la ponction des membranes.

Enfin, en 1861, M. Depaul lui-même, à la maison municipale de santé, en présence de MM. Vigla et Demarquay, voulant pour un cas grave déterminer l'avortement artificiel, pratiqua inutilement le cathétérisme utérin, et ce n'est pas, m'a-t-on assuré, le seul cas qu'il ait par devers lui.

VIII. — PERFORATION DES PAROIS DE L'UTÉRUS

Enfin, il nous reste, pour terminer l'examen des acci-dents reprochés au cathétérisme de la matrice, à nous occuper de la perforation des parois de cet organe par la sonde. Lorsqu'on réfléchit à l'épaisseur et à la consistance du tissu propre de ce viscère, l'on est et l'on doit être rassuré sur la fréquence d'un semblable accident ; il faut, pour qu'il ait lieu, que l'utérus se trouve dans des

---

(1) Tardieu, *Étude médico-légale sur l'avortement*. Paris, 1863, p. 162.
(2) Oldham, *London medical gazette*. Août 1849.

conditions spéciales, qu'il soit ramolli dans toute son épaisseur et que ce ramollissement soit porté très-loin. Sur près d'un millier d'utérus qui me sont passés par les mains, je n'en ai rencontré qu'un seul qui fût assez ramolli pour qu'il eût pu être traversé sans effort par l'extrémité de la sonde. Quand la surface interne de l'utérus est le siége de fongosités anciennes et nombreuses, les couches internes du tissu propre sont plus ou moins détruites et ramollies et les parois de l'organe, réduites en quelque sorte aux couches externes, sont plus faciles à traverser. Immédiatement ou peu de temps après l'accouchement, le tissu de la matrice, encore congestionné et comme infiltré relativement à sa sécheresse normale, est assez ramolli pour pouvoir être traversé sans un grand effort ; c'est pour cette raison que, dans la deuxième partie de ce cours, nous avons donné le conseil, excepté le cas d'une nécessité absolue, de ne pas pratiquer le cathétérisme dans les premiers temps qui suivent l'accouchement. Le seul fait que je connaisse de perforation de l'utérus par la sonde appartient à Aran ; il eut lieu « chez une femme accouchée depuis quelques semaines à peine; » il ne survint aucun accident à sa malade.

Tous les autres cas de perforation de l'utérus, les deux ou trois qui appartiennent à Récamier, celui rapporté à la Société de chirurgie par M. A. Richard, qui appartient à l'un des chirurgiens les plus distingués des hôpitaux, ont été produits par la curette de Récamier, en raclant la surface interne de l'organe, pour enlever les fongosités dont il était le siége. Il faut convenir que la curette de Récamier, qui est presque pointue à son extrémité, est bien faite pour produire cet accident; aussi l'avons-nous fait modifier afin de l'éviter à l'avenir. Fort heureusement, dans tous ces cas de perforation de l'utérus, il n'est survenu aucun accident ultérieur; les malades en ont été quittes pour quelques coliques et le repos au lit pendant plusieurs jours. C'est à ce point que M. Nonat se basant sur la facilité avec laquelle chez certaines femmes maigres on sent, à travers les parois abdominales et celles de l'utérus amincies et élargies, l'extrémité de la sonde, pense que les praticiens qui disent avoir perforé l'utérus se sont trompés et fait illusion à cet égard. Pour moi, qui ai entendu Récamier rapporter à la tribune académique les faits qui lui étaient personnels, je ne puis admettre la supposition de M. Nonat. Le chirurgien dont parle M.|Richard, et que je connais parfaitement, n'a pas dû davantage se tromper. Seulement il faut reconnaître, comme l'expérience nous le montre tous les jours, que les plaies faites par piqûre et perforation simple, comme celles des ponctions abdominales, ovariques, vaginales etc., guérissent en général promptement et sans suites fâcheuses. Mais il faut bien se garder de croire que les choses se passeront toujours ainsi. Les perforations de l'utérus, qui ont été vues aussi innocentes pendant l'état de vacuité de la matrice, sont au contraire des plus graves pendant la gestation, comme le prouvent les nombreux faits inscrits dans les annales de la science. En dernière analyse, on n'a qu'un seu fait de perforation de l'utérus à reprocher à la sonde employée dans une circonstance inopportune, et je dirai, en terminant, avec M. Gaube : « Si ce malheur arrivait, il « ne faudrait en accuser ni l'instrument, ni la méthode, « mais seulement l'opérateur. » Roux, qui tenait surtout à opérer promptement et agréablement plutôt que sûrement, perfora deux fois la vessie avec le lithotome caché ; il ne vient pour cela à l'esprit de personne de blâmer l'instrument et le procédé de frère Côme.

Les accidents causés par le cathétérisme utérin sont, comme on vient de le voir par cet examen, beaucoup

moins nombreux et moins graves qu'on l'a prétendu.
D'un autre côté, il ne faut pas oublier que c'est une
méthode toute récente, dont les indications, les contre-
indications et les manœuvres ne sont pas encore bien
connues, les dernières surtout, qui demandent tant de
légèreté, d'habitude dans la main et qui varient à l'infini suivant les cas qui requièrent son application. Il
faut aussi se rappeler que, jusqu'à ce jour, elle n'a pas
été enseignée dans les amphithéâtres ni dans les chaires
des écoles, qu'elle a été souvent appliquée au hasard et
sans règles scientifiques. C'est pour combler autant que
possible une partie de cette lacune, que, parvenu à la fin
de ma carrière hospitalière, j'ai entrepris de vous faire
connaître ce qu'une longue expérience et de nombreuses recherches m'ont appris sur ce sujet.

QUATRIÈME PARTIE

DE LA SONDE UTÉRINE

COMME MOYEN THÉRAPEUTIQUE

OU

DU CATHÉTÉRISME CURATIF

DIX-NEUVIÈME LEÇON

Historique. — Définition, précautions préalables, divisions et variétés du cathétérisme curatif.

Messieurs, le cathétérisme utérin n'est pas seulement une grande méthode exploratrice toute nouvelle qui a déjà rendu de grands services et qui est appelée, à mesure qu'elle se perfectionnera et s'étendra, à en rendre de nouveaux ; c'est encore, dans un grand nombre de cas, un puissant moyen de traitement qui n'avait pas échappé à la sagacité des siècles les plus reculés. C'est ainsi, comme nous l'avons démontré dans nos considérations historiques, que les médecins Cnidiens et Hippocratiques employèrent la sonde, dont ils possédaient plusieurs variétés, dans le traitement des affections de la matrice, et qu'ils furent suivis dans cette voie par Aetius et par Paul d'Égine. Puis, pendant de longs siècles, les affections de l'utérus et leur traitement furent négligés et ne firent presque aucun progrès. Il ne fallut rien moins que les travaux d'Astruc, Levret, Vigaroux, Hamilton, etc., pour secouer la torpeur des praticiens sur cette partie de la science. Vigaroux, qui au commencement de ce siècle (1801) avait déjà imité Levret, en se servant plusieurs fois de la sonde comme moyen de diagnostic, commence à parler de cet instrument comme agent de thérapeutique, et en propose l'emploi dans le traitement de la tympanite utérine, pour désobstruer le col et faire échapper l'air qui dilate la matrice. Vingt ans après, sous les recherches et les tentatives thérapeutiques d'Osiander et de Récamier, la sonde, sous des formes différentes, fut de nouveau employée ; et les travaux de ces deux praticiens devinrent le point de départ de ceux d'Amussat, de Simplon, de Kiwisch, de M. Velpeau, des nôtres et de tous les gynécologistes modernes, que nous aurons occasion de rappeler dans les considérations auxquelles nous allons nous livrer.

Un fait bien digne de remarque, c'est que le speculum *Dioptra* (διά à travers, ὄπτομαι, je regarde) ne fut, dans l'antiquité, comme la sonde utérine, qu'un instrument de thérapeutique ; comme elle, il fut oublié pendant de nombreux siècles, comme elle il fut tiré de l'oubli par Récamier qui ne s'en servit, ainsi que Dupuytren, que comme un moyen de traitement, et comme elle enfin, entre les mains des modernes, il devint principalement un instrument explorateur, sans cesser d'être d'un grand secours à la thérapeutique utérine.

Le cathétérisme curatif est celui que l'on pratique dans l'intention de guérir ou d'améliorer les maladies de la matrice et de ses annexes. Il diffère donc essentiellement du cathétérisme explorateur par le but qu'on se propose, par son mode d'action et par sa durée, qui est en général plus longue que celle de ce dernier, sans cependant être portée au delà d'une demi-heure à une heure au plus, sauf dans quelques exceptions fort rares et tout à fait spéciales. Il faut bien se garder de confondre, comme l'ont fait certains pathologistes, la décortication interne de l'utérus à l'aide d'une curette, ou l'application d'un pessaire intra-utérin à demeure, avec cette opération.

Comme le plus habituellement on doit agir avec plus d'énergie et plus longtemps sur les parois utérines que dans les cas précédents, il faudra autant que possible, sans toutefois forcer les orifices utérins, se servir d'instruments plus volumineux. Pour les mêmes raisons aussi, il faudra, avant d'y avoir recours, examiner les malades avec la plus grande attention ; les tenir même pendant quelque temps, si c'est nécessaire, sous une observation rigoureuse, afin de savoir s'il n'existerait pas dans l'utérus ou dans les annexes quelque maladie ou quelque disposition qui contre-indiquât l'opération.

Le manuel de ce cathétérisme, les instruments qui servent à l'exécuter, sa durée, varient considérablement suivant le but qu'on se propose et les indications à remplir ; aussi, sous ce rapport, le cathétérisme utérin, présente-t-il plus d'espèces que le cathétérisme uréthro-vésical chez l'homme.

Tantôt, en effet, cette opération est pratiquée pour modifier la sensibilité de l'utérus (*cathétérisme modificateur*).

D'autres fois elle est employée pour rémédier à des troubles de la menstruation (*cathétérisme ménorrhéique*).

Dans d'autres circonstances, c'est afin de permettre à la liqueur séminale de pénétrer dans l'utérus, pour déplacer et supprimer un obstacle physique qui obstrue les orifices de l'utérus (*cathétérisme désobstruant*).

Dans certains cas, c'est pour laisser s'écouler et évacuer des fluides ou des liquides contenus et retenus anormalement dans la cavité de la matrice (*cathétérisme évacuatif*).

Assez souvent, c'est pour dilater les orifices utérins plus ou moins retrécis et coarctés (*cathétérisme dilatateur*).

Quelquefois, c'est pour porter avec sûreté et sécurité des instruments piquants et tranchants dans l'utérus (*cathétérisme conducteur*).

Ou bien c'est pour y introduire une sonde creuse ou une longue canule, afin d'y faire des injections de diverses natures (*cathétérisme irrigateur*).

Fréquemment, c'est pour redresser la matrice déviée ou courbée sur elle-même (*cathétérisme redresseur*).

Dans quelques cas, rares il est vrai, c'est pour extraire un corps étranger contenu dans l'utérus (*cathétérisme extracteur*).

Dans certaines opérations chirurgicales, il est nécessaire de déplacer, de détourner l'utérus pour faciliter l'opération ou éviter la lésion de cet organe (*cathétérisme diducteur*).

Enfin, certains accoucheurs distingués, et même du plus haut mérite, se sont servis dans plusieurs circonstances d'une sonde pour provoquer l'avortement artificiel (*cathétérisme abortif*).

Si ces variétés du cathétérisme utérin ont, dans un grand nombre de cas, une action, des indications précises et bien tranchées qui les séparent nettement les unes des autres, il faut aussi reconnaître que, dans d'autres circonstances, elles ne sont séparées que par des degrés insensibles, que le même instrument et presque les mêmes manœuvres dans une seule séance peuvent remplir plusieurs indications et concourir à un même but : ce sont, le plus souvent, les cathétérismes *désob-*

struant, *évacuatif* et *dilatateur* qui ne sont séparés que par des nuances légères.

C'est en suivant cet ordre et en passant successivement en revue chacune des espècees de cette grande et ancienne méthode thérapeutique, que nous examinerons les faits et les progrès dont elle a doté la science dans le traitement des maladies de la matrice.

Chacun comprend que le cathétérisme curatif ainsi envisagé peut et doit nécessairement nous entraîner dans de longs détails qui reculent les limites que nous nous sommes imposées pour ce travail. Aussi, tant pour ce motif que pour ne pas déflorer un ouvrage dont nous nous occupons sur les affections des organes sexuels de la femme, nous serons sobre de faits personnels, qui trouveront plus naturellement et plus utilement leur place ailleurs.

I. — CATHÉTÉRISME MODIFICATEUR DE LA SENSIBILITÉ UTÉRINE

Tous les chirurgiens connaissent la merveilleuse facicilité avec laquelle les membranes muqueuses, même les plus sensibles, ainsi que les parties sous-jacentes auxquelles elles appartiennent, supportent peu à peu et quelquefois très-promptement le contact et la présence d'un corps étranger pour lequel la nature ne les a pas destinées ; c'est à ce point qu'elles finissent par s'apercevoir à peine de sa présence, bien que les premiers contacts aient été fort pénibles ou très-douloureux. C'est ce que l'on observe tous les jours pour les muqueuses uréthrale, trachéale, oculaire et vaginale, supportant une sonde, une canule trachéale, un œil artificiel, un pessaire, etc., à la condition toutefois que ces instruments soient convenablement conformés, proportionnés, appliqués et surveillés. Cette faculté, que possède l'art, d'émousser, de changer et même d'annihiler la sensibilité des membranes muqueuses a été mise à profit par certains gynécologistes prudents, lorsqu'ils voulaient agir pendant un temps plus ou moins long sur la surface interne de l'utérus. Ils sont ainsi parvenus à diminuer même considérablement la sensibilité tactile et organique de l'organe, et ont pu sans inconvénient sérieux y laisser séjourner un instrument.

Lorsque l'on veut parvenir à ce but, qui n'est qu'un acte préparatoire à un autre acte plus important et définitif, on pratique le cathétérisme simple tous les deux ou trois jours d'abord et pendant deux à trois minutes seulement, avec une sonde qui puisse parcourir facilement et sans le moindre arrêt les parties les plus étroites de la voie utérine. Une sonde souple, élastique, est souvent le meilleur instrument ; à mesure que l'utérus s'habitue à son contact et perd de sa sensibilité, on renouvelle la manœuvre tous les deux jours, puis tous les jours, s'il en est besoin, en laissant la sonde chaque fois quelques secondes de plus. Il est entendu que les séances doivent être interrompues à l'approche et au moment des règles, et qu'on devra les supprimer s'il se manifeste quelques signes d'irritation. Au bout de vingt à vingt-cinq jours de pratique régulière, l'organe est ordinairement habitué au contact de la sonde, cet instrument est parfaitement supporté, et le moment d'agir plus énergiquement est arrivé.

Chez certaines femmes nerveuses, hystériques, névropathiques, il existe une névralgie de l'utérus ou de ses annexes sans que l'on découvre aucune affection de ces parties ; chez d'autres, ces douleurs nerveuses succèdent à l'accouchement ou à une inflammation de l'utérus (comme l'a si bien démontré notre savant collègue

M. Marotte) et s'établissent sur l'appareil gestateur, de
même que nous voyons quelquefois chez l'homme se manifester des névralgies de l'urèthre, du col de la vessie,
à la suite d'une inflammation aiguë de ces parties.
Enfin, il n'est pas rare de voir des névralgies plus ou
moins continues ou intermittentes exister concurremment avec une déviation ou une flexion de l'utérus ; et
ce qui prouve que cette douleur ne dépend pas du vice
de situation et de direction de cet organe, c'est que,
assez souvent, on l'a fait disparaître sans avoir corrigé
la situation anormale. Dans d'autres circonstances plus
exceptionnelles, elles tiennent à un état dysménorrhéique
indépendant du rétrécissement de la voie utérine. Dans
tous ces cas de douleurs apyrétiques et névralgiques
souvent aiguës, poignantes, qui retentissent sur les organes voisins et fréquemment sur le reste de l'économie,
après avoir employé les calmants et les antispasmodiques
locaux et généraux, après avoir cherché à modifier la
constitution générale dont peuvent dépendre ces souffrances ; si elles persistent, il ne reste plus qu'à avoir
recours à un moyen empirique qui consiste à modifier,
à changer la sensibilité morbide de la matrice pour la
ramener à son type normal, en agissant directement sur
elle à l'aide d'un corps étranger porté dans sa cavité.
En cela, les gynécologistes n'ont fait que suivre l'exemple
des uropathologistes et de M. Civiale (1) en particulier,
qui leur ont montré que les névralgies de l'urèthre et
du col de la vessie sont souvent améliorées ou guéries
par l'introduction d'une simple sonde ou d'une sonde
porte-caustique dirigée sur ces parties. L'expérience leur
avait aussi démontré, depuis longtemps déjà, qu'un des

(1) Civiale, *Traité des maladies des organes génito-urinaires*, 5ᵉ édition.

moyens les plus sûrs de modifier efficacement la névralgie uréthrale de la femme, c'est le cathétérisme simple, ou l'introduction d'une sonde laissée pendant une ou deux heures, ou bien encore la cautérisation de ce canal avec le nitrate d'argent.

Des faits nombreux (qui appartiennent aux praticiens les plus habiles et les plus consciencieux, à la tête desquels nous placerons M. P. Dubois, madame Charrier (1) la sage-femme en chef de la maternité, Aran, MM. Cullerier, Nonat, Notta, Malgaigne, sans parler de ceux qui nous sont propres) prouvent l'efficacité de ce moyen. Nous ne voulons pas dire qu'il réussira toujours et d'une manière permanente, tant s'en faut; mais quel est donc le moyen antinévralgique qui réussisse constamment et d'une manière durable? Je sais bien qu'il est des personnes qui doutent de tout, même de la science séméiologique de leurs collègues, et qui s'écrient : « Prenez garde, vous vous êtes laissé tromper par les malades, ou vous vous êtes trompés vous-mêmes sur la nature de leurs maladies et de leurs douleurs ! » A celles-là qui se montrent si réfractaires aux faits les mieux démontrés, nous répondrons qu'à force d'incrédulité elles obligent les autres à douter de leur sagacité et de leur sincérité ! Heureusement pour les malades et pour la science, ces esprits sceptiques (qui doutent de tout, excepté de ce qu'ils font eux-mêmes) sont rares !

Ce cathétérisme doit d'abord être exécuté avec l'hystéromètre, surtout s'il existe avec la névralgie une déviation ou une flexion, parce qu'on s'en servira en même temps pour redresser légèrement l'organe. Il ne devra

---

rester appliqué que pendant 7 à 8 minutes. Si, par sa rigidité, il semble faire souffrir légèrement la malade, on lui substituera une sonde de gomme élastique, ou mieux une bougie à ventre avec laquelle on ne peut ni froisser, ni blesser le fond de l'utérus ; son renflement a de plus l'avantage de dilater l'orifice supérieur qui dans les coliques nerveuses dysménorrhéiques et dans les flexions est assez souvent plus ou moins rétréci. Ces sortes de sondes souples et douces peuvent le plus ordinairement rester une heure, une heure et demie et quelquefois deux heures dans l'utérus sans inconvénient.

Si la névralgie persévère dans le même état, ou si, après avoir été amendée, elle continue, il ne faut pas hésiter à cautériser la cavité du col utérin avec le nitrate d'argent ; ou bien l'on se servira de la sonde porte-caustique de Lallemand, heureusement modifiée par MM. Ségalas et Charrière, ou simplement de nitrate d'argent monté sur un porte-crayon légèrement recourbé.

VINGTIÈME LEÇON

II. — CATHÉTÉRISME EMMÉNAGOGUE ET MENORRHÉIQUE

PLUSIEURS VARIÉTÉS.

Les troubles de la menstruation sont, comme on le sait, très-nombreux et très-différents ; ils tiennent eux-mêmes à des causes multiples qui varient infiniment, soit qu'elles dépendent d'un état général de l'économie, soit qu'elles soient la conséquence de l'état local d'une des parties qui composent le système sexuel.

Aussi le cathétérisme utérin, employé comme moyen thérapeutique dans cette circonstance, nous présentera-t-il de grandes différences, suivant les causes qui le réclament, les indications à remplir, les instruments et les manœuvres à employer dans son exécution. Pour être aussi exact que possible, nous examinerons les services que la sonde peut rendre : 1° dans les aménorrhées primitives; 2° dans les aménorrhées consécutives; 5° dans les dysménorrhées et la retention du sang menstruel.

I. *Aménorrhée primitive.* — Si une jeune fille arrivée à l'âge de la puberté et même de la nubilité n'est pas encore réglée, si sa santé semble souffrir et souffre en effet de cet état, et que ses parents, avec juste raison, avant de l'engager dans les liens du mariage, désirent que sa santé soit rétablie, que la menstruation soit apparue et devenue régulière, le premier devoir du thérapeutiste n'est pas, comme le font malheureusement certains médecins, de lui administrer des emménagogues locaux et généraux, qui peuvent aggraver sa position sans produire le phénomène désiré, mais bien de rechercher avec soin quelle est la cause de cette aménorrhée. S'il croit la trouver dans une mauvaise hygiène et une mauvaise constitution, il s'empressera de combattre ces deux grandes causes morbides. Si les règles au bout d'un certain temps n'apparaissaient pas, il devra, avant d'avoir recours à des moyens plus énergiques et plus directs, visiter avec la plus grande attention les organes sexuels, Si le praticien n'était retenu par un sentiment des convenances que chacun comprend, il eût été plus sage et plus utile de commencer par cette visite. On s'assurera si les organes ne font pas défaut, s'ils ne sont pas frappés d'un arrêt de développement, si le bassin, les seins

et les caractères extérieurs de la vulve sont ce qu'ils doivent être à cet âge; on examinera si l'ouverture vulvaire,
le vagin, le col de l'utérus et son orifice ne présentent
pas quelques vices de conformation susceptibles de s'opposer à l'écoulement du sang menstruel. Il sera même
nécessaire de pratiquer avec les plus grands ménagements le cathétérisme explorateur, pour s'assurer que
la voie utérine est libre, que la cavité cervicale ou l'orifice supérieur ne sont pas le siége d'un retrécissement
ou d'une oblitération plus ou moins complète. S'il en
était ainsi, on comprend qu'administrer des emménagogues avant d'avoir rétabli la liberté de la voie génitale,
ou de s'être décidé à laisser la malade dans la position
où elle se trouve, ce serait s'exposer en pure perte à
aggraver son état, ou même l'exposer aux plus-grands
dangers, en favorisant le développement d'une accumulation de sang dans l'utérus, ou d'une hématocèle péri-
utérine. On devra même examiner, par le toucher rectal
et la palpation hypogastrique, si l'utérus, les ligaments
larges et les ovaires ne sont pas le siége de quelque maladie ou de quelque tumeur. Avant de pratiquer le cathétérisme et d'administrer des remèdes ménorrhéiques,
il faudra toujours, quelle que soit la position de la personne pour laquelle on est consulté, se poser la question
de la possibilité d'une grossesse; car les exemples ne sont
pas très-rares de femmes devenues enceintes, bien qu'elles n'aient jamais été réglées. Après cet examen minu-
tieux, si l'on ne trouve rien d'anormal dans la disposition matéreille de l'appareil utéro-ovarique, on pourra
en toute conscience et sécurité recourir aux emménagogues locaux et généraux. Si ceux-ci ont été employés
inutilement pendant un temps convenable; si la santé,
dont vous ne voyez pas d'autre cause de dérangement
que l'absence des règles, continue à s'altérer, vous n'au-

rez plus d'autre moyen à mettre en usage, pour attirer le sang vers les ovaires et l'utérus, que l'introduction d'une sonde de gomme élastique souple et mince à son extrémité : on sait qu'un des plus grands reproches qui aient été adressés au *pessaire intra-utérin dit redresseur*, c'est de causer des écoulements sanguins, de faire avancer les règles, de déterminer des ménorrhagies et même des métrorrhagies. Il est vrai que c'est un corps dur qui peut quelquefois piquer, déchirer ou ulcérer le tissu utérin, et que le sang peut ainsi s'écouler directement sans fluxion ou congestion préalable de l'organe ; mais, dans un grand nombre de cas, il a été la cause de congestion suivie d'écoulement de sang, de congestion qui est allée jusqu'à la métrite plus ou moins intense ; et ce fut encore un des reproches les plus légitimes qu'on lui adressa. Mais, entre un instrument dur, inflexible, d'un volume assez considérable, qui n'agit que par pression, qui est laissé constamment à demeure pendant un long temps, et un instrument flexible, doux, dont l'extrémité est fine et souple, qui se ramollit même encore sous l'influence de la chaleur du lieu, qui agit sans la moindre pression, seulement en stimulant et excitant, dont la présence n'est pas permanente, il existe de grandes différences, et les utéropathologistes n'ont pas tardé à utiliser cette faculté stimulante et congestive de la sonde, tout en évitant les dangers du pessaire intra-utérin.

Cependant il ne faut pas se faire illusion sur la valeur du moyen que nous conseillons. Les phénomènes de la menstruation ou de l'ovulation ayant leur point de départ principal dans les ovaires; l'utérus et les parties voisines n'en recevant en quelque sorte que le contrecoup, si les ovaires sont absents, atrophiés ou détruits, tout ce que l'on tentera pour déterminer le flux menstruel sera le plus souvent inutile. L'expérience et l'observation ont démontré que le développement des seins (glandes mammaires) et de l'appareil extérieur des organes de la génération, au moment de la puberté, est en rapport direct avec celui de l'appareil ovarique; que pour les jeunes femmes chez lesquelles ces organes sont bien développés se manifestent des désirs, des besoins sexuels, des émotions, des sensations, jusque-là inconnues; que de temps en temps, et quelquefois régulièrement, tous les mois, ou tous les deux ou trois mois, les prodromes de la menstruation se font sentir en même temps qu'une turgescence, une chaleur et une sensibilité anormales se montrent sur les seins. C'est principalement chez les jeunes filles où ces caractères anatomo-physiologiques existent, que l'on pourra et que l'on devra, lorsque les moyens ménorrhéiques ordinaires auront échoué, avoir recours à l'introduction de la sonde ; la stimulation utérine agissant sur les ovaires comme la stimulation pénienne réagit sur les vésicules et les glandes séminales, et comme la stimulation du mamelon agit sur la glande mammaire. Dans les circonstances opposées, dans le silence de l'appareil utéro-ovarique, on devra hésiter, ou mieux s'abstenir, si la santé n'est pas dérangée. Ainsi donc, nous ne saurions trop le répéter, le véritable *criterium* de l'intervention est dans les phénomènes du molimen menstruel revenant à des intervalles déterminés vers les organes pelvi-utérins, ou se montrant sur des appareils plus importants encore.

II. *Aménorrhée consécutive.* — Quand l'aménorrhée est consécutive, c'est-à-dire lorsque les règles, après s'être montrées une ou plusieurs fois, ou même pendant un ou deux ans, se suppriment soit spontanément, peu à peu, soit brusquement, à la suite d'une imprudence, d'une violente émotion, d'un refroidissement subit, etc., comme dans ces circonstances il est certain que l'appareil ovarique existe et qu'il n'y a pas d'atrophie de la matrice ou d'oblitération congénitale de la voie utérine, on a de très-grandes chances pour rétablir l'écoulement cataménial. Si donc, après avoir employé les moyens usités en pareils cas, les règles ne reparaissent pas, on aura, sans la moindre hésitation, recours à l'introduction d'une bougie ou d'une sonde élastique dans l'utérus, en choisissant de préférence le moment où les règles avaient l'habitude de se montrer, ou bien celui où la congestion menstruelle se fait sentir. On commencera par éprouver la sensibilité de l'organe, en ne laissant d'abord la sonde que pendant dix minutes à un quart d'heure, puis successivement pendant un temps plus long. Il est rare qu'après quatre ou cinq applications d'une ou deux heures chacune, dans les conditions que nous venons de signaler, l'écoulement de sang ne se montre pas. Dans quelques circonstances, surtout chez les femmes où les prodromes menstruels n'existent pas, il faut laisser la sonde appliquée un ou deux jours, et quelquefois plus, avant de rien voir apparaître. Chez quelques malades, il a suffi du simple cathétérisme appliqué plusieurs jours de suite pour produire le phénomène désiré. Après que les règles ont été ainsi rappelées, il n'est pas rare de les voir se renouveler spontanément tous les mois; d'autres fois, pour obtenir un semblable résultat, il faut, pendant plusieurs mois, et à la même époque, avoir recours au cathétérisme. Toutefois, n'oublions pas que comme l'aménorrhée n'est qu'un phénomène symptomatique, on ne devra avoir recours à cette opération qu'après avoir combatu la cause dont elle dépend, s'il nous est donné de pouvoir préalablement la connaître. Une diminution considérable dans la quantité de l'écoulement menstruel peut quelquefois, lorsqu'elle est suivie d'accidents congestifs ou inflammatoires, nécessiter le cathétérisme pour régulariser et rendre plus abondantes les menstrues.

III. *Dysménorrhée et rétention de sang menstruel.* — De tous les troubles de la menstruation, ceux qui reçoivent le plus souvent et le plus efficacement du secours du cathétérisme utérin sont la dysménorrhée et la rétention passagère d'une quantité de sang plus ou moins coagulé dans la cavité de l'utérus. Nous sommes bien loin, cependant, de recommander ce moyen d'une manière générale pour remédier aux dysménorrhées : toutes celles qui tiennent à un état général : pléthore, chlorose ou chloro-anémie, irritabilité générale du système nerveux, métrites aiguës ou chroniques, etc., doivent d'abord être mises de côté. Les dysménorrhées qui réclament l'intervention de la sonde sont celles qui, accompagnées d'accidents nerveux pelvi-utérins très-prononcés, ont résisté à la thérapeutique la mieux dirigée, qui ne sont liées à aucune lésion appréciable de l'utérus ou de ses annexes, qui semblent se rattacher à une trop vive sensibilité, à une névropathie de l'organe ou à la contraction spasmodique et douloureuse de l'orifice supérieur du col ; dysménorrhées que l'on soulage beaucoup ou que l'on guérit : soit par le simple cathétérisme, soit en portant, à l'aide d'une sonde creuse, sur le point malade, une pommade calmante, belladonée et opiacée. Ce sont surtout certaines variétés de la dysménorrhée mécanique, presque toujours apyrétiques et quelquefois unies à la congestive, qui réclament l'emploi de la sonde dans l'une des conditions suivantes :

1° Chez certaines femmes dont le sang est riche, fibrineux, promptement et facilement coagulable, la cavité du corps de l'utérus est plus large et plus facilement dilatable (probablement par la perte de la tonicité et de la contractilité du tissu) que dans l'état normal, et le sang, au lieu de s'écouler à mesure qu'il y est versé, s'y coagule et forme une masse fibrineuse plus ou moins volumineuse, ferme et résistante, qui éprouve de la difficulté à passer par la filière du col, bien que celle-ci soit normalement disposée. Cette espèce de dysménorrhée est ordinairement facile à reconnaître à la consistance du caillot, à sa forme, à son étendue, qui sont les mêmes que celles de la cavité utérine dilatée ; de plus, la sonde entre et joue aisément dans cette cavité, dont elle indique la largeur et la hauteur exceptionnelles. Dans cette dysménorrhée, l'hystéromètre agit utilement de deux manières : en divisant, en morcelant sur place ce caillot, en le détachant, car il offre quelquefois des prolongements dans les cornes utérines, et en réveillant la contractilité du tissu propre de l'utérus.

2° Bien que la cavité du col et ses orifices ne soient pas rétrécis, ils peuvent être plus ou moins oblitérés ou obstrués par un simple caillot peu volumineux, une fausse membrane, des lambeaux de la muqueuse utérine, un petit polype (mou, cellulo-vasculaire et muqueux, presque libre et flottant au-dessus d'un des orifices), un ou plusieurs petits kystes folliculaires sessiles ou pédiculés, une concrétion calcaire, etc., tous cas qui s'opposent au libre écoulement du sang et le font s'accumuler et se coaguler dans la cavité plus ou moins forcée et distendue : d'où tous les accidents dysménorrhéiques que la femme éprouve. Dans tous ces cas, la sonde utérine rend les plus grands services en déplaçant, en refoulant, en déchirant ces obstacles, qui sont ensuite entraînés avec les liquides (sang menstruel, sérosité sanguinolente, mucus séreux du corps utérin) qui s'étaient accumulés au-dessus.

Dans quelques cas heureux, la sonde, en heurtant les kystes folliculaires à parois très-minces et très-distendues, les rompt; ou bien encore, s'il s'agit de ces petits polypes mous, cellulo-vasculaires ou tenant à l'utérus par un pédicule très-fin, elle le détache ou le déchire, et la malade est subitement débarrassée d'une dysménorrhée qui durait opiniâtrément depuis longtemps.

Dans ces dysménorrhées, il peut suffire d'un seul cathétérisme pour faire disparaître les accidents d'une époque menstruelle ; d'autres fois, il faut le réitérer deux ou trois jours de suite, suivant que l'obstacle qui avait été déchiré ou déplacé s'est écoulé avec le liquide, ou bien au contraire est venu de nouveau obstruer la voie utérine.

3° Dans d'autres circonstances, sans qu'il existe de rétrécissement à proprement parler de la voie cervicale, la membrane muqueuse de cette partie est plus ou moins épaissie, congestionnée et hypertrophiée; d'autres fois, les plis de l'arbre de vie, plus développés que d'habitude, s'emboîtent réciproquement. Dans ces conditions, il n'est pas rare de voir la turgescence, la congestion menstruelle du tissu propre et de la muqueuse de l'organe être portées assez loin pour causer un gonflement et une sorte de boursouflement, qui rétrécit et oblitère momentanément la cavité cervicale ou ses orifices. Ici encore la sonde, mais surtout la sonde en gomme élastique et à ventre, en comprimant doucement, graduellement les parties boursouflées, les fait diminuer de volume et rétablit la voie. Il arrive même dans quelques cas, si surtout le tissu muqueux est ramolli, qu'elle rompe en passant les vaisseaux capillaires de ce tissu et qu'elle détermine un dégorgement sanguin salutaire que la nature semblait attendre avec impatience et qui est analogue à celui qui suit quelquefois le cathétérisme uréthral chez l'homme, et à la suite duquel les malades éprouvent un grand soulagement et une amélioration immédiate.

4° Une des causes lesplus fréquentes de la dysménorrhée, ce sont les flexions de l'utérus, surtout les retro-flexions : je ne parle pas de ces légères déviations de l'axe du corps sur celui du col : ce sont là des rétro-courbures ou des anté-courbures que quelques anatomistes et anatomo-pathologistes modernes ont eu le tort de confondre avec les véritables flexions de l'organe, et de prétendre ensuite que celles-ci ne déterminent que rarement des accidents. Lisez les observations rapportées dans les auteurs modernes les plus exacts sur les flexions utérines, et vous n'en trouverez presque aucune où l'on ne mentionne la dysménorrhée comme étant un des accidents éprouvés par les malades, sans parler de la stérilité dont elles ont souvent été frappées depuis la manifestation de la flexion.

J'ai dit que c'était surtout la rétro-flexion qui était accompagnée de ce trouble de la menstruation; l'utérus étant toujours plus ou moins soutenu en avant par la vessie et doublé par la paroi de ce réservoir dans le point où il se fléchit ordinairement; il n'est pas possible, sauf quelques exceptions fort rares, que cette flexion soit portée aussi loin en avant qu'en arrière, où l'organe n'est ni doublé ni soutenu, mais seulement et immédiatement un peu maintenu par les anses de l'intestin grêle, lorsqu'elles s'engagent dans le cul-de-sac vagino-rectal. Dans l'angle de l'anté-flexion on trouve donc presque toujours une portion de la paroi vésicale interposée au corps et au col, dans l'angle de la rétro-flexion complète on ne trouve rien. Les flexions qui s'opèrent à l'union du corps avec le col, juste au niveau, ou un peu au-dessus de l'orifice supérieur, oblitèrent presque complétement cette partie par l'application immédiate des deux parois antérieure et postérieure, d'où l'accumulation du mucus ou du sang au-dessus de l'obstacle, et la dilatation consécutive de la cavité du corps : ce qui explique pourquoi, lorsque l'on cathétérise un utérus ainsi conformé, on trouve habituellement la cavité utérine agrandie. Il est entendu que nous ne voulons parler ici que des incurvations les plus fréquentes, celles du corps sur le col.

Les flexions utérines ne sont pas toujours accompagnées d'une dysménorrhée seulement mécanique ; la nature, la marche des accidents qu'éprouvent certaines malades au moment des règles; la facilité et la promptitude avec lesquelles les accidents disparaissent après quelques cathétérismes, et le séjour pendant quelque temps d'une sonde de gomme élastique dans l'utérus, bien que l'organe n'ait pas été redressé, tout cela, dis-je, nous prouve que, dans plusieurs circonstances, les flexions sont accompagnées de dysménorhées nerveuses. C'est ainsi que M. le professeur P. Dubois explique certains succès que Valleix a obtenus par l'introduction du pessaire intra-utérin, qui n'avait nullement redressé la déviation ou la flexion; il ajoute que lui-même en a obtenu plusieurs succès ; et il termine par cette phrase la partie de son discours qui traite de l'hystéralgie ou de l'hypéresthésie utérine, qui accompagne quelquefois les déviations et les incurvations utérines : « Enfin l'introduction dans la cavité utérine, soit de la sonde utérine, soit des bougies emplastiques, introduction répétée chaque jour et suivie d'un séjour temporaire de ce corps étranger, peut suffire dans quelques circonstances. » Lorsque nous nous occuperons de l'hystéromètre comme moyen de traitement des déviations et incurvations, nous indiquerons avec soin la manière de pratiquer l'opération.

5° Les dysménorrhées mécaniques sont assez souvent

déterminées par une coarctation, un rétrécissement plus ou moins considérable, congénital ou acquis, de la cavité cervicale ou de l'un de ses orifices ; dans ce cas, non-seulement le cathétérisme est le seul moyen certain d'arriver à la connaissance de la cause et de la nature de la dysménorrhée ; mais c'est encore l'agent thérapeutique le plus doux et le plus inoffensif pour arriver à la guérison. On devra autant que possible le préférer au débridement et à l'incision de la voie cervicale, surtout lorsqu'il s'agit de porter l'instrument tranchant sur l'orifice supérieur.

Que l'on ait dilaté avec les sondes ou débridé la voie cervicale rétrécie, il arrive souvent, au bout d'un certain temps, que la partie dilatée, à l'instar des coarctations de l'urèthre, se rétrécit de nouveau, et les accidents dysménorrhéiques reparaissent : pour remédier à cet inconvénient, il faut de temps à autre passer des bougies à ventre assez volumineuses dans l'utérus. On préférera pour cette petite opération les jours qui précèdent les règles à toute autre époque, et cela pour deux raisons : la première, parce que à ce moment le tissu utérin est plus souple et plus mou ; la seconde, parce que la partie élargie n'aura pas le temps de se coarcter avant l'apparition de l'écoulement sanguin.

Dans quelques cas, fort rares il est vrai, il peut être nécessaire d'introduire et de laisser à demeure, pendant toute la période menstruelle, une sonde ouverte par son extrémité interne (utérine), portée jusqu'à 4 ou 5 millimètres seulement au-dessus de l'orifice supérieur du col. C'est principalement lorsque la dysménorrhée tient tout à la fois à un rétrécissement et à l'exfoliation de lambeaux plus ou moins étendus de la muqueuse utérine, qu'il peut être nécessaire de dilater immédiatement les parties avant et pendant les règles. Dans une semblable circonstance, Tyler Smith introduisit utilement dans le col, pendant plusieurs époques menstruelles, une canule d'argent longue de plus d'un pouce (1).

Nous n'entrerons pas ici dans de plus longs détails sur le traitement des retrécissements du col; ce serait dépasser le but que nous nous sommes proposé.

VINGT ET UNIÈME LEÇON

Variétés de cathétérisme curatif (suite).

III. — CATHÉTÉRISME DÉSOBSTRUANT ET ÉVACUATIF

Messieurs, nous avons déjà parlé du cathétérisme désobstruant et évacuatif, en examinant quelques-unes des variétés de la dysménorrhée; il peut encore être très-utile dans les cas où le sang, en dehors de la période menstruelle, est retenu dans l'utérus et donne naissance à une hématométrie : c'est même le principal et le meilleur moyen de traitement. Il en est de même lorsque la cavité utérine est distendue par de l'air (*physométrie*), par du pus (*pyométrie*), par du mucus (*hydrométrie*), que ces liquides se soient accumulés dans la totalité de la cavité de la matrice, ou qu'ils soient uniquement renfermés dans la cavité du corps ; et c'est principalement dans cette dernière circonstance qu'il est important d'y avoir recours, parce qu'il est à la fois le plus sûr moyen de diagnostic et l'agent thérapeutique qui permet d'atteindre le plus facilement et le plus efficacement le mal.

(1) Tyler Smith, *The Lancet*, 16 juin 1855, t. I, p. 608.

Avec ce cathétérisme, non-seulement la voie peut être désobstruée, mais encore, si elle est rétrécie, elle peut être élargie, dilatée, en se servant d'une sonde dilatatrice ou de bougies graduées; les liquides retenus dans l'utérus peuvent être évacués, en ayant recours à une sonde creuse qui peut, en même temps, servir à faire des injections intra-utérines, dont la nature peut varier suivant les cas qui les réclament.

La science, et surtout la science moderne, est remplie de faits qui prouvent l'importance des services que peut rendre cette opération dans le traitement des diverses affections que je viens d'énumérer.

Parmi ces affreuses douleurs qui accompagnent souvent le cancer de la matrice, il en est qui tiennent quelquefois à la rétention du sang ou du mucus utérin, ou de ces deux liquides à la fois, douleurs que l'on fait disparaître comme par enchantement par le cathétérisme évacuatif.

IV. — CATHÉTÉRISME DILATATEUR

S'agit-il du rétrécissement d'un point quelconque de la voie cervicale, qu'il soit placé dans son trajet ou à l'un de ses deux orifices, c'est au *cathétérisme dilatateur* qu'il faudra d'abord avoir recours, si la coarctation est trop forte pour admettre de suite un instrument tranchant, en supposant que l'on voulût traiter ce rétrécissement par l'incision; mais, même avec cette intention bien arrêtée, il serait imprudent de vouloir attaquer d'emblée par l'incision un rétrécissement très-étroit placé dans la cavité cervicale ou à l'orifice cervico-utérin, sans avoir assez dilaté cette coarctation pour qu'elle puisse admettre un instrument tranchant, quel qu'il soit.

Agir différemment, ce serait s'exposer à se fourvoyer, à se créer des difficultés, et à blesser le tissu utérin ailleurs que dans le point rétréci.

Une longue expérience nous a démontré que ce sont les rétrécissements de l'orifice utéro-vaginal que l'on peut, et je dirai même que l'on doit attaquer d'emblée par l'incision suivie immédiatement de la cautérisation des lèvres de la plaie avec le nitrate d'argent, pour empêcher leur réunion : sur plus de cent opérations de ce genre que j'ai pratiquées, je n'en ai jamais vu suivies d'accidents. Il n'en est plus de même lorsqu'il s'agit de rétrécissements placés plus haut, surtout à l'orifice supérieur ; pour ceux-ci, la dilatation elle-même doit être faite avec beaucoup de douceur et de lenteur. Il faudra bien se garder de vouloir obtenir une grande dilatation en une, deux ou trois séances; il faut aller très-graduellement, sinon l'on s'expose à causer des métrites et même des métro-péritonites, surtout si l'on a l'imprudence d'agir la veille ou pendant la durée des règles. Mieux vaut, pour éviter cet accident, commencer et continuer la dilatation avec des bougies fines élastiques et des bougies à ventre (que l'on pourra même laisser à demeure pendant un certain temps), que d'employer les dilatateurs rigides, comme la sonde dilatatrice de Perrève, modifiée par nous, de façon à pouvoir l'introduire facilement dans l'utérus.

Lorsqu'on a rétabli la voie utérine rétrécie ou complétement oblitérée par un vice de conformation primitif ou consécutif à une maladie, à une action chirurgicale ou obstétrique, tout n'est pas terminé; il faut entretenir cette voie artificielle, sous peine de la voir se rétrécir de nouveau ou même disparaître entièrement. Il faut donc, de temps en temps, passer une sonde de volume gradué dans l'utérus, souvent même y laisser séjourner une sonde d'argent, ou l'introduire pendant la durée des règles pour faciliter l'écoulement du sang : c'est ce que nous avons été obligé de faire plusieurs fois, et c'est aussi ce qu'ont fait avec succès MM. Vuillaume, Debrou, Hervez de Chégoin, etc.

Le cathétérisme dilatateur est encore assez fréquemment employé pour élargir l'orifice de l'utérus, lorsque cet organe renferme une tumeur quelconque dont on veut avec le doigt connaître la nature ou faciliter la sortie. Il est encore quelquefois le premier temps des opérations que nécessitent assez souvent ces tumeurs intra-utérines. Après l'amputation du col de la matrice, les cautérisations énergiques de cette partie avec le fer rouge ou les caustiques, il est important, si l'on ne veut pas exposer les malades à une oblitération plus ou moins complète de la voie utérine et à tous ses dangers, de passer de temps à autre une sonde à renflement ou dilatatrice jusqu'au-dessus de l'orifice cervical. J'ai vu des malades être atteintes de dysménorrhée et d'accidents sérieux, parce que cette précaution n'avait pas été prise.

V. — CATHÉTÉRISME IRRIGATEUR

Le cathétérisme *irrigateur*, auquel on a recours chaque fois que l'on veut porter un liquide dans l'utérus, quelle que soit la nature de ce liquide, se pratique avec une sonde en gomme élastique, ou bien avec une sonde d'argent percée au bout et offrant un certain nombre d'ouvertures placées sur les parties latérales de son extrémité interne. Il faut avoir soin que la sonde ne soit pas trop étroitement et trop exactement embrassée par les parois utérines, afin d'éviter une trop forte distension de la cavité de la matrice et le passage d'une partie des liquides dans le péritoine par les trompes (1). Lorsqu'on n'a pas une très-grande habitude de cette opération, mieux vaut la pratiquer avec la sonde à double courant de M. J. Cloquet, qu'avec une sonde simple; on est toujours certain alors d'éviter l'accident que je viens de signaler.

VI. — CATHÉTÉRISME CONDUCTEUR

Le cathétérisme *conducteur* est, chez la femme comme chez l'homme, une opération tout à fait exceptionnelle. Tantôt on l'emploie à la manière d'Hippocrate pour porter dans la cavité utérine une pommade calmante, adoucissante, belladonée, etc.; on se sert alors d'une sonde creuse de cinq à six millimètres de diamètre, ouverte à son extrémité utérine et munie d'un mandrin boutonné qui sert à pousser la pommade de l'intérieur de la sonde dans l'utérus (pl. I, fig. 28, 29). D'autres fois, c'est pour porter plus sûrement et plus facilement un instrument piquant ou tranchant dans l'organe : on évite ainsi de s'égarer et de blesser des parties de la matrice que l'on veut ménager ; on introduit une sonde cannelée ordinaire, droite ou recourbée, ou bien un véritable cathéter dont la cannelure règne le long de la concavité. et l'on glisse l'instrument dans cette cannelure pour inciser de dedans en dehors, ainsi que le fit très-heureusement M. Debrou dans la restauration vaginale et la perforation utérine qu'il pratiqua le 22 février 1847. Comme le tissu utérin, déjà très-dur, très-ferme à son état normal, ne peut se laisser couper qu'avec difficulté et que sa consistance peut être augmentée à la suite de certains ré-

---

(1) Si tant est que leur ouverture utérine et leur cavité soient jamais assez larges, sauf quelques exceptions fort rares, pour laisser passer ces liquides.

trécissements cicatriciels, il peut être utile, pour faciliter la section et éviter la lésion des parties voisines par un échappement brusque, d'opérer la division de dehors en dedans, après avoir traversé avec la pointe d'un bistouri falciforme les parties que l'on veut diviser; et pour que la pointe de cet instrument ne blesse pas la paroi opposée de l'utérus, on la reçoit dans la cannelure d'un large cathéter qui est préalablement introduit dans la cavité utérine. On opère ce débridement de l'utérus absolument comme on pratique l'opération de la fistule à l'anus à l'aide du gorgeret de Marchetti.

J'ai fait fabriquer ce cathéter (pl. I, fig 15 *bis*) pour opérer une malade atteinte d'un gros polype intra-utérin, qui ne pouvait franchir le col ni être atteint chirurgicalement, parce qu'il existait un rétrécissement comme fibro-cartilagineux de l'orifice utéro-vaginal, développé à la suite de deux cautérisations au fer rouge. J'espère rapporter cette observation très-curieuse dans un autre ouvrage. Dans quelques cas, on introduit d'abord une petite bougie qui sert à conduire une sonde de gomme élastique plus volumineuse; c'est ce que fit M. Hervez de Chégoin chez une femme âgée de trente-deux ans qui n'avait jamais eu ses règles, dont l'utérus était imperforé et dilaté par une accumulation du sang menstruel. Après avoir ponctionné l'utérus avec un trocart, il introduisit par la canule de cet instrument une petite bougie qui lui servit à conduire dans l'utérus une sonde de gomme élastique plus grosse, qui permit d'évacuer le sang et de faire des injections intra-utérines.

VII. — CATHÉTÉRISME REDRESSEUR

L'usage de la sonde pour redresser l'utérus dans les versions et dans les flexions de cet organe remonte, comme nous l'avons déjà dit, à la plus haute antiquité, et l'on peut dire avec raison que les médecins cnidiens et hippocratiques en ont beaucoup plus abusé que les modernes, même que M. Simpson et Valleix dont le pessaire intra-utérin à demeure n'est qu'une modification ingénieuse des moyens employés par Hippocrate. Il ne faut pas croire, au reste, que les inconvénients et les accidents causés par un corps étranger dur et rigide laissé à demeure aient échappé à l'attention du père de la médecine : il dit positivement que les bâtonnets, les fumigations, les pessaires (pommades qui s'introduisaient dans l'utérus à l'aide des sondes creuses) déterminaient quelquefois de la chaleur ou de l'inflammation de l'organe, Il conseille alors de les suspendre pour y revenir au bout de quelques jours, ou bien d'enlever la sonde de plomb remplie de pommade pour la remplacer par un simple bâtonnet. Aetius (1), dit qu'il faut corriger les déviations utérines par la sonde et le doigt (*specillo et digito*) ; il n'entre dans aucun détail ; nous verrons plus bas les conseils qu'il donne dans les déviations de l'utérus en arrière.

Lorsque les déviations utérines ne déterminent aucune incommodité ou accident, il faut les abandonner à elles-mêmes, à moins qu'elles ne soient, ce qui a lieu souvent, une cause de stérilité que l'on désire voir cesser. Dans les conditions opposées, on commencera par

(1) Aetius, *Des maladies des femmes.* 31ᵉ chap.

en combattre la cause, si elle existe encore, par détruire s'il est possible, les affections qui les accompagnent, surtout si elles ont préexisté à la déviation qui n'en est souvent alors qu'une conséquence. Mais il ne faut pas oublier, ce qu'on a peut-être nié un peu trop systématiquement, qu'à part les accidents que les déviations peuvent déterminer, elles sont souvent la cause ou le point de départ d'un grand nombre d'affections qui peuvent être plus ou moins adoucies ou améliorées par un traitement rationnel, mais qui ne peuvent être entièrement détruites qu'après le redressement de la déviation.

Pour obtenir ce résultat, si après avoir eu recours aux moyens généraux et locaux les plus inoffensifs, ou les plus faciles à employer, tirés de l'hygiène de la pharmacie, même parmi les agents mécaniques ordinaires, la déviation persiste, il ne restera plus qu'à avoir recours à la sonde utérine ; je dis plus, l'action de cet instrument bien manié est si innocente et si efficace, que l'on peut souvent commencer par son emploi, sans recourir préalablement à une foule de moyens dont on connaît d'avance l'inutilité et les inconvénients. Toutefois, il faudra auparavant s'informer si la malade n'a pas eu, à une époque plus ou moins éloignée, une métro-péritonite ou une péritonite pelvienne, à la suite desquelles des adhérences ont pu se développer, entraîner et fixer l'utérus en avant, à la face postérieure de la vessie, à la paroi abdominale antérieure, ou au bord inférieur du grand épiploon qui, uni lui-même à cette paroi de l'abdomen, tient l'utérus en antéversion. En arrière, cet organe peut être également par des adhérences maintenu en rétroversion ou rétroflexion. Il faudra donc d'abord en toutes circonstances, et à plus forte raison lorsqu'une inflammation pelvi-utérine a existé, commencer par s'assurer que le déplacement est réductible, c'est-à-dire que

l'utérus, sans tiraillement, sans effort, sans douleur
et sans changement appréciable dans les parties voisines, peut être ramené à sa position et à sa direction
naturelles, qu'il est bon de dépasser quelquefois. Pour
obtenir une semblable réduction et savoir s'il existe des
adhérences entre l'utérus et les organes voisins ou les
parois pelviennes, ce n'est pas avec le doigt qu'il faut
faire ces recherches et exécuter cette réduction, mais avec
l'hystéromètre, qui agit seulement sur l'utérus. Avec le
doigt, s'il s'agit d'un déplacement en avant, vous refoulez
tout à la fois en haut et en arrière le cul-de-sac antérieur
du vagin, la base et la paroi postérieure de la vessie conjointement avec l'utérus : comment voulez-vous alors savoir si cet organe est uni à cette partie postérieure du
réservoir urinaire? Et si, dans cette manœuvre, vous avez
causé une douleur vésicale, vous ne pourrez l'attribuer
qu'à l'action de votre doigt qui a refoulé, déplacé et pressé
la vessie. Si, par une pression sur l'hypogastre, vous
avez voulu aider le doigt qui agit par le vagin, les mêmes
objections peuvent vous être adressées. S'il s'agit d'un
déplacement en arrière, la matrice peut être unie à la
paroi antérieure du rectum, à une anse de l'intestin
grêle adhérente elle-même au gros intestin, ou à la paroi
postérieure du bassin; s'il existe une rétroflexion très-
prononcée avec adhérence de l'utérus au fond ou au
feuillet antérieur du cul-de-sac vagino-rectal, comme j'ai
eu l'occasion d'en observer deux exemples, en réduisant
avec le doigt, que vous agissiez soit par le vagin, soit par
la cavité rectale, vous n'obtenez qu'une réduction en
bloc, vous porterez l'utérus en avant et en haut avec les
parties auxquelles il est uni.

Avec l'hystéromètre, qui n'agit que sur la matrice, si,
en replaçant et en redressant cet organe, on éprouve une
certaine résistance, on est certain qu'elle vient de l'organe

déplacé ; si, en même temps, la malade se plaint d'éprouver un tiraillement, une douleur à la vessie ou immédiatement et derrière la paroi abdominale au-dessus du
pubis, soyez persuadés qu'il adhère à la vessie ou à l'hypogastre. L'utérus adhère-t-il en arrière au rectum ou
au fond du cul-de-sac postérieur du péritoine, au moment de la réduction le cul-de-sac postérieur du vagin
ou la paroi rectale antérieure est entraînée, ou au moins
ébranlée et tiraillée par l'utérus, ce dont il est très-facile
de se convaincre en portant l'indicateur de la main
gauche dans la cavité vaginale ou rectale, pendant que
la main droite imprime un mouvement à l'utérus avec
la sonde. Quand il y a des adhérences avec les parties
voisines, ce doigt qui est en observation dans l'une de
ces cavités, à mesure que l'on retire la sonde de dedans
la matrice, la sent revenir graduellement à sa vicieuse
position. Cependant, quand il s'agit d'une flexion, l'élasticité du tissu utérin, mise en jeu par le redressement,
peut reproduire de suite le déplacement sans qu'il y
existe d'adhérence ; mais alors aucun changement ne
s'opère du côté du rectum ou du côté du cul-de-sac du
vagin.

Le doigt peut encore avoir l'inconvénient, surtout si
la femme a un peu d'embonpoint et principalement s'il
est question d'une flexion, de ne replacer ou de ne redresser qu'incomplétement l'organe : il n'en est pas de
même de la sonde.

Enfin, il peut être nécessaire, soit pour reconnaître
l'existence d'une adhérence médiate produite par une
bride, une pseudo-membrane plus ou moins étendue,
soit pour obtenir une réduction permanente, de faire dépasser à l'utérus les limites de sa position normale en
sens inverse du déplacement que l'on veut corriger : avec
la sonde cette manœuvre est très-facile, non douloureuse ;

avec le doigt porté dans le vagin ou dans l'utérus, elle serait le plus souvent douloureuse ou impossible.

C'est faute d'avoir pris préalablement toutes les précautions que nous venons d'indiquer pour reconnaître si une déviation est compliquée d'adhérences ou d'autres affections, si elle est réductible et si cette réduction se maintient quelque temps sans moyen contentif, que des praticiens ont eu des insuccès ou des accidents, en essayant de réduire et de guérir des déviations incurables.

Toutes les conditions favorables étant reconnues, il faut agir suivant la déviation à laquelle on a affaire. Sous le rapport des manœuvres opératoires, nous n'entrerons ici dans aucun détail, nous étant suffisamment étendu à cet égard, lorsque nous nous sommes occupé du cathétérisme explorateur appliqué au diagnostic des déplacements de l'utérus; nous rappellerons seulement deux préceptes de la plus haute importance.

1° Ne jamais redresser l'organe, surtout s'il s'agit d'une flexion, avec la sonde seulement : il faut aider cet instrument avec un ou deux doigts portés sur le corps de l'utérus;

2° Agir avec toute l'étendue de la portion d'instrument introduite dans la cavité utérine, et jamais avec l'extrémité seule.

C'est pour avoir oublié ou méconnu ces deux grands préceptes que nous nous sommes depuis longtemps efforcé de répandre, que des praticiens, habiles et instruits d'ailleurs, ont froissé, piqué ou déchiré la muqueuse utérine. Une chose qui m'étonne, c'est que Aran, avec son esprit si judicieux, ait encore, en 1860, donné le conseil de redresser l'utérus avec la sonde seule et le bec de cet instrument. « La sonde utérine semble, au « premier abord, le meilleur instrument à l'aide duquel

328　　DU CATHÉTÉRISME CURATIF.

« on puisse opérer ce redressement. Une fois introduite
« dans l'utérus, il suffit, dans le plus grand nombre
« des cas, de tourner le bec de la sonde dans le sens
« opposé à celui de la flexion, pour voir disparaître
« celle-ci. La chose se fait très-aisément si la courbure
« est mobile ; elle est un peu plus difficile si la cour-
« bure est fixe, mais le redressement ne s'opère pas
« moins (1). » C'est en agissant ainsi que l'on produit
des accidents, rejetés ensuite à tort sur la méthode.
Dans les versions récentes et accidentelles, il nous est
plusieurs fois arrivé, à l'aide d'un seul ou de deux cathétérismes pratiqués avec l'hystéromètre pendant quatre à cinq minutes, d'obtenir un redressement qui nous
a paru définitif ; car les malades, ayant été soumises à
notre observation pendant vingt ou trente jours, ne nous
ont plus présenté aucun signe physique ou rationnel de
la maladie, et se sont trouvées débarrassées de leurs
souffrances. Nous ne sommes pas, du reste, le seul ayant
obtenu de semblables guérisons : Valleix, MM. Lazarewitch (2) et Robert en ont aussi observé. Dans les versions récentes et accidentelles, sans complications utérines ou ambiantes, dans celles, en un mot, que nous
conseillons de traiter par ce cathétérisme, une des causes qui s'opposent le plus au redressement et à sa durée,
c'est, dans l'antéversion, la pression des anses intestinales sur la face postérieure de l'utérus devenue supérieure, et l'absence de ces anses dans le cul-de-sac utéro-
vésical, effacé et rempli alors par le corps de l'utérus.
Dans la rétroversion complète, les anses de l'intestin pèsent
avec force sur la face antérieure de la matrice devenue su-

(1) Aran, *Leçons cliniques sur les maladies de l'utérus et de ses annexes,*
1860, p. 1009.

(2) Lazarewitch, *Coup d'œil sur les changements de forme et de position
de l'utérus.* Paris, 1862.

périeure et quelquefois en même temps supérieure et postérieure, tant la version est considérable. La face postérieure de l'organe devenue inférieure est couchée immédiatement sur le fond du cul-de-sac recto-vaginal, sans avoir aucune anse intestinale pour intermédiaire. Or, dans les circonstances physiologiques ordinaires, l'utérus n'est pas seulement soutenu par le vagin, la vessie et ses ligaments, il est encore maintenu flottant entre les circonvolutions de l'intestin grêle, placées les unes derrière lui, dans le cul-de-sac recto-vaginal, les autres devant lui, dans le cul-de-sac utéro-vésical ; toutes ces circonvolutions peuvent à la vérité varier de nombre et de volume, mais elles n'en existent pas moins. Il ne suffit donc pas, pour obtenir une réduction durable, de ramener l'utérus avec les doigts presque jusqu'à la ligne verticale, et c'est tout au plus ce que l'on peut obtenir en agissant ainsi ; il faut faire cette réduction de manière à replacer l'organe au milieu des circonvolutions et à faire descendre celles-ci dans le cul-de-sac qu'elles ont abandonné. S'il s'agit de la rétroversion, la malade étant debout, ou, mieux, assise sur le bord d'un lit, le tronc étant soutenu par des coussins, de manière qu'il ne prenne pas la position horizontale, après avoir introduit l'hystéromètre et redressé l'utérus jusqu'à la verticale, on fait exécuter au manche de l'instrument un mouvement de bascule en le poussant lentement vers l'anus et le coccyx. On transporte de la sorte le corps et le fond de la matrice vers le pubis, où il peut être senti par la palpation hypogastrique ; on fait en même temps quelques frictions sur l'abdomen, que l'on malaxe légèrement. On maintient l'organe dans cette position pendant cinq à six minutes, puis l'on retire la sonde et l'on fait garder le lit à la malade couchée sur le ventre. Pendant la durée de cette manœuvre, les anses intestinales se sont ordinairement engagées dans le cul-de-sac postérieur ; elles soutiennent l'utérus, qui avait été momentanément et artificiellement porté en antéversion. S'il est question de remédier à une antéversion, on place la femme debout, la poitrine appuyée sur le bord de son lit, ou bien sur les genoux et les coudes, et l'on exécute des manœuvres opposées aux précédentes ; la malade est couchée en supination, le siége élevé sur un coussin.

Lors même qu'un ou deux doigts portés dans le vagin ou dans le rectum seraient assez longs pour permettre de faire basculer l'utérus dans le sens opposé à la version, qui ne sent de suite que leur présence oblitérerait le cul-de sac que l'on veut débarrasser de la présence de la matrice, et s'opposerait à la descente des intestins dans sa cavité ? La sonde, au contraire, qui n'agit que sur l'organe gestateur, dilate, élargit le cul-de-sac et l'ouvre pour recevoir les intestins.

Depuis longtemps la dissection de nombreuses antéversions nous a montré que ces affections sont assez souvent accompagnées, primitivement ou consécutivement, lorsqu'elles sont anciennes, du raccourcissement, de la rétraction et de l'épaississement des ligaments utérolombaires (de Douglas), qui ne sont, il est vrai, qu'un léger obstacle à la réduction, mais qui reproduisent la déviation, en entraînant le col en haut et en arrière sitôt qu'on abandonne l'utérus à lui-même. Pour remédier à ce raccourcissement, pour affaiblir, allonger ces ligaments, il faut accrocher le col de l'utérus avec le bec de la sonde et le transporter, pendant une demi-heure à trois quarts-d'heure, en bas et en avant, vers la symphise du pubis. J'ai fait, à cette fin, fabriquer par M. Charrière une sonde en spatule, dont l'extrémité et les bords sont mousses et arrondis ; son diamètre transversal a 8 millimètres (pl. Ire, fig. 19). En raison de sa forme et de sa largeur, elle ne peut ni froisser, ni blesser le tissu de l'utérus ; aussi son action n'est-elle douloureuse qu'autant qu'il existe de la pelvimétrite (il faut alors s'abstenir), ou que l'on a porté tout de suite trop loin la distension de ces ligaments. Comme, de plus, l'instrument n'est introduit qu'à un centimètre ou un centimètre et demi dans la cavité du col, il ne cause ni douleurs ni accidents sur l'utérus. On l'appliquera, si l'on peut, tous les jours pendant plusieurs semaines ; une fois placé, la malade couchée en supination peut parfaitement bien le maintenir elle-même pendant une demi-heure à trois quarts d'heure.

C'est en combinant et en associant ces divers moyens, que nous sommes arrivé à guérir des versions qui avaient résisté aux agents mécaniques ordinaires.

Dans d'autres circonstances, nous avons été assez heureux pour faire disparaître, par l'introduction plus ou moins répétée d'une sonde de gomme élastique et son séjour variable d'un quart d'heure à une heure, les accidents dysménorrhéiques et nerveux qui quelquefois accompagnent les versions.

A propos des flexions utérines, on a dit : Il faut se garder d'en essayer le redressement mécanique direct ou intra-utérin : 1° parce que ces affections sont par elles-mêmes de la plus parfaite innocuité ; 2° parce qu'elles ne sont pas susceptibles de guérison. En admettant que ces deux propositions fussent exactes, ce qui n'est pas, cette manière de voir ne serait qu'un véritable paradoxe, comme l'ont dit MM. Bernutz et Goupil, dont l'application serait des plus fâcheuses, pour ne pas dire des plus désastreuses. Si les flexions utérines n'étaient accompagnées ou suivies d'inconvénients et d'accidents, tels que : stérilité, catarrhe utérin, rétrécissement plus ou moins considérable de la cavité ou de l'orifice cervi--

cal, dysménorrhées plus ou moins douloureuses, hysté-
ralgies, rétentions sanguines, métrites et même de pelvimétrites plus ou moins graves, etc., nous serions de
l'opinion de ceux qui veulent qu'on abandonne ces affections à elles-mêmes, et c'est le conseil que nous avons
donné en commençant cette leçon ; mais, par malheur,
le plus ordinairement il n'en est rien, et ce qui le prouve,
ce n'est pas seulement l'observation attentive des faits,
mais encore ce sont les efforts que font tous les jours les
praticiens qui s'opposent au redressement direct pour
trouver d'autres moyens thérapeutiques que ceux habituellement mis en usage.

Est-ce que nous abandonnons à elles-mêmes la phthisie pulmonaire, les hernies, etc., parce qu'elles sont
presque toujours incurables ? Non, mais nous nous attachons à combattre et à prévenir les accidents graves ou
mortels qu'elles peuvent causer. Il faut agir de même
pour les flexions, à la condition toutefois que le moyen
employé ne sera pas susceptible de déterminer lui-même
des accidents aussi graves ou plus graves que ceux de
l'affection contre laquelle il est dirigé ; c'est ce qui fait
que nous rejetons parmi les moyens très-exceptionnels
le pessaire intra-utérin à demeure et à tige rigide de
M. Simpson et Valleix, qui n'a rien de commun avec le
simple cathétérisme redresseur passager, ou la simple
introduction et le séjour pendant une demi-heure, une
ou deux heures au plus, d'une sonde de gomme élastique destinée à modifier la sensibilité, à exciter la contractilité de l'utérus, à élargir le rétrécissement ou à
corriger l'excès de flexion dont cet organe est le siége.

VINGT-DEUXIÈME LEÇON

Variétés de cathétérisme curatif (suite).

VII. — CATHÉTÉRISME REDRESSEUR (suite)

Messieurs, les adversaires du redressement direct ont
une manière de raisonner fort habile : d'un côté pour
prouver que les flexions ne sont en quelque sorte que des
incommodités, des espèces d'anomalies anatomiques et
physiologiques qui, sous le rapport pathologique et thérapeutique, méritent à peine de fixer l'attention des
praticiens, ils ont d'abord confondu, comme à dessein,
les anté et les rétro-courbures de l'utérus qui ne sont
accompagnées d'aucun trouble, avec les véritables
flexions ; puis ensuite, choisissant parmi ces dernières
celles qui sont légères, peu développées, qui vont tout
au plus jusqu'à l'angle droit, celles qui existent sur un
utérus peu volumineux, chez des femmes âgées, ou dont
le bassin est très-large, celles où la cavité cervicale n'est
pas rétrécie, etc., qui ne sont pas accompagnées de
troubles fonctionnels importants, ils se sont écriés :
« Vous voyez bien que ce ne sont pas des maladies ! »
D'un autre côté, lorsque les partisans du redressement
direct leur montraient des femmes guéries d'accidents
nombreux et sérieux, causés par des flexions qui avaient
été en grande partie redressées, réduites à de très-lé-
gères flexions ou à l'état d'anté ou de rétro-courbure,
de façon que la voie utérine était redevenue libre, que
l'utérus n'exerçait plus aucun tiraillement sur les ligaments, ni aucune pression sur la vessie ou le rectum,
ils répondaient : « La malade n'est pas guérie, la flexion

existe encore, les accidents que vous avez fait disparaître tenaient à une autre cause. » Faisant ainsi, à leur gré, d'un même état organique, tantôt une maladie, tantôt un simple vice de conformation, suivant le besoin de leur cause, et niant l'efficacité du traitement, sous le prétexte qu'il y avait encore de la flexion.

Ce qu'il importe au praticien, et surtout aux malades, ce n'est pas qu'une flexion puisse être *entièrement redressée*, mais *assez redressée* pour faire cesser la stérilité et les accidents plus ou moins pénibles et graves qui en dépendent et que très-souvent on combat inutilement par tous les autres moyens thérapeutiques. Ne ferait-on, par un cathétérisme ménagé et bien conduit, que faire disparaître l'angustie qui, dans les flexions, est souvent une cause de stérilité, de dysménorrhée et d'hyperesthésie utérine, que ce serait encore rendre un très-grand service à la femme. M. Paul Dubois, qui lui-même a attaqué avec tant d'énergie le pessaire intra-utérin de Valleix, reconnaît qu'incontestablement il a été utile dans certains cas, mais qu'il eût pu être suppléé, sans exposer la femme à autant de dangers, par la sonde ou les bougies. Après avoir énuméré plusieurs moyens à employer, il dit : « Enfin, l'introduction dans la cavité utérine, « soit de la sonde utérine, soit de bougies emplastiques, « introduction répétée chaque jour et suivie du séjour « temporaire d'un corps étranger, peut suffire dans « quelques circonstances (1). »

Il faut réduire les flexions lentement, graduellement, surtout si elles sont anciennes et complètes; on commencera par les redresser un peu plus chaque jour, et cela pendant deux, trois ou quatre séances de deux ou

(1) Paul Dubois, *Bulletin de l'Académie impériale de médecine*, t. XXIX, 1854, p. 240.

trois minutes chacune. Vouloir réduire de suite, et en
une seule séance, une flexion complète dans laquelle
les parois du corps et du col sont devenues presque pa-
rallèles, c'est exposer ces parties à des tiraillements, à
des allongements pénibles, douloureux, ou même à des
déchirures plus ou moins étendues de la partie qui répond au sinus de la flexion : on se conduit comme s'il
s'agissait d'une ankylose incomplète ou d'une rétraction
aponévrotique ou musculaire que l'on fait souvent cesser par des extensions graduelles et souvent répétées.
Une fois que l'organe sera complétement redressé,
c'est-à-dire que les axes du corps et du col se confon-
dront à peu près dans une même ligne, on avisera à
trouver un moyen contentif. C'est là ordinairement l'indication la plus difficile à remplir.

Dans les antéflexions, qui heureusement sont le plus
souvent moins prononcées et accompagnées d'accidents
moins graves que les rétroflexions, après avoir redressé
l'utérus pendant quatre à cinq minutes avec l'hystéromètre, on fera coucher la malade sur le dos, le bassin
très-élevé, et on lui conseillera de se livrer à la miction
le moins possible, afin que la vessie distendue soutienne
et relève le corps de l'utérus. On répétera l'opération
plus ou moins fréquemment, suivant l'effet obtenu et
la sensibilité de l'organe ; on n'aura recours à la bougie
dilatatrice laissée pendant un temps plus ou moins
long, qu'autant que déjà la cavité cervicale serait le
siége d'un rétrécissement.

On n'a malheureusement dans ce cas, pour lutter
contre l'élasticité du tissu utérin et pour maintenir la
réduction, que le décubitus dorsal, l'élévation du bassin et la distension de la vessie ; aucun pessaire ne peut
remonter assez haut dans le cul-de-sac vaginal antérieur, en général peu profond, pour soutenir le corps de

l'utérus. C'est pourquoi, lorsqu'on s'est assuré que le corps de l'organe peut être complétement redressé sans fatigue, sans douleur, sans irritation utérine, il sera bon, pour détruire ou diminuer cette élasticité, cette rétraction du tissu utérin, de porter la réduction très-loin, de faire que l'axe du corps dépasse en arrière celui du col, de déterminer artificiellement, en un mot, une sorte de rétroflexion passagère : en agissant de la sorte, on a de plus l'avantage d'ouvrir et d'élargir le cul-de-sac antérieur du péritoine et d'avoir la chance de faire engager les anses de l'intestin grêle dans ce cul-de-sac, ce qui concourt à soutenir l'utérus et à l'empêcher de retomber immédiatement sur la vessie.

Les rétroflexions sont, il est vrai, habituellement plus complètes que les incurvations antérieures, et par cela seul suivies d'incommodités et d'accidents plus fréquents et plus intenses ; mais aussi il est plus facile de les maintenir, une fois réduites. A cet égard, la conduite du praticien doit varier, non suivant sa volonté, mais suivant la disposition des parties. Sur certaines femmes atteintes de rétroflexions le vagin est court, le cul de sac vagino-utérin antérieur est très-peu prononcé ; mais le cul-de-sac postérieur très-développé remonte haut jusque vers la partie inférieure du corps de l'utérus. Chez ces malades, on peut assez souvent maintenir la réduction avec le pessaire en pelle de M. Hervez de Chégoin (1), dont le bord supérieur est placé dans le cul-de-sac vaginal postérieur, derrière le col de l'utérus, et le plus haut possible. Cet instrument remplit d'autant mieux l'indication, que le périnée est plus intact et résistant. Il m'est arrivé plusieurs fois de maintenir, réduites de-

____

(1) Hervez de Chégoin, *De quelques déplacements de la matrice et des pessaires les plus convenables pour y remédier* (*Mémoires de l'Académie impériale de médecine.* Paris, 1855, t. II, p. 526).

la sorte, des rétroflexions ; l'année dernière encore, chez une jeune femme nullipare, mariée depuis trois ans, que je soignais avec le docteur Ossian Henry fils, la réduction fut ainsi maintenue, et un mois après, cette dame devenait enceinte pour la première fois.

Chez la plupart des malades, le cul-de-sac postérieur n'est pas assez profond, et le périnée plus ou moins affaibli, déchiré, n'est pas assez résistant pour offrir un point d'appui à ce pessaire ; il faut alors maintenir la réduction par le procédé d'Aspasie, décrit par Aetius : il consiste à dilater et à porter en avant la paroi antérieure du rectum contre la face postérieure de l'utérus, à l'aide d'un corps étranger introduit dans l'ampoule rectale. C'est contre la rétroversion qu'il conseille d'avoir recours à ce moyen ; il veut qu'une sage-femme repousse d'abord la matrice avec un doigt introduit dans l'anus, puis qu'elle soit maintenue à l'aide d'un gland de quatre travers de doigt de long, fait de galbanum, (gomme-résine aromatique de Perse) et de cérat ; au gland était attaché un fil, pour pouvoir le retirer de dedans le rectum. Il emploie encore à cet effet d'autres repoussoirs faits de laine imbibée de castoréum, de bitume ou de poix liquide. Pour que ce moyen remplisse efficacement l'indication, il faut qu'il offre à la face postérieure et au fond de l'utérus un plan presque droit, contre lequel ils viendront s'appuyer sans pouvoir se renverser en arrière, ni se déverser à droite ou à gauche du rectum : c'est parce que le pessaire de Gariel, qui est convexe, permet à l'utérus, lui-même très-convexe en arrière, de glisser sur l'un des côtés de l'intestin, que je l'ai abandonné depuis longtemps, malgré l'avantage qu'il offre de pouvoir être introduit dans le rectum sans douleur. Quelle que soit la persévérance que j'y aie apportée, je n'ai jamais pu obtenir des fabricants de faire un pessaire à air, convexe en arrière, de manière à s'adapter à la concavité du sacrum, large, plat et un peu concave en avant pour soutenir et maintenir l'utérus. Cependant de nouvelles tentatives auxquelles nous nous livrons depuis quelque temps nous font espérer d'arriver à ce résultat.

Voici le procédé auquel j'ai recours pour maintenir la matrice redressée. Depuis plus de vingt ans, je l'ai employé un si grand nombre de fois avec succès, que je suis persuadé qu'il n'a été rejeté, *à priori* : par les uns, que pour l'avoir mal connu ; par les autres, que pour ne pas l'avoir appliqué et employé comme il doit l'être, ce qui m'engage à le décrire ici avec soin, afin de mettre tous les praticiens à même de l'employer convenablement.

Les objets nécessaires sont : un hystéromètre, du cérat, de l'huile d'amandes douces, une mèche de charpie et un long et fort porte-mèche en acier ; en argent il serait trop flexible. La mèche de charpie doit avoir une longueur de onze à douze centimètres, sur une épaisseur de deux centimètres et demi à trois centimètres, suivant la dilatabilité de l'ouverture anale ; elle doit être fortement serrée à son extrémité supérieure avec le milieu d'un long fil double ciré, afin qu'elle prenne, autant que possible, la forme d'un cône très-allongé ; elle s'avancera ainsi conformée plus facilement à travers l'anus et dans l'intestin, que si elle était complétement cylindrique ; le fil est ramené parallèlement aux brins de charpie jusque vers l'extrémité inférieure, où il est fixé par un double nœud coulant, et il dépasse la mèche de vingt à vingt-cinq centimètres, afin de rester au dehors. Ce fil, ainsi disposé, est destiné à remplir trois usages importants : 1° il aide à l'extraction de la mèche par la traction qu'on opère sur lui; 2° par cette même traction, étant fixé à l'extrémité inférieure de

la mèche, il rend à celle-ci sa forme cylindrique primitive et facilite sa sortie; s'il n'était fixé qu'à l'extrémité
supérieure, il pelotonnerait encore davantage la mèche,
et la ferait douloureusement sortir en bloc; 3° s'il arrivait, comme cela s'est observé, après des opérations
de fistules à l'anus, que la mèche fût entraînée dans l'intestin, au-dessus de la portée du doigt, par un mouvement antipéristaltique, il servirait à la ramener (1).
Cette tente de charpie est ensuite enduite de cérat, puis
trempée dans l'huile, afin qu'elle glisse plus facilement.

Tout étant ainsi disposé, la malade, assise sur le bord
du lit, les pieds placés sur deux chaises, l'hystéromètre
est introduit dans l'utérus, et celui-ci redressé par la
manœuvre que nous avons décrite : l'instument est con-
fié à un aide qui le maintient légèrement, sans l'enfoncer davantage dans l'utérus. Souvent il arrive que cet
organe reste redressé; dans ce cas, on enlève l'hystéromètre et l'on n'a pas besoin d'aide; on graisse abondamment de cérat non-seulement l'anus, mais les parties
environnantes; puis on introduit l'indicateur gauche,
ou mieux, si faire se peut, ce doigt et le médius dans
le rectum ; on étudie sa direction et sa forme, afin
d'introduire la mèche sans hésitation et sans venir la
faire heurter contre les parois de l'intestin (2) ; on dilate même au besoin les parties; on retire ensuite doucement les doigts en les écartant légèrement; on ouvre
ainsi l'anus et l'on fait glisser la mèche dans leur intervalle jusqu'à ce que son extrémité inférieure soit en-

(1) On a malheureusement vu des accidents d'étranglement interne causés
par des mèches qui étaient remontées et pelotonnées dans l'intestin au-
dessus de la portée des instruments.

(2) Chez les personnes atteintes de rétroflexions, il arrive souvent, surtout si l'utérus est allongé, un peu hypertrophié, ou le bassin petit, que
l'ampoule rectale soit déformée, rétrécie ou l'intestin dévié.

trée. Chez quelques malades, par suite de la compression de la partie inférieure du rectum par le corps de l'utérus renversé ou rétrofléchi, la partie située au-dessus s'est brusquement déviée, et la mèche posée sur son conducteur rigide ne peut être entièrement introduite du premier coup dans l'intestin, sans venir heurter douloureusement l'angle de la courbure intestinale; sitôt que l'on sent cette résistance, que souvent l'on n'a pu prévoir, on s'arrête, on retire le porte-mèche et on termine l'introduction de la tente en poussant son extrémité inférieure avec les doigts indicateurs.

Une fois cette mèche introduite, avec l'indicateur de la main droite on lui fait perdre sa forme cylindrique; on rapproche ses deux extrémités, on la pelotonne de façon qu'elle forme un coussin qui refoule la paroi rectale en avant, pour lui faire offrir un point d'appui solide à l'utérus. Il faut avoir soin, pour ne pas causer ni solliciter les contractions spasmodiques des sphincters, de remonter constamment sa partie inférieure au-dessus du sphincter interne, c'est-à-dire à trois ou quatre centimètres au-dessus de l'anus. Le fil est ramené en avant et attaché au système pileux sus-pubien.

Sur certaines femmes sensibles, irritables, dont l'anus est très-contracté et naturellement plus ou moins douloureux, ou garni d'hémorrhoïdes, il sera bon de se servir d'abord de mèches moins volumineuses; sur d'autres, l'anus est tellement sensible, qu'il pourra être nécessaire de les chloroformer préalablement. Les premiers jours, on tient les malades au lit; on peut leur administrer un peu d'opium pour les constiper. Les premières mèches sont ordinairement gardées huit, dix ou douze jours, les secondes de quinze à vingt; puis l'intestin s'habitue à leur présence, et il n'est pas rare de voir des femmes qui les endurent, tout en se portant bien, pendant un mois et plus. Un de mes collègues de l'Académie, M. Gimelle, rencontra un jour une de mes clientes de sa connaissance, qui portait la même mèche depuis quarante-quatre jours, et qui, pendant tout ce laps de temps, n'était pas allée à la garde-robe ; effrayée par lui des conséquences possibles de cette constipation artificielle, elle rentra chez elle et enleva la mèche. Le lendemain, je lui en plaçai une autre qu'elle garda vingt-cinq jours, après lesquels je cessai ce traitement, qui avait duré trois mois ; quatre mèches seulement avaient été introduites. Il y a aujourd'hui sept ans, l'utérus est un peu incliné en arrière ; mais depuis elle n'éprouve plus aucun accident, elle a repris de la fraîcheur et de l'embonpoint. Lorsque je vis M. Gimelle à l'Académie, il m'avoua que, s'il n'eût pas vu ce fait, il ne l'eût pas cru.

On nourrit les malades, pendant ce traitement, avec des substances très-alibiles qui laissent peu de résidu. Tous les cinq à six jours on s'assurera, en touchant les malades, si l'utérus reste redressé. Voici en effet ce qui se passe quelquefois : sous l'influence de la contraction intestinale, la mèche, d'abord tassée et coussinée, s'allonge, reprend sa forme cylindrique, et l'utérus se déverse sur un des côtés de l'intestin, ou bien sous l'influence de la pression des matières qui viennent de jour en jour s'accumuler au-dessus, elle est, avec la partie du rectum qui la renferme, déviée sur l'un des côtés du bassin, et la matrice tombe dans l'espace libre qu'elle laisse sur la ligne médiane ; dans ce cas on redresse l'organe et l'on redonne à la tente la forme et la situation qu'elle doit avoir ; toutes ces manœuvres s'opèrent facilement et sans faire souffrir la malade. Les fèces qui viennent lentement et régulièrement s'accumuler au-dessus de ce coussin, et quelquefois autour de lui, contribuent aussi à repousser l'utérus en avant et à le redresser. Chez quelques malades qui ne peuvent s'empêcher de manger beaucoup, ou qui ont l'intestin irritable et contractile, il faut renouveler la mèche tous les sept ou huit jours : moins on l'enlève, mieux cela vaut. On devra, autant que possible, réintroduire la nouvelle tente immédiatement après l'évacuation du tube intestinal, afin de ne pas laisser à l'utérus le temps de se recourber en arrière; cependant il faut quelquefois attendre jusqu'au lendemain, à cause de l'irritation que cause, dans quelques cas, à l'anus la sortie de la mèche et des matières plus ou moins volumineuses et endurcies; pour éviter cet inconvénient, il est utile de faire administrer avant l'extraction un ou deux lavements huileux et d'introduire dans l'anus un peu de cérat ou de beurre frais. On voit combien d'indications doivent être remplies, de précautions prises, et combien de connaissances anatomiques et physiologiques nécessite, pour être bien fait, ce traitement qui au premier abord paraît si simple. La durée des soins à donner ainsi varie d'un mois et demi à trois mois et quelquefois plus, suivant la variété, l'étendue de la flexion, son ancienneté, les modifications du tissu utérin et les complications qui peuvent exister. Dans les rétroflexions récentes, dans celles qui sont en quelque sorte accidentelles sans altération grave dans le tissu utérin, qui succèdent à un accouchement ou à un avortement après lequel la femme a fait un effort brusque, un faux pas, une marche forcée, une chute en arrière, a porté un lourd fardeau, etc., le traitement d'un mois à un mois et demi ou deux mois a été plusieurs fois suffisant. J'ai revu des malades, un an et deux ans après, qui continuaient à être bien portantes et dont l'utérus était complétement redressé. MM. Cusco (1) et Dufraigne (2), mes anciens internes, ont chacun rapporté des exemples de guérisons solides et aussi rapides.

Pour les rétroflexions anciennes dans lesquelles le tissu utérin dans le sens de la flexion (du sinus) est comprimé, atrophié, rétracté, tandis que dans le sens opposé il est plus ou moins distendu, aminci, on comprend qu'il faille plus de temps pour faire cesser la rétraction et donner à la nutrition la possibilité de réparer ces altérations par de nouveaux matériaux; c'est alors que trois ou quatre mois sont nécessaires. Il se passe ici ce que tous nous voyons se passer sous nos yeux, lorsqu'un membre a été pendant longtemps comprimé et fléchi dans sa continuité ou sa contiguïté; vient-on à faire cesser la compression et à rendre à la partie sa direction normale, que l'atrophie et la rétraction des tissus cessent de jour en jour. C'est encore ce qui se passe lorsque, par un traitement général et local, on redresse un os courbé par le rachitisme ou une fracture mal consolidée dont le cal n'est pas entièrement achevé.

Nous sommes loin de prétendre que toutes les rétroflexions puissent être complétement guéries par ce procédé; mais nous pouvons assurer que chez la plupart des malades où nous l'avons employé, lorsque l'utérus n'a pas été entièrement redressé, il l'a été assez, et c'est là l'essentiel, pour que les troubles fonctionnels et les accidents qui étaient la suite de cette maladie aient complétement disparu. Il faut dire que nous avons toujours pris soin de ne traiter ainsi que les rétroflexions les plus simples, celles qui pouvaient être facilement redressées et sans déterminer de douleur. Chez les malades qui

(1) Cusco, *De l'antéflexion et de la rétroflexion de l'utérus,* thèse pour le concours d'agrégation. Paris, 1855.
(2) Dufraigne, thèse. Paris.

ont des maladies du tube digestif, ce moyen ne peut être employé. Nous avons été quelquefois obligé d'y renoncer, parce que chez quelques personnes il déterminait de la diarrhée. Il peut arriver qu'on soit obligé de l'enlever, parce que la présence continuelle du petit tube à insufflation dans l'ouverture, anale, irrite et enflamme cette partie, surtout chez les personnes atteintes d'hémorrhoïdes et qui sont menacées de fissure : c'est ce qui est arrivé à la jeune malade de M. Ossian, chez laquelle nous avons été obligés d'avoir recours au pessaire en pelle de M. Hervez de Chégoin.

En général, les malades ont éprouvé un mieux subit, et celles qui avaient de la dysménorrhée sans rétrécissement organique de la cavité cervicale ou de l'un des orifices, ont vu les accidents dysménorrhéiques disparaître. Il va de soi que s'il existait un rétrécissement organique, il faudrait le combattre concurremment par la sonde dilatatrice ou par l'incision.

Les flexions du col sur le corps, qui peuvent être une cause de stérilité, surtout lorsqu'elles sont accompagnées d'un rétrécissement de l'orifice utéro-vaginal, pourront être attaquées également par le cathétérisme simple ou le cathétérisme dilatateur. Si l'orifice du col est assez ouvert pour recevoir la sonde en spatule (pl. I, fig. 19), on se servira de l'extrémité de cette sonde pour ramener cette partie dans sa direction naturelle ; les séances seront plus ou moins répétées, suivant l'effet obtenu.

VINGT-TROISIÈME LEÇON

Variétés de cathétérisme curatif (suite).

VIII. — CATHÉTÉRISME EXTRACTEUR

Existe-t-il à proprement parler un cathétérisme *utérin extracteur*, c'est-à-dire une opération dans laquelle on enlève de dedans l'utérus un corps étranger, à l'aide d'un cathéter, d'une sonde ou d'une bougie? Non, à moins que l'on veuille considérer comme tel l'évacuation, par une sonde creuse, des liquides ou des gaz contenus dans la matrice. Mais cet acte prend avec beaucoup plus de raison le nom de *cathétérisme évacuateur*. Nous ne pouvons considérer, avec quelques chirurgiens, l'extraction de fongosités ou de petits polypes mous, muqueux et plus ou moins nombreux de l'intérieur de l'utérus, au moyen de la curette de Récamier, ou avec la cuiller à extrémité et à bords tranchants, comme une opération de cathétérisme; par son but, par son mode d'action sur les parois de l'organe, par la nature des parties organiques et vivantes qu'elle enlève, de même que par la forme des instruments, elle diffère en tout du cathétérisme. On pourrait tout au plus considérer comme telle une extraction d'un petit calcul ou d'une petite concrétion osseuse ou ossiforme, à l'aide d'une curette analogue à celle dont nous nous servons dans l'opération de la taille pour ramasser dans la vessie des petits calculs ou des fragments de pierre; j'ai vu, et j'ai fait dessiner quelques cas dans lesquels l'utérus renfermait un grand nombre de concrétions ossiformes

libres qui eussent pu être facilement extraites avec
une curette à calculs.

IX. — CATHÉTÉRISME DIDUCTEUR

Il n'en est plus de même du cathétérisme *diducteur ;*
il peut être, en effet, assez souvent utile ou même nécessaire, soit pour pratiquer plus facilement et plus sûrement une opération, soit pour éviter pendant son exécution de blesser l'utérus, de le déplacer momentanément
de la position normale ou anormale qu'il occupe. Dans
la gastrotomie pratiquée pour l'extirpation d'un ovaire
kystique ou dégénéré, pour extraire un fœtus dans une
grossesse extra-utérine, il peut arriver que le praticien
éprouve quelque embarras pour reconnaître au milieu
de la masse morbide la présence et la situation de l'utérus ; une sonde introduite dans cet organe en le déplaçant, en lui faisant éprouver des mouvements isolés, indiquera de suite le point qu'il occupe, et s'il s'agit de
détruire des adhérences établies entre cet organe et la
tumeur à extirper, ces mouvements, exécutés dans une
direction convenable, pourront faciliter l'opération. Dans
d'autres circonstances il est nécessaire de pratiquer par
le vagin une ponction exploratrice ou bien une ponction
évacuative avec le bistouri ou le trocart, et l'utérus dévié
en totalité, ou son col seulement dévié et plus ou moins
développé, peut être une cause d'embarras et d'hésitation
qu'il est utile de faire disparaître pour pratiquer l'opération avec sécurité.

Quelques exemples feront de suite saisir notre pensée
et l'utilité du cathétérisme diducteur. Une tumeur fluctuante circonscrite, kyste, abcès, etc., s'est développée
dans le cul-de-sac postérieur du péritoine au-dessus du

cul-de-sac utéro-vaginal postérieur; le corps de l'utérus, par suite de la pression qu'il a éprouvée d'arrière en avant par la tumeur, a été porté en antéversion, et le col a été dirigé en arrière dans le cul-de-sac vaginal, au-dessous de la tumeur et du point où la ponction doit être faite. Le danger dans cette opération, si elle était pratiquée sur la partie la plus reculée du cul-de-sac vaginal, serait d'être exposé à pénétrer dans le rectum ou dans le péritoine; pour éviter sûrement ces deux écueils également graves, l'opération doit être exécutée sur la partie la plus antérieure du cul-de-sac vaginal, celle qui justement est recouverte par le col de l'utérus dévié; celui-ci devra donc être saisi avec l'extrémité de la sonde et ramené en avant, afin de permettre à l'instrument d'être enfoncé immédiatement derrière lui dans l'épaisseur de la tumeur. Si, au contraire, l'affection s'était développée en avant, dans le tissu cellulaire qui unit l'utérus à la vessie, elle refoulerait en haut le cul-de-sac antérieur du péritoine et pousserait le corps de l'utérus en rétroversion, tandis que le col de cet organe viendrait se placer en avant sous la tumeur : des manœuvres opposées aux précédentes devraient être exécutées sous peine de s'exposer à blesser la vessie.

Lorsqu'on veut pratiquer la ponction d'un kyste de l'ovaire ou du ligament large par le vagin, et c'est là, pour le dire en passant, un des meilleurs procédés, un des obstacles ou une des difficultés qui peuvent se présenter, c'est que l'utérus est assez souvent incliné du côté du kyste et placé plus ou moins au-dessous de lui, de sorte qu'en pratiquant la ponction par le cul-de-sac latéral du vagin correspondant au kyste on court le risque de blesser l'utérus, si préalablement on ne l'a détourné à l'aide de la sonde, en le ramenant sur la ligne médiane, et, si faire se peut, en l'inclinant du côté opposé.

Dans les abcès, les kystes suppurés, les kystes embryonnaires (grossesses extra-utérines arrêtées dans leur évolution) des ovaires et des ligaments larges, qui se sont ouverts ou que l'on a ouverts dans les régions hypogastrique ou sus-inguinale, il arrive souvent que les malades ne guérissent pas, parce que le pus et les détritus du foyer ne peuvent s'évacuer, faute d'une ouverture assez déclive, d'où, indépendamment de la persévérance d'une fistule et d'un foyer purulent, la manifestation assez fréquente d'infection putride ou d'infection purulente. En pareille circonstance, le meilleur moyen à employer, c'est de pratiquer à la partie la plus déclive de ce foyer une contre-ouverture dans le vagin. Mais par où passer pour arriver, sans un danger considérable, dans la cavité de ce conduit? En arrière on trouve le rectum, en avant on rencontre la vessie; il ne faut donc pas penser à y arriver directement par l'une de ces deux voies, car on courrait d'autant plus le risque de blesser ces réservoirs sans s'en douter, que leurs parois très-souples et très-minces sont peu résistantes. Reste le côté interne; mais, comme je l'ai dit plus haut, cette voie peut être obstruée par l'utérus placé sous la partie inférieure interne du foyer purulent; c'est alors que la sonde utérine bien maniée lève l'obstacle, en le déjetant sur la ligne médiane ou en le transportant en avant ou en arrière, de façon à laisser le chemin libre à l'instrument, soit qu'il agisse du vagin vers le foyer, ou de ce dernier vers le vagin. Que de fois ne m'est-il pas arrivé, après avoir déplacé avec l'hystéromètre l'utérus qui me gênait, de mettre un séton ou un drain dans un foyer péri-utérin et d'embrasser dans son anse le vagin et toute la région vulvo-pubienne!

Lorsque le col de l'utérus, dévié et dirigé vers l'une des extrémités des diamètres transverse ou antéro-postérieur de l'excavation pelvienne, est malade et a besoin d'être pansé, cautérisé, scarifié, etc., c'est encore avec l'extrémité de l'hystéromètre qu'on le saisit et qu'on l'amène dans l'aire du speculum pour subir les modifications que la science juge convenables.

Plusieurs fois, lorsque nous avons eu à extirper ou à amputer des tumeurs développées dans l'épaisseur de l'une des lèvres du museau de tanche seulement, ou remontant plus ou moins haut dans l'épaisseur de la paroi correspondante du col, il nous est arrivé de nous servir utilement de la sonde utérine pour pousser le col dans un sens ou dans un autre afin de donner plus de liberté et d'espace aux instruments.

Quant à la possibilité de faire disparaître les troubles fonctionnels qui dépendent des abaissements simples de la matrice en les convertissant, à l'aide de la sonde utérine, en antéversion ou en rétroversion, nous laissons au docteur Peyfert et aux Allemands, ses compatriotes, le soin de prouver ce que peut avoir d'exact cette opinion.

Enfin, dans la hernie de la matrice, soit que cet organe se soit échappé par une éraillure de la ligne blanche au-dessus du pubis, soit par le canal inguinal ou crural, s'il arrivait que cette hernie devînt le siége d'étranglement et que le taxis* ne pût en obtenir la réduction, une sonde aussi volumineuse que possible, introduite dans la cavité du col de la matrice, serait d'un très-grand secours pour obtenir la réintégration de cet organe dans la cavité pelvi-abdominale.

Dans la hernie médiane sus-pubienne, on dirigerait la matrice avec l'extrémité et la convexité de la sonde en haut et en arrière; dans une hernie crurale ou inguinale, on la dirigerait en haut et en arrière et du côté opposé à celui où s'est opéré le déplacement. La sonde opérerait ainsi sur l'organe une traction directe de dehors en dedans, traction que les chirurgiens regrettent tant de ne pas posséder pour les hernies des autres organes et qu'ils cherchent à obtenir par une position convenable.

Chaque fois que l'on voudra faire éprouver à l'utérus un déplacement plus ou moins étendu avec la sonde, cet instrument devra avoir le plus grand volume possible, pour éviter de froisser ou de déchirer le tissu utérin, et l'on devra renoncer à cette manœuvre si l'organe n'est pas mobile et s'il devient nécessaire d'employer la force.

VINGT-QUATRIÈME LEÇON

Cathétérisme curatif pendant la grossesse et l'accouchement

I. — CATHÉTÉRISME CURATIF PENDANT LA GROSSESSE

Si, chez une femme arrivée au huitième mois, ou vers la fin de la grossesse, par suite d'une *métrorrhée* subitement arrêtée, ou par la formation de fausses eaux, l'utérus et l'abdomen acquéraient*un tel développement que des accidents sérieux en fussent la conséquence, que la vie de la femme et celle de l'enfant fussent compromises, il faudrait, avant de recourir aux moyens susceptiles de déterminer l'accouchement prématuré artificiel, recourir au cathétérisme *évacuatif* avec une sonde d'argent creuse, promenée avec douceur entre l'œuf et les parois utérines. Dans la deuxième partie de ce cours nous avons donné les raisons de cette conduite, conseillée également par MM. Chassinat et Pouviez, et mise heureusement en pratique trois fois par Bruning sur une même malade, qui accoucha heureusement à terme.

II. — DU CATHÉTÉRISME COMME MOYEN OBSTÉTRICAL

Tous les praticiens savent que la version est d'autant plus difficile que les eaux de l'amnios sont moins abondantes, que le corps et le col de l'utérus sont plus contractés et resserrés sur le fœtus ou sur une de ses parties engagée ; aussi est-ce avec la plus grande raison que les accoucheurs ont donné le précepte, sitôt l'orifice dilaté, d'opérer immédiatement après la rupture des membranes, de profiter de ce que la matrice, n'étant pas encore revenue sur elle-même, conserve toute son étendue. La facilité que l'on trouve alors à faire mouvoir le fœtus et de changer sa position est un si grand avantage, que quelques-uns ont donné le conseil de ne rompre les membranes que lorsque la main est arrivée au fond de l'utérus. Mais n'arrive-t-il pas très-fréquemment que le praticien ne soit appelé auprès d'une femme en couche que lorsque la poche est rompue, que les eaux se sont complétement écoulées, que le corps de l'enfant est étreint par la matrice de manière à ne plus permettre aucun mouvement? Ou bien avec cette évacuation des eaux, un membre a franchi le col, et est plus ou moins étreint par cet orifice contracté. Dans ces circonstances difficiles, il serait très-utile de remplacer les eaux de l'amnios par l'injection dans l'utérus d'une plus ou moins grande quantité d'eau émolliente tiède, qui dilaterait lentement, doucement la cavité utérine, et rendrait de la liberté au corps de l'enfant, et si l'obstacle tenait en partie à une contraction spasmodique de l'utérus et de la portion supérieure du col, on comprend qu'une injection belladonée dans l'intérieur de l'organe puisse avoir les meilleurs résultats. Ce sera donc au cathétérisme utérin, exécuté avec une grosse sonde creuse métallique, ou mieux avec une sonde de gomme élastique munie de son mandrin, qu'il faudra recourir pour pratiquer ces injections. C'est, si je ne me trompe, à l'initiative de M. Clauzure (d'Angoulème) que nous devons ce nouveau progrès dans la thérapeutique de l'obstétrique. Il a rapporté (1) plusieurs observations qui prouvent l'utilité de ce moyen.

III. — DU CATHÉTÉRISME COMME MOYEN ABORTIF

La nécessité, la légitimité de l'avortement ou de l'accouchement prématuré artificiel, dans le but de conserver la vie de la mère et de l'enfant, ou de l'un d'eux, ne peuvent plus aujourd'hui être mises en question et faire l'objet d'aucun doute ; mais afin que des intentions et des actes criminels ne puissent s'abriter sous le manteau de la science, il ne devra être permis de recourir à ce moyen extrême que quand des indications formelles existeront, telles qu'un rachitisme très-considérable qui a rétréci et déformé le bassin au dernier degré, un rétrécissement du détroit supérieur, qui ne présente plus que 75 à 84 millimètres d'étendue, des tumeurs utérines ou pelviennes qui ne peuvent être ni déplacées ni détruites ; un rétrécissement considérable et étendu du vagin, des hydropisies, des déviations utérines, des vomissements, des diarrhées incoercibles, des hémorrhagies abondantes et tenaces, certaines convulsions, l'éclampsie par exemple. Dans toutes ces circonstances, si la vie de la femme n'est pas immédiatement compromise, comme cela peut arriver dans un cas d'hémorrhagie foudroyante, le praticien ne devra recourir à

(1) Clauzure (d'Angoulème), *Union médicale* du 5 août 1861.

l'accouchement prématuré qu'après en avoir appelé aux lumières d'un ou de plusieurs de ses confrères.

L'indication étant reconnue et son opportunité décidée dans une consultation, il ne reste plus qu'à choisir le moyen abortif le moins douloureux et le plus innocent ; là, dans l'état actuel de la science, est la difficulté. Aura-t-on recours à la perforation des membranes à leur partie inférieure au niveau du col (Macaulay), ou si faire se peut à leur partie supérieure (Meissner)? Mais cette méthode, qui peut être dangereuse pour la mère et l'enfant, est généralement abandonnée, avec raison, par la majorité des accoucheurs, surtout quand il s'agit de l'avortement artificiel dans lequel le col n'est ni raccourci ni préparé. On devra donc lui préférer, comme l'ont fait observer MM. Stoltz (1), Paul Dubois, Cazeaux et Blot, les procédés qui laissent intactes les membranes de l'œuf et rapprochent le plus l'accouchement artificiel de l'accouchement naturel : quel moyen devra-t-on alors choisir? Sera-ce le simple cathétérisme passager, sonde promenée entre l'œuf et la face interne de l'utérus (Hamilton)? mais l'expérience a montré qu'il peut échouer, et qu'il ne réussit d'une manière certaine et efficace qu'autant que l'instrument rencontre l'insertion utéro-placentaire, qu'il lèse plus ou moins, et à cause de cela il peut être dangereux de plusieurs manières. Le tamponnement du vagin, la dilatation du col avec un instrument ou l'éponge préparée? Mais l'expérience a démontré que le premier de ces moyens est souvent très-lent à agir et douloureux, que le second, toujours douloureux, a été fréquemment suivi d'accidents très-graves. Les douches

______

(1) Stoltz, *Nouveau Dictionnaire de médecine et de chirurgie pratiques.* Paris, 1864, t. I, article ACCOUCHEMENT.

d'eau chaude sur le col? Mais ce moyen, employé avec prudence par l'un de nos accoucheurs des plus distingués et des plus autorisés, a été suivi, en juillet 1860, de mort instantanée, par l'introduction d'air dans les veines par les sinus utérins; à plus forte raison le même accident pourrait-il se produire dans les injections intra-utérines

Restent l'instrument de M. Tarnier (1) et l'introduction d'une simple sonde de gomme élastique et laissée à demeure pendant un temps plus ou moins long, quelquefois jusqu'à ce que les contractions utérines soient éveillées et le travail commencé; c'est le moyen qu'emploient habituellement Simpson et que M. Paul Dubois a plusieurs fois déjà mis en usage avec succès. Notre éminent collègue, M. Tardieu (2), dans un mémoire remarquable, en rapporte deux observations qui offrent trop d'intérêt pour que nous n'en donnions pas une courte analyse.

Obs. 44. — M. le professeur Paul Dubois, dans le but de provoquer l'avortement chez une jeune femme, âgée de vingt et un ans et enceinte de deux mois et demi atteinte de vomissements incoercibles, de concert avec M. Trousseau, introduisit d'abord une bougie, puis une sonde de gomme élastique dans la cavité utérine; un peu de sang s'écoula, la sonde fut maintenue en place pendant deux heures environ, dans l'espoir que ce corps étranger provoquerait des contractions utérines; celles-ci ne se manifestèrent que le quatrième jour, et elles se terminèrent par l'expulsion du fœtus.

Le rétablissement fut prompt et complet.

---

(1) Stoltz, *Nouveau Diction. de méd. et de chir. prat.* Paris, 1864, t. I, p. 305, article Accouchement. — Penard, *Guide de l'accoucheur*, 2ᵉ édit. Paris, 1865, p. 502.

(2) Tardieu, *Étude médico-légale sur l'avortement.* Paris, 1863.

Obs. 49. — Celle-ci est encore plus instructive. « Chez une femme rachitique, complétement contrefaite, parvenue à trois mois et demi d'une première grossesse, et admise à l'hôpital des Cliniques, M. Cazeaux provoqua l'avortement à l'aide de l'éponge préparée. Le résultat se fit attendre onze jours. Pendant deux jours les douleurs furent très-aiguës. Les suites furent heureuses. La femme étant redevenue enceinte, M. le professeur Paul Dubois, reconnaissant également la nécessité de provoquer l'avortement, tenta inutilement l'électricité. Il se décida alors à décoller les membranes. Il se servit d'abord d'une sonde de gomme élastique, soutenue par un mandrin. Il put assez facilement l'introduire dans le col, mais ne trouvant pas l'instrument assez résistant, il le remplaça par une grosse sonde d'argent, ce qui lui permit de pousser assez loin le décollement. Les adhérences placentaires furent atteintes, ce qui donna lieu à un peu d'écoulement de sang; les membranes ne furent pas perforées. Presque aussitôt après les douleurs se développèrent, peu violentes d'abord, mais tout à fait franches. Vers le soir de ce jour les membranes se déchirèrent spontanément, et une demi-heure après l'avortement eut lieu. »

Il appartient au temps et aux accoucheurs seuls de décider quel est le meilleur des moyens abortifs, parmi ceux que nous venons de signaler. Nous ferons seulement observer que, soit que l'on choisisse l'instrument de M. Tarnier, les injections intra-utérines ou la simple introduction d'une sonde, l'opération est toujours commencée par un véritable cathétérisme utérin.

IV. — DU CATHÉTÉRISME CURATIF PENDANT L'ACCOUCHEMENT DANS LES CAS DE TUMEURS DU COL DE L'UTÉRUS

L'anatomie pathologique nous a démontré que quand il existe des tumeurs volumineuses, développées aux dépens du col de l'utérus, chez les femmes enceintes, que ces tumeurs soient formées par un kyste interstitiel, une sorte d'hypertrophie limitée à l'une des parois du col, par un fibroïde interstitiel ou fortement adhérent et sans pédicule aux couches externes du tissu utérin, non-seulement cette portion cervicale conserve la longueur anormale que la maladie lui avait fait acquérir avant la gestation, mais encore elle s'allonge davantage sous l'influence des changements physiques et organiques que la grossesse imprime à tout l'utérus et à la tumeur elle-même.

Mais ce que tout le monde ne sait pas, et ce que beaucoup d'accoucheurs ont eu le malheur de ne pas observer (1), c'est que, si ces tumeurs restent pendant toute la durée de la grossesse dans l'excavation du bassin, elles s'opposent au raccourcissement et à la dilatation du col, qui dans les circonstances ordinaires s'opèrent de haut en bas durant le neuvième mois et pendant le travail de la parturition ; de sorte que la partie supérieure du col est située très-haut dans le grand bassin, et, le plus souvent, au-dessus de la portée du doigt, si la tumeur est très-volumineuse. La première fois que j'ai eu l'occasion d'observer cette persistance de la longueur

______

(1) Je dis le malheur, parce que, le cas échéant, ils se trouvent tout à fait dépaysés, et la mère et l'enfant peuvent être victimes de leur inexpérience.

exagérée du col et l'absence de sa dilatation par la cause
que je signale remonte, comme je l'ai déjà dit plus bas,
à 1844 ; je l'ai observée deux fois depuis, et Cazeaux m'en
a montré en 1853 un quatrième exemple, qu'il a publié
en partie dans son *Traité des accouchements*. Dans ces
cas de dystocie, qui heureusement sont fort rares, lorsque l'accoucheur, après avoir constaté les efforts inutiles de la nature, se décidera à agir chirurgicalement, il
devra avant tout ponctionner la tumeur pour s'assurer
si elle n'est pas formée par un liquide quelconque (pus
ou sérosité), qui, une fois évacué, permettrait à l'accouchement de suivre son cours régulier. Si, au contraire, il a rencontré une tumeur pleine, plus ou moins
résistante, et qu'il se décide, soit à appliquer le forceps,
à débrider le col, à inciser largement la tumeur ou à
l'extraire, il devra préalablement pratiquer le cathétérisme pour se renseigner sur la longueur, la largeur de
la cavité du col, la situation, le diamètre de son orifice
supérieur, ses rapports avec la tumeur, les limites latérales et supérieures de cette dernière : ce n'est qu'après
avoir pris connaissance de tous ces faits qu'il pourra lé-
gitimement et consciencieusement fixer son choix sur
l'une des opérations que nous venons de citer ; peut-être
même alors les rejettera-t-il toutes pour leur préférer
l'opération césarienne.

L'extirpation complète de la tumeur ne pourrait être
entreprise qu'autant qu'elle ne remonterait pas très-
haut, qu'elle ne se prolongerait pas jusque dans l'épaisseur des parois du corps de l'utérus. On imiterait la conduite de notre savant et habile collègue M. Danyau, qui
énucléa avec succès une tumeur fibreuse développée
dans l'épaisseur de la lèvre postérieure, encouragé par
cette pensée que, s'il ne l'enlevait pas tout entière, il en
enlèverait une portion assez grande pour frayer un pas-

sage au fœtus. Quant à l'application du forceps, au débri-dement du col et à une large incision de la tumeur, de manière à la diviser presque en deux parties égales, ces opérations ne seront complètes et utiles, pour laisser passer l'enfant seul, ou, tout à la fois, le forceps et l'en-fant, qu'autant que toute la hauteur du col, depuis et y compris son orifice supérieur jusqu'à son orifice vagi-nal, sera incisée, autrement l'enfant restera toujours maintenu dans la cavité du corps utérin, tant que la partie supérieure du col ne sera pas agrandie. Cette in-cision du col ou de la tumeur doit être pratiquée de haut en bas et de dedans en dehors.

Dans le cas rapporté par Cazeaux, et auquel deux ac-coucheurs des plus justement célèbres de notre époque assistaient, toute la hauteur du col ne fut pas incisée conjointement avec la tumeur, qui était molle et comme fongueuse; aussi le forceps fut d'abord appliqué avec beaucoup de peine, et, malgré la diminution qu'avait su-bie la tumeur, l'extraction de la tête fut impossible. La craniotomie, l'application du céphalotribe, n'eurent pas plus de succès. On fit alors la version par les pieds, et le tronc de l'enfant entraînant au-devant de lui la tumeur jusqu'au dehors de la vulve, il put être extrait. A l'exa-men de la pièce anatomique que je fis avec Cazeaux, le lendemain du jour où elle avait été examinée à l'É-cole de médecine, nous reconnûmes que la partie supé-rieure du col n'avait pas été incisée, mais déchirée par le passage des instruments et de l'enfant; ce fut, à n'en pas douter, conjointement avec le volume de la tumeur dont la partie supérieure n'était pas non plus incisée, une des causes de la difficulté et de l'insuccès de l'appli-cation du forceps et du céphalotribe. Cazeaux (1) dit bien

<hr>

(1) Cazeaux, *Traité d'accouchement*, 7ᵉ édition, Paris, 1865.

qu'il y avait chez sa malade, qui était à terme de sa troisième grossesse, *persistance et exagération de longueur du col*, mais il a omis de dire que cette longueur était de sept centimètres (deux pouces et demi), et que la partie supérieure de ce col, très-élevée, n'avait pas été comprise dans la longue et profonde incision faite à la tumeur. A l'avénir, dans une semblable circonstance, après avoir reconnu, avec une sonde plus ou moins recourbée, l'étendue de la longueur anormale de la cavité cervicale, on substituera à cette sonde pleine un cathéter très-courbé, à large cannelure pratiquée le long de sa concavité, et non de sa convexité (Pl. I, fig. 16). Une fois arrivé dans la cavité du corps utérin, on dirigera sa concavité en bas, vers la partie supérieure du col et de la tumeur, que l'on abaissera le plus possible vers la vulve par un mouvement de traction et de bascule imprimé à l'instrument; alors avec un bistouri courbe boutonné, ou mieux tronqué, conduit dans la grande cannelure du cathéter, on sera certain d'inciser, de haut en bas et de dedans en dehors, la totalité de la hauteur du col; on fera ainsi une, deux ou trois incisions, si on le juge convenable.

V. — CATHÉTÉRISME CURATIF DES FISTULES ET DES FOYERS PÉRI-UTÉRINS SUPPURANTS

De même que nous n'avons pas terminé l'histoire du cathétérisme séméiologique sans parler des services que peut rendre la sonde dans certains cas de fistules et de foyers suppurants péri-utérins, nous ferons, avant de terminer cette importante partie de notre travail, observer qu'assez fréquemment la sonde peut être utile dans le traitement de ces affections, soit qu'elles persévèrent parce que leur orifice est trop étroit, leur trajet trop flexueux ou anguleux, soit que leurs parois aient besoin d'être modifiées par des injections détersives, iodées, ou de toute autre nature.

Si, en effet, elles sont entretenues par un trajet très-flexueux et anguleux, il sera bon de le redresser par un cathétérisme souvent répété, ou mieux par l'introduction à demeure d'une sonde de gomme élastique, qui pourra même servir au besoin à faire des lotions ou des injections détersives, iodées ou caustiques ; si elles persistent, parce que l'ouverture est trop étroite pour laisser sortir les liquides, les détritus organiques ou les corps étrangers qu'elles renferment, et qu'on ne veuille pas l'agrandir avec l'instrument tranchant à cause du voisinage de vaisseaux importants, veines ou artères, dont on sent les battements sous le doigt, on se servira de la sonde dilatatrice qui, en quelques jours, donnera un agrandissement suffisant pour évacuer toutes les matières que ces poches purulentes peuvent renfermer.

Il n'est pas rare qu'une contre-ouverture devienne nécessaire pour obtenir la cure définitive de ces affections ; l'hystéromètre, en soulevant et en tendant les parties avec son extrémité boutonnée, faciliterait alors cette opération et servirait en même temps à entraîner un séton, si on le jugeait utile.

CONCLUSIONS

I. Le cathétérisme utérin est une grande méthode qui, appliquée au diagnostic des maladies de l'appareil utéro-ovarique, rend d'éminents services et qui ne saurait dans un grand nombre de cas être suppléée par les autres modes d'investigation.

II. C'est pour certaines affections de l'utérus un moyen thérapeutique des plus utiles et souvent indispensable.

III. Comme moyen de traitement, la sonde est employée dès la plus haute antiquité ; comme moyen séméiologique, il faut véritablement remonter jusqu'au milieu de ce siècle pour la voir appliquée d'une manière méthodique basée sur l'anatomie pathologique et exécutée avec un instrument spécial. Les quelques essais qui avaient été faits auparavant par Levret, Vigarous et Samuel Lair, s'appliquent à l'étude de quelques maladies seulement.

IV. C'est à partir de 1843 que nos recherches en France, celles de Simpson en Angleterre, et quelques années après celles de Kiwisch en Allemagne, élucidèrent cette méthode et la popularisèrent en démontrant son utilité dans l'étude et le traitement d'un grand nombre de maladies de l'utérus et de ses annexes. C'est à ce point qu'il n'existe peut-être pas aujourd'hui un seul gynécologiste qui n'en fasse connaître l'importance.

V. Comme le toucher et le speculum, l'hystérométrie a des inconvénients et peut être suivie d'accidents qui diminueront de jour en jour; à mesure qu'elle sera mieux connue et appliquée dans des circonstances opportunes.

VI. Il n'est pas jusqu'à certaines questions d'obstétrique dont elle ne puisse donner une solution que l'on chercherait en vain par un autre moyen.

VII. L'hystérométrie perfectionnée sera un jour, pour le diagnostic des affections de l'appareil utéro-ovarique, ce que sont la percussion et l'auscultation pour les maladies de la poitrine et du cœur.

EXPLICATION DES PLANCHES

PLANCHE PREMIÈRE

TABLEAU SYNOPTIQUE DES SONDES UTÉRINES RÉDUITES D'UN TIERS ENVIRON

Fig. 1-10. — Sondes utérines des médecins grecs cnidiens et hippocratiques. — Fig. 1-5. Sondes en bois de pin. — Fig. 6. Sonde
en plomb. — Fig. 7. Sonde en étain, avec un pertuis au
sommet. — Fig. 8. Sonde en argent, avec ouvertures
multiples. — Fig. 9. Manche de ces sondes. — Fig. 10.
Sonde en roseau.

Fig. 11. — Sonde en baleine, de Levret.

Fig. 12. — Sonde de S. Lair (sonde-stylet de Larrey).

Fig. 13. — Sonde-curette de Récamier.

Fig. 14. — Sonde de Simpson.

Fig. 15. — Sonde-pince.

Fig. 16. — Sonde à débridement du col.

Fig. 17. — Hystéromètre avec curseur.

Fig. 18. — Hystéromètre ordinaire à tige mobile.

Fig. 19. — Sonde en spatule à bords mousses, pour redresser l'utérus.

Fig. 20. — Tige de l'hystéromètre ordinaire à tige mobile sans le manche.

Fig. 21. — Stylet articulé boutonné (sonde brisée) dont les extrémités en
olive sont de volume différent.

Fig. 22. — Sonde à courbure facultative de M. Velpeau.

Fig. 23 et 24. — Sonde dilatatrice d'après le modèle du dilatateur uréthral
de M. Perrève.

Fig. 25. — Bougie fine, en gomme élastique.

Fig. 26. — Bougie à ventre, en gomme élastique.

Fig. 27. — Sonde utérine en argent, pour introduire des pommades dans
l'utérus.

Fig. 28. — Mandrin de la sonde 27.

Fig. 29. — Sonde évacuative à ouvertures multiples.

Fig. 30. — Mandrin de la sonde, destiné à boucher ou à ouvrir à volonté
toutes les ouvertures.

PLANCHE DEUXIÈME [1]

CORPS FIBREUX INTERSTITIELS ET POLYPES INTRA-UTÉRINS, L'ORIFICE UTÉRO-VAGINAL
ÉTANT RESTÉ FERMÉ

Fig. 1. — Corps fibreux interstitiel du fond de l'utérus.
    A corps fibreux.
    B tissu propre du corps de l'utérus dans l'épaisseur duquel s'est déve-
        loppé le corps fibreux.
    C couche du tissu utérin qui sépare le corps fibreux de la cavité de la
        matrice.
    D cavité de la matrice.
    E E E museau de tanche et col utérin fendu.
    F tige de l'hystéromètre.
Fig. 2. — Tumeur fibreuse volumineuse du fond et de la partie supérieure
        du corps de l'utérus étant passée avec cette partie de l'organe
        dans la cavité du grand bassin; la partie inférieure et le col
        de la matrice sont allongés par traction.
    A corps fibreux.
    B B B section horizontale du corps fibreux et de la portion correspon-
        dante de la matrice.
    C C partie inférieure du corps de l'utérus et col allongés.
    D D cavité utérine allongée se présentant sous la forme d'un tube.
    E cavité du vagin.
    F F lèvres du museau de tanche fendu.
    G tige de l'hystéromètre.
Fig. 3. — Corps fibreux sessile développé sous la membrane muqueuse du
        fond de la cavité de la matrice.
    A A A tissu propre de l'utérus.
    B corps fibreux.
    C C membrane muqueuse et couche plus ou moins épaisse et plus ou
        moins étendue du tissu propre qui recouvrent le corps fibreux.
    D D D cavité infundibuliforme.
    E E museau de tanche fendu.
    F cavité du vagin.
    G G G trois tiges d'hystéromètres.
Fig. 4. — Corps fibreux pédiculé développé comme le précédent, sous la
        membrane muqueuse du fond de la cavité ; aucune portion du
        tissu utérin ne le recouvre.

---

[1] Les planches deuxième, troisième et quatrième représentent les formes et les dispositions principales des tumeurs fibreuses et des polypes de l'utérus considérés sous
le rapport hystérométrique : toutes ces tumeurs, dont nous possédons les dessins ori-
ginaux de grandeur naturelle, ont été considérablement réduites.

Les mêmes lettres ndiquent les mêmes choses ; la cavité utérine est ovalaire au lieu d'être infundibuliforme ; il n'y a que deux hystéromètres.

G l'extrémité de l'hystéromètre arrive jusqu'à la partie la plus élevée de la tumeur.

G l'extrémité du même instrument appliquée sur la partie inférieure du polype.

Fig. 5. — Corps fibreux interstitiel sessile développé aux dépens de la paroi postérieure de l'utérus.

A surface utérine ou intime du corps fibreux.

B B B paroi postérieure de la matrice.

C C C paroi antérieure.

D cavité cupulaire de la matrice, formée uniquement par la paroi antérieure moulée sur la face interne du corps fibreux.

E hystéromètre.

Fig. 6. — Corps fibreux sessile développé sous les couches internes de la paroi antérieure.

A corps fibreux.

B B paroi antérieure de l'utérus.

C C paroi postérieure.

D D cavité utérine.

E vessie.

F rectum.

G vagin.

H hystéromètre.

PLANCHE TROISIÈME

CORPS FIBREUX SESSILES INTRA-UTÉRINS

Fig. 1. — Deux corps fibreux sessiles intra-utérins.

A corps fibreux de la paroi antérieure.

B corps fibreux de la paroi postérieure.

C C cavité utérine.

D cavité vaginale.

E hystéromètre.

F F rectum.

G vessie.

Fig. 2. — Deux corps fibreux sessiles intra-utérins.

A corps fibreux antérieur et inférieur.

B corps fibreux postérieur et supérieur.

C C cavité utérine en forme d'S.

D cavité vaginale.

E vessie.

Fig. 3. — Deux corps fibreux disposés en sens inverse de ceux de la fig. 2; la cavité utérine représente une ∞ faite au rebours.

Fig. 4. — Deux corps fibreux développés dans les gouttières latérales de la
   cavité de l'utérus ; la paroi antérieure de l'organe et la portion
   correspondante des tumeurs sont enlevées afin de bien montrer la disposition de celles-ci et de la cavité utérine.

 A corps fibreux droit.

 B corps fibreux gauche.

 C portion droite du col.

 D portion gauche du col.

 E E cavité utérine.

 F cavité vaginale.

 G hystéromètre.

Fig. 5. — Corps fibreux de l'angle et du bord droits de l'utérus à base large
   (dessin communiqué à M. Féiix Guyon, pour sa thèse de l'a-
   grégation *sur les corps fibreux de l'utérus*).

 A tumeur fibreuse bifurquée à son extrémité inférieure.

 B portion de la bifurcation qui dilatait le col de l'utérus et s'y enga-
   geait au point de venir faire saillie par l'orifice utérin vaginal.
   L'examen par le speculum et le toucher donnait à penser que
   cette portion engagée dans le col formait à elle seule la tumeur.

 C C cavité de la matrice.

 D D D col dilaté et fendu.

 E E hystéromètres.

Fig. 6. — Polype fibreux pédiculé inséré au fond de l'utérus, dilatant le col,
   faisant saillie dans le vagin et étant assez allongé pour que le
   doigt ne puisse remonter jusqu'à son insertion.

 A A polype franchissant le col.

 B B cavité du vagin.

 C hystéromètre.

Fig. 7. — Polype.

 A A A utérus dilaté.

 B B vestiges des lèvres et de l'ouverture du col.

 C C cavité du vagin dilaté par la tumeur.

 D polype pédiculé.

 E ulcération de l'extrémité inférieure du polype.

 F hystéromètre.

Fig. 8 —Tumeur fibreuse.

 A A A utérus dilaté.

 B B vestiges des lèvres et de l'ouverture du col.

 C C C cavité du vagin dilaté par la tumeur.

 D D tumeur fibreuse à base large insérée dans l'angle et la partie supérieure de la gouttière droite de la cavité utérine. Elle est formée par la réunion d'une foule de petites tumeurs fibreuses,
   enveloppées par la muqueuse utérine et une couche du tissu
   propre de l'utérus E E.

 F F F coupe transversale de la tumeur dont l'extirpation a été tentée
   par un chirurgien.

G G angles du corps de l'utérus contenant chacun, au milieu de son
épaisseur, une tumeur fibreuse du volume d'une grosse orange
(dessin communiqué à M. le professeur Jarjavay pour sa thèse
de l'agrégation).

PLANCHE QUATRIÈME

CORPS FIBREUX ET POLYPES INTRA-UTÉRINS

Fig. 1. — Corps fibreux.

A corps fibreux développé dans les couches internes de la portion
sus-vaginale du col.

B cavité du corps de l'utérus agrandie et dilatée par du mucus et du
sang retenus au-dessus du point rétréci de la cavité du col.

C lèvre antérieure. La paroi postérieure obstrue la cavité cervicale.

D lèvre postérieure.

E E cavité du vagin.

F hystéromètre redressant et dilatant la partie oblitérée de la cavité cervicale.

Fig. 2. — Polype développé dans l'épaisseur de la lèvre postérieure du col,
et remplissant le vagin.

A polype.

B paroi postérieure et base de la lèvre postérieure du col donnant naissance au polype.

C lèvre antérieure du col.

D ouverture vaginale du col située au-devant du pédicule du polype.

E E cavité de la matrice.

F F corps de la matrice.

F hystéromètre.

G G G G cavité du vagin.

Fig. 3. — Polype creux.

A A polype creux développé dans l'épaisseur de la lèvre postérieure
du col, remplissant le vagin et offrant à son extrémité inférieure une ouverture B qui communique avec la cavité C
contenue au centre du polype.

D hystéromètre introduit dans l'ouverture et la cavité du polype.

E E ouverture artificielle pour montrer la cavité du polype.

F lèvre et paroi postérieures du col.

G lèvre antérieure du col.

H ouverture du col.

I hystéromètre introduit dans la cavité de la matrice.

Fig. 4. — Tumeur fibreuse mixte développée aux dépens de toute la partie antérieure de l'utérus, faisant saillie dans la cavité pelvi-
abdominale et dans la cavité vaginale.

A A la tumeur fibreuse.

B B paroi postérieure de l'utérus,

C lèvre postérieure.

D D cavité du vagin.

E hystéromètre introduit dans la cavité de la matrice, de C à B.

Fig. 5. — Corps fibreux sous-péritonéaux. Cette figure représente les trois variétés principales.

A corps fibreux interstitiel sous-péritonéal, enveloppé d'une couche du tissu propre de l'utérus E E.

B corps fibreux sous-péritonéal sessile.

C corps fibreux sous-péritonéal pédiculé.

Fig. 6. — Corps fibreux sessile développé dans l'épaisseur et au milieu du tissu propre de la paroi postérieure de la matrice ; la cavité forme un canal qui s'enroule autour de la partie saillante de la tumeur.

A corps fibreux.

B B paroi antérieure amincie et enveloppant toute la partie saillante de la tumeur.

C lèvre antérieure du col.

D lèvre postérieure effacée.

E E E cavité de la matrice réduite à un canal qui contourne la partie saillante de la tumeur.

F cavité du vagin.

G rectum.

Fig. 7. — Corps fibreux développé dans les couches superficielles de la paroi antérieure du col, entre l'utérus et la vessie, faisant saillie dans la cavité vésicale.

A corps fibreux.

B B paroi antérieure du col et du corps de l'utérus.

C vessie.

D hystéromètre.

Fig. 8. — Deux tumeurs fibreuses sous-péritonéales sessiles, développées, l'une sur la paroi antérieure, l'autre sur la paroi postérieure, ont pris entre elles le corps de la matrice.

A A A tumeur antérieure.

B tumeur postérieure.

C C C corps et fond de l'utérus aplati entre les deux tumeurs.

D D col utérin.

Les lignes ponctuées représentent les directions que la tige de l'hystéromètre pourrait prendre, et les lettres E, F, G les parties de la tumeur où l'on sentait l'extrémité de l'instrument.

FIN

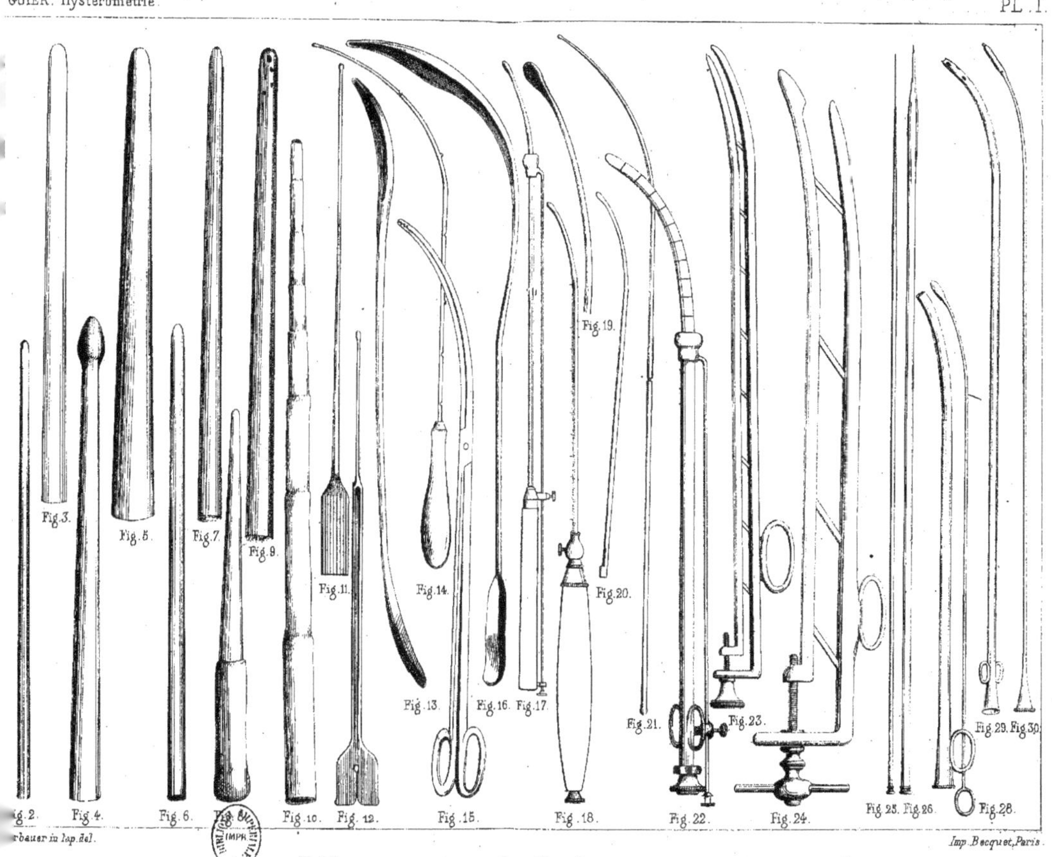

Tableau synoptique des Sondes uterines

réduites d'un tiers environ.

Publié par J.B. Baillière et fils à Paris.

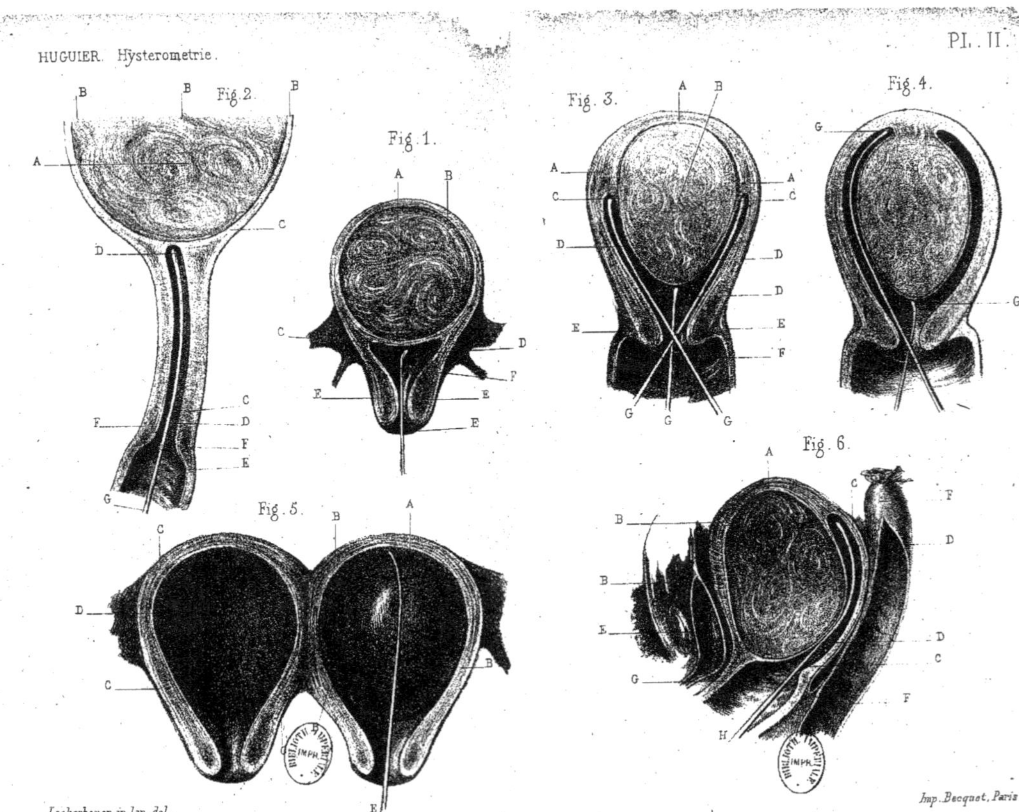

Lackerbauer in lap. del.

Imp. Becquet, Paris.

Corps fibreux interstitiels et Polypes uterins.

Publié par J.B. Baillière et fils à Paris.

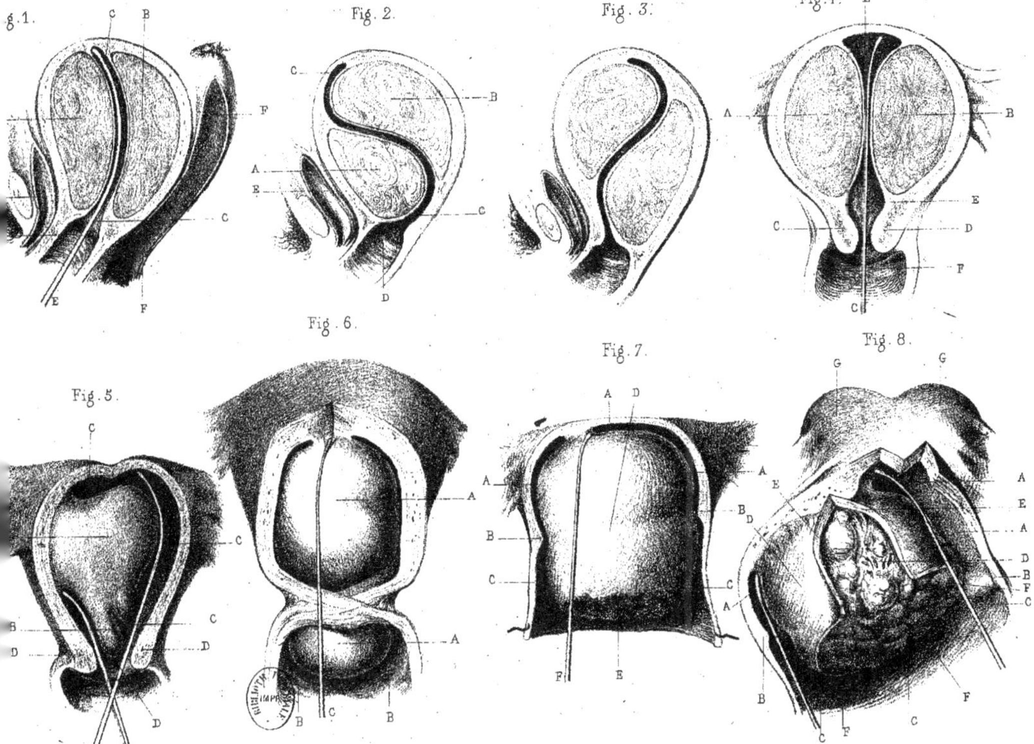

Corps fibreux sessiles intra-uterins.

Publié par J.B. Baillière et fils à Paris.

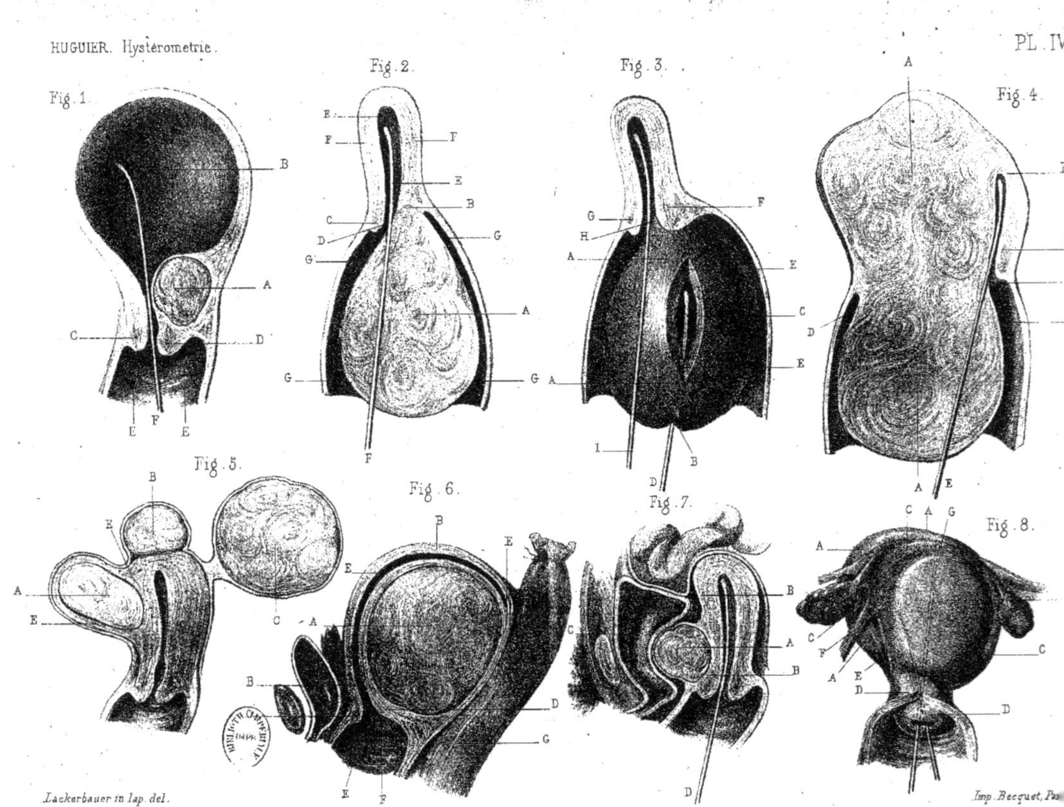

Corps fibreux et Polypes intra-uterins.

Publié par J.B.Baillière et fils à Paris.

FIN DE LA TABLE DES MATIÈRES.